名中医治疗中风医案精选

申洪波　白云静　主　编

中国纺织出版社有限公司

图书在版编目（CIP）数据

名中医治疗中风医案精选 / 申洪波，白云静主编
. -- 北京：中国纺织出版社有限公司，2023.10
ISBN 978-7-5180-1019-6

Ⅰ. ①名… Ⅱ. ①申… ②白… Ⅲ. ①中风－中医临床－经验－中国 ②中风－医案－汇编 Ⅳ. ① R255.2

中国国家版本馆 CIP 数据核字（2023）第 084658 号

责任编辑：樊雅莉　高文雅　　责任校对：楼旭红　　责任印制：王艳丽

中国纺织出版社有限公司出版发行
地址：北京市朝阳区百子湾东里 A407 号楼　邮政编码：100124
销售电话：010—67004422　传真：010—87155801
http://www.c-textilep.com
中国纺织出版社天猫旗舰店
官方微博 http://weibo.com/2119887771
三河市宏盛印务有限公司印刷　各地新华书店经销
2023 年 10 月第 1 版第 1 次印刷
开本：710 × 1000　1/16　印张：21.25
字数：332 千字　定价：88.00 元

凡购本书，如有缺页、倒页、脱页，由本社图书营销中心调换

编委会

主　编　申洪波　白云静

副主编　辛喜艳　杜欣颖　桑志成　李　真

编　委　樊瑞文　谷凌云　宫彦婷　晋小荣

李晶莹　李　赛　刘　坤　宋威江

王万卷　王效影　徐晓华　姚雅娟

张　弛　张　丽

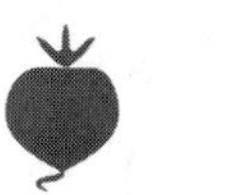  

序
Preface

当前，中医学的发展面临前所未有的挑战和机遇，但其发展瓶颈仍未突破。

继承和发展中医药学是摆在我们面前的首要任务。继承是发展的基础，没有继承，发展只是一句空话而已。古今医案是中医学遗产的重要内容，它既体现了中医辨证论治的特色，又包含了医者丰富的临床经验和学术思想。学习医案可以开阔思路，领略各派医家的风范，领悟中医学博大精深的魅力。对古今医案的反复阅读、仔细揣摩，探求其辨证思路、用药特点是继承和发展中医、提高疗效的重要途径。本书旨在通过对中风医案的剖析，系统介绍中风的病因病机、辨证规律及用药特点。对于验案的评析，本书力求抓住疾病的特点、用药特点、治则治法的独到之处等，力图把治疗过程中的理、法、方、药呈现给读者，特别对其中的“理”进行深入分析，力求准确、生动、透彻，使读者一目了然。由于笔者的水平有限，难免有未达其意甚至遗漏之处，望同道予以批评指正。

本书包括总论、各论两部分。

总论着重介绍了中风概述、病因病机、中风的诱发因素和危险因素、中风的类证鉴别、辨证论治和预防；各论按照疾病不同阶段分为四章，即中风先兆期、中风急性发作期、中风恢复期和中风后遗症期，各期分别按中医证候进行分类、评析。

本书编写过程中对部分医案的计量单位、文字表达等进行了规范化处理，其中涉及犀角、羚羊角、穿山甲等为保护动物来源药物，临床常以水牛角代替犀角，山羊角代替羚羊角，穿山甲通常依靠进口和人工养以满足临床需求。关于有毒药物如马钱子、何首乌、川乌等的使用，本书中部分医者依据自己的经验超出《中华人民共和国药典》规定的药量应用，我们建议使用此类药物时均应依据《中药炮制学》要求进行科学炮制，并根据《中华人民共和国药典》规定控制用法用量。在计量方面，古代有关于重量、度量、容量等多种计量方法，明清以来普遍采用16进位制，即1斤=16两=160钱。现在我国中药计量采用公制，为了处方和配药特别是古方的配用需要进行换算时的方便，按规定以如下的近似值进行换算：1两=30 g，1钱=3 g，1分=0.3 g。

在本书编写过程中，得到了北京大学第三医院、解放军总医院第七医学中心、中国中医科学院望京医院、山东省梁山县人民医院等单位的大力支持，在此一并表示感谢！

申洪波　白云静

2023年5月于北京

目 录

Contents

总 论

第一章 概 述

各 论

第二章 中风先兆期

第三章 中风急性发作期

第四章 中风恢复期

第五章　中风后遗症期

总　论

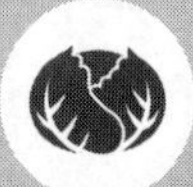
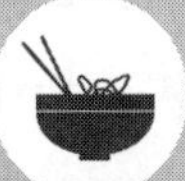

第一章 概 述

一、概述

（一）中风的概念

中风又名卒中，是中医学的一个病名，也是急性脑血管病或脑血管意外的统称。因本病起病急骤，证见多端、变化迅速，与自然界风性善行而数变的特征相似，故古人以此类比，名为中风。本病名称繁多，古时尚有“颠疾”“击仆”“偏枯”“薄厥”“大厥”“喑痱”“卒中”“类中”“痱风”等名称。临床多表现为猝然昏仆、不省人事、口眼㖞斜、半身不遂、言语謇涩或失语，或未见昏仆，而仅见㖞僻不遂等症状。

“中风”病名，始见于《黄帝内经》，如《素问·风论》中“饮酒中风”“新沐中风”“入房汗出中风”等，但此处所言之中风均指外风致病，与本书所称“中风”名同实异，不属本病范畴。本书之中风，在《黄帝内经》中也有诸多论述，但病名不叫中风，而称为“偏枯”“偏风”“击仆”“痱”等，因这些病症各有其特殊的临床表现，故可以看作中风不同类型的最早论述。此后，历代医家又有“真中风”与“类中风”之分。总之，中风由忧思恼怒、饮食不节、恣酒纵欲等，导致气血运行受阻、肌肤筋脉失养；或阴亏于下、肝阳暴张、阳化风动、血随气逆、夹痰夹火、横窜经络、蒙蔽清窍，而形成上实下虚、阴阳互不维系的危急证候。现代医学认为中风为脑部血管病损，造成急骤发展的脑部血液循环和功能障碍而发病，它包括现代医学的脑血栓形成、脑栓塞、腔隙性脑梗死、短暂性脑缺血发作、脑出血、蛛网膜下腔出血等，因其发病突然，故也称为脑卒中或脑血管意外。

中风具有发病率高、合并症多、复发率高、致残率高、治愈率低、死亡率高的特点，多发生于中老年人。一旦发生中风，病情一般都比较严重，即使经过积极抢救而幸存者，也多出现不同程度的后遗症，如半身不遂、口眼㖞斜、言语不利等。正如清代陈修园在《医学三字经·中风》中所言："人百病，首中风。"足见中风在人类所患各种疾病中的重要地位。自20世纪50年代以来，由于世界范围内的急性传染病得以控制，脑血管疾病、恶性肿瘤、心血管疾病逐渐成为导致人类死亡的三大疾病。在我国，中风在三大类疾病中位居第二位，其发病率和死亡率比冠心病高2～4倍，成为危害我国人民健康和生命的严重疾病。

（二）中风的分类及分级分期

1. 中风的分类

历代医家对中风的分类众说不一。既有内风、外风之分，又有真中风、类中风之别。到东汉，张仲景在《金匮要略》中则把中风分为中经、中络、中脏、中腑四类。近年来，临床上根据病情的轻重缓急，常将中风分为中经络和中脏腑两大类，其中中经络者病情较轻，仅限于血脉经络，一般无神志改变；中脏腑者病情较重，常波及有关脏腑，多有神志不清等症状。

目前，临床根据急性脑血管疾病的临床表现及病因病理，一般又将中风分为出血性中风与缺血性中风两大类，出血性中风又称出血性脑血管病，主要包括脑出血、蛛网膜下腔出血等；缺血性中风又称缺血性脑血管病，主要包括脑血栓形成、脑栓塞、腔隙性脑梗死、短暂性脑缺血发作等。关于中风具体的分类，1986年中华医学会第2次全国脑血管病学术会议第3次修改稿对其做了详细的规定，内容如下。

（1）颅内出血。

①蛛网膜下腔出血。

A. 动脉瘤破裂引起。

a. 先天性动脉瘤。

b. 动脉硬化性动脉瘤。

c. 细菌性动脉瘤。

B. 血管畸形。

C. 动脉硬化。

D. 颅内异常血管网症。

E. 其他。

F. 原因未明。

②脑出血。

A. 高血压脑出血。

B. 继发于梗死的出血。

C. 肿瘤性出血。

D. 血液病引起。

E. 动脉炎引起。

F. 药物引起（抗凝剂、血栓溶解剂如尿激酶等）。

G. 脑血管畸形或动脉瘤引起。

H. 其他。

I. 原因未明。

③硬膜外出血。

④硬膜下出血。

（2）脑梗死（颈动脉系统及椎—基底动脉系统）。

①脑血栓形成。

A. 动脉粥样硬化引起。

B. 各类动脉炎引起。

C. 外伤性及其他物理因素。

D. 血液病如红细胞增多症等。

E. 药物引起。

F. 其他原因。

②脑栓塞。

A. 心源性。

B. 动脉源性。

C. 其他（脂肪栓、气栓、瘤栓、寄生虫栓、静脉炎栓等）。

③腔隙性梗死。

④血管性痴呆。

⑤其他。

（3）短暂性脑缺血发作。

①颈动脉系统。

②椎—基底动脉系统。

（4）脑供血不足。

（5）高血压脑病。

（6）颅内动脉瘤。

①先天性动脉瘤。

②动脉硬化性动脉瘤。

③细菌性动脉瘤。

④外伤性假性动脉瘤。

⑤其他。

（7）颅内血管畸形。

①脑动脉、脑静脉畸形。

②海绵状血管瘤。

③静脉性血管畸形。

④盖伦静脉瘤。

⑤颈内动脉海绵窦瘘。

⑥毛细血管扩张症。

⑦脑—面血管瘤病。

⑧颅内—颅外血管交通性动静脉畸形。

⑨其他。

（8）脑动脉炎。

①感染性动脉炎。

②大动脉炎（主动脉弓综合征）。

③弥散性红斑狼疮。

④结节性多动脉炎。

⑤颞动脉炎。

⑥闭塞性血栓性脉管炎。

⑦钩端螺旋体动脉炎。

⑧其他。

（9）脑动脉盗血综合征。

（10）颅内异常血管网症。

（11）颅内静脉窦及脑静脉血栓形成。

①海绵窦血栓形成。

②上矢状窦血栓形成。

③直窦血栓形成。

④横窦血栓形成。

⑤其他。

（12）脑动脉硬化症。

另外，中风按病程发展又可分为短暂性脑缺血发作、可逆性脑缺血发作（发作后 3 周内症状消失）、进行性中风和完全性中风等。

2. 中风的分级分期

中风之中经络和中脏腑均属急性期的见症，临床根据病情及病程的长短，又可将中风分为急性期、恢复期和后遗症期三期。关于中风具体的分级分期，1986 年中华医学会第 2 次全国脑血管病学术会议第 3 次修改稿对其做了详细的规定，内容如下。

（1）按临床表现的轻重程度不同分为轻度、中度、重度三级。

①轻度：中络、中经证。

中络：偏身或一侧手足麻木，或兼有一侧肢体力弱，或兼有口舌㖞斜者。

中经：以半身不遂、口舌㖞斜、舌强语謇或不语、偏身麻木为主，而无神识昏蒙者。

②中度：中腑证。以半身不遂、口舌㖞斜、舌强语謇或不语、偏身麻木、神识恍惚或迷蒙为主症者。

③重度：中脏证。以神昏或昏愦、半身不遂、口舌㖞斜、舌强语謇或不语为主症者。

（2）按有无神识昏蒙分为中经络与中脏腑两级。

（3）按病情及病程的长短分为三期。

①急性期：包括中风急症，发病后 2 周以内至 1 个月。

②恢复期：发病 2 周或 1 个月至 6 个月以内。

③后遗症期：发病 6 个月以上。

（三）中风的诊断

中风的临床表现复杂多样，对中风的中医、西医诊断，必须在全面分析、归纳患者病史、症状、体征的基础上，结合颅脑 CT、磁共振的检查结果认真进行，切忌主观臆断。

（1）中医诊断（参照 1995 年国家中医药管理局脑病急症科研协作组起草制订的《中风病诊断疗效评定标准》，试行）。

①主症：偏瘫、神识昏蒙、言语謇涩或不语、偏身感觉异常、口舌㖞斜。

②次症：头痛、眩晕、瞳神变化、饮水发呛、目偏不瞬、共济失调。

③急性起病，发病前多有诱因，常有先兆症状。

④发病年龄多在 40 岁以上。

具备两个主症以上，或一个主症两个次症，结合起病、诱因、先兆症状、年龄即可确诊；不具备上述条件，结合影像学检查结果也可确诊。

（2）西医诊断（参照 1995 年中华医学会第四届全国脑血管病学术会议修订的《各类脑血管疾病诊断要点》）。

①短暂性脑缺血发作。

A. 为短暂的、可逆的、局部的脑血液循环障碍，可反复发作，少者 1 ～ 2 次，多至数十次。多与动脉粥样硬化有关，也可以是脑梗死的前驱症状。

B. 可表现为颈内动脉系统和（或）椎—基底动脉系统的症状和体征。

C. 每次发作持续时间通常在数分钟至 1 小时左右，症状和体征应该在 24 小时以内完全消失。

②蛛网膜下腔出血（主要是指动脉瘤、脑血管畸形或颅内异常血管网症等出血引起）。

A. 发病急骤。

B. 常伴剧烈头痛、呕吐。

C. 一般意识清楚或有意识障碍，可伴有精神症状。

D. 多有脑膜刺激征，少数可伴有脑神经及轻偏瘫等局灶体征。

E. 腰椎穿刺脑脊液呈血性。

F. CT 应作为首选检查。

G. 全脑血管造影可帮助明确病因。

③脑出血。

A. 常于体力活动或情绪激动时发病。

B. 发作时常有反复呕吐、头痛和血压升高。

C. 病情进展迅速，常出现意识障碍、偏瘫和其他神经系统局灶症状。

D. 多有高血压病史。

E. CT 应作为首选检查。

F. 腰椎穿刺脑脊液多为血性和压力增高（其中 20% 左右可不含血）。

④脑梗死。

A. 动脉粥样硬化性血栓性脑梗死。

a. 常于安静状态下发病。

b. 大多数发病时无明显头痛和呕吐。

c. 发病较缓慢，多逐渐进展，或呈阶段性进行，多与脑动脉粥样硬化有关，也可见于动脉炎、血液病等。

d. 一般发病后 1 ～ 2 天内意识清楚或轻度障碍。

e. 有颈内动脉系统和（或）椎—基底动脉系统症状和体征。

f. 应做头颅 CT 或 MRI 检查。

g. 腰椎穿刺脑脊液一般不含血。

B. 脑栓塞。

a. 多为急骤发病。

b. 多数无前驱症状。

c. 一般意识清楚或有短暂性意识障碍。

d. 有颈动脉系统和（或）椎—基底动脉系统症状和体征。

e. 腰椎穿刺脑脊液一般不含血，若有红细胞可考虑出血性脑梗死。

f. 栓子的来源可为心源性或非心源性，也可同时伴有其他脏器、皮肤、黏膜等栓塞症状。

C. 腔隙性脑梗死。

a. 发病多由高血压动脉硬化引起，呈急性或亚急性起病。

b. 多无意识障碍。

c. 应进行头颅 CT 或 MRI 检查，以明确诊断。

d. 临床表现都不严重，较常见的为纯感觉性卒中、纯运动性轻偏瘫、共济失调性轻偏瘫、构音不全—手笨拙综合征或感觉运动性卒中等。

e. 腰椎穿刺脑脊液无红细胞。

D. 无症状性脑梗死为无任何脑及视网膜症状的血管疾病，仅为影像学所证实，可视具体情况决定是否作为临床诊断。

（四）中风的历史沿革

有关中风的记载，始见于《黄帝内经》。考诸历代文献，由于后世医家所处历史条件及个人经验的不同，中医学对中风的认识和治疗经验，随着历史的演进和时代的发展，代有发明和创新。它的历史沿革大体可分为《黄帝内经》时期、汉唐时期、宋金元时期、明清时期和近现代 5 个阶段。

1.《黄帝内经》时期

对中风的最早论述见于《黄帝内经》。首先，《黄帝内经》记载了本病不同阶段的症状，如将卒中、昏迷描述为“薄厥”“大厥”“仆击”等，将半身不遂记载为“偏枯”“偏风”“痱风”“身偏不用”等。其次，《黄帝内经》对本病的病因进行了详细的论述，如《灵枢·刺节真邪论》以“内虚邪中”立论，“虚邪偏客于身半，其入深，内居荣卫，荣卫稍衰，则真气去，邪气独留，发为偏枯”；《素问·生气通天论》强调外风致病，“风者，百病之始也，清静则肉腠闭拒，虽有大风苛毒，弗之能害……汗出偏沮，使人偏枯”；同时，该篇又强调气滞血瘀病因，“阳气者，大怒则形气绝；而血菀于上，使人薄厥”；《素问·调经论》也以气血并逆立论，载有“血之与气，并走于上，则为大厥，厥则暴死，气复返则生，不返则死”。另外，《黄帝内经》对本病的危险因素和诱发因素也有较详尽的描述，如已经认识到本病的发生与患者的体质、饮食、精神刺激、烦劳过度等因素密切相关。《素问·通评虚实论》言：“仆击、偏枯……肥贵人则膏粱之疾也。”最后，《黄帝内经》对本病的发病部位也有准确记载，已明确指出其病位在头部，《素问·玉机真脏论》云：“春脉如弦……其气来实而强，此谓太过……太过则令人善忘，忽忽眩冒而巅疾也。”此巅即为头部。可见，《黄帝内经》对本病的临床表现、病因病机、发病部位等已有较全面的认识。

2. 汉唐时期

汉·张仲景在《金匮要略·中风历节病脉证并治》篇中，首创中风之病名，并沿用至今。唐宋以前主要以“外风”学说为主，多以“内虚邪中”立论。如张仲景认为中风是因“脉络空虚”，风邪乘虚侵入人体而致，其在《金匮要略·中风历节病脉证并治》中云：“夫风之为病当半身不遂……脉微而数，中风使然”“邪在于络，肌肤不仁，邪在于经，即重不胜；邪入于腑，即不识人，邪入于脏，舌即难言，口吐涎”。张仲景首先提出了中络、中经、中腑、中脏的分类方法。同时概括出中风的两个特点：一是中风发病急，变化快，病情危重，“邪入于腑，即不识人”，出现神志不清症状；二是明确指出中风的主症半身不遂、口眼㖞斜，如“夫风之为病，当半身不遂”“正气引邪，㖞僻不遂”。此外，张仲景在对中风的治疗上还提出了侯氏黑散、风引汤等方。自此，中风始有专论。

隋·巢元方对中风的病因病机提出了新的观点，认为脾胃虚弱是中风的根本。其在《诸病源候论·卷一·风疾诸候上》中云：“半身不遂者，脾胃气弱，血气偏虚，为风邪所乘故也。脾胃为水谷之海，水谷之精，化为血气，润养身体，脾胃既弱，水谷之精，润养不周，致血气偏虚，而为风邪所侵，故半身不遂也。”其《诸病源候论》亦有风癔候、风口噤候、风舌强不得语候、风口㖞候、风痱候、风偏枯候等。

唐·孙思邈对于中风病因病机的认识，基本上宗《黄帝内经》的观点，指出了中风风邪侵入人体的途径。在中风的治疗上，孙思邈首次提出了用综合疗法治疗中风，倡用以小续命汤为代表的方剂结合灸法治疗中风。总之，唐宋以前对本病立论多趋向于风邪外中，治疗上则多采用疏风祛邪、扶助正气的方药。

3. 宋金元时期

宋代在医药卫生方面，设立太医局，成立校正医书局，对医药事业的发展，起到了一定的推动作用。其间出现了大批治疗中风的有效方剂，如至宝丹、苏合香丸、涤痰汤等方，至今仍在临床上广泛应用。

金元时期，以刘完素、李杲、朱丹溪为主，突出以“内风”立论，可谓中风病因学说上的一大转折。其中刘完素力主“心火暴甚”；李杲认为“正气自虚”；朱丹溪主张“湿痰生热”。如刘完素云：“俗云风者，言末而忘其本也，所以中风而有瘫痪诸症者，非因肝木之风实甚而卒中之也，亦非外中于风；良由将息失宜，而心火暴甚，肾水虚衰不能制之，则阴虚阳实，而热气怫郁，心神昏冒，筋骨不为用，且猝倒无所知也。多因喜、怒、思、悲、恐之五志，有所过极而卒中者。”李杲则言：“经云：人之气，以天地之疾风名之，故中风者，非外来风邪，乃本气自病也。凡年逾四旬，气衰者多有此疾，壮岁之际无有也。若肥盛则间有

之，亦形盛气衰如此。”朱丹溪又说：“西北两方真为风所中者有之，东南之人，皆是湿土生痰，痰生热，热生风也。”总之，三人均明确否定了外风学说，强调本病主要属于内风，所不同者，一强调火，一强调气，一强调痰，由此扭转了唐宋以前外中风邪的论点，形成了中风内因学说。

由于历代医家在中风病因病机学说上各言其一，各持己见，易造成混乱。元代王履认真总结了自《黄帝内经》以来的各家学说，从病因学角度归类，将中风分为“真中风”“类中风”两个类型。其在《医经溯回集·中风辨》中云：“不知因于风者，真中风也。因于火，因于气，因于湿者，类中风而非中风也。”明确指出外风所致中风是“真中风”，而刘完素、李杲、朱丹溪以内风立论的中风应是“类中风”，将二者区别开来，对临床辨证起到了一定的指导作用。

4. 明清时期

明·张景岳在总结前人经验的基础上，结合自己的临床经验，又倡导“中风非风”之说，提出“内伤积损”的论点。《景岳全书·非风》中指出：“非风一证，即时人所谓中风证也。此证多见猝倒，猝倒多由昏愦，本皆内伤积损颓败使然，原非外感风寒所致。”又言：“凡病此者，多以素不能慎，或七情内伤，或酒色过度，先伤五脏之真阴……阴亏于前而阳损于后，阴陷于下而阳乏于上，以致阴阳相失，精气不交，所以忽而昏愦，猝然仆倒。”同代医家李中梓又将中风明确分为闭、脱二证；戴思恭在《证治要诀·中风》中对中风的临床症状也做了比较详细的描述。

清·沈金鳌根据病变部位的浅深和病情的轻重来探讨中风证候的分类方法，对指导临床有很大的帮助，其在《杂病源流犀烛·中风源流》中指出：“盖中脏者病在里，多滞九窍……中腑者病在表，多著四肢，其症半身不遂，手足不随，痰涎壅盛，气喘如雷，然目犹能视，口犹能言，二便不秘，邪之中犹浅。”

清·叶天士又进一步阐明了“精血衰耗，水不涵木，木少滋荣，肝阳偏亢，内风时起”（《临证指南医案·中风》）的发病机制。同时在治疗上提出：水不涵木，内风时起者，治宜滋液息风，补阴潜阳；阴阳并损者，治宜温柔濡润；后遗症者，治宜益气血、清痰火，通经络以及闭证开窍以至宝；脱证回阳以参附，使治法益趋完善。同代医家王清任则强调专以气虚立说，其《医林改错》云：“本病乃元气亏损过半，如归并于左，则右半身无气；如归并于右，则左半身无气，无气则不能动；不能动，名曰半身不遂。”并爰立补阳还五汤治疗偏瘫，至今仍为临床常用方剂之一。

5. 近现代

近代医家张伯龙、张山雷、张锡纯等总结前人经验，开始结合现代医学知识，进一步探讨中风发病机制，认识到本病发生主要在于肝阳化风，气血并逆，直冲犯脑，开中西医汇通之先河，较前人有了新的进展。

如张伯龙明确指出肝阳上亢、肝风内动是中风的主要原因，其在《雪雅堂医案·类中秘旨》中云："内风昏仆，谓是阴虚阳扰，水不涵木，木旺生风，而气升，火升，痰升上冲所致。"张山雷著《中风斠诠》一书，系统地论述了中风的病因证治，明确指出中风的病位在脑，在治疗上，提出了中风治疗八法，即闭证宜开、脱者宜固、肝阳宜于潜镇、痰涎宜于开泄、气逆宜于顺降、心液肝阴宜于培养、肾阴渐宜滋填、偏瘫宜于宣通等，对指导临床具有重要价值。近代张锡纯《医学衷中参西录》在《中风斠诠》的基础上，对本病病因、病机及治疗均论述较详，且具卓识和创见，并立建瓴汤、镇肝熄风汤治疗脑充血症，对本病的认识又较前人有了新的进展。

二、中风的病因病机

（一）病因

中风的发生，包括内因和外因两个方面，历代医家对中风病因的认识，经历了一个从外因论到内因论的发展过程。唐宋以前，主要以"外风"学说为主，多以"内虚邪中"立论。唐宋以后，尤其是金元时期，突出以"内风"立论，嗣后，明清医家又从饮食习惯、体质等角度进行了有益的补充，如张仲景提出"内伤积损"观点；王清任则专以气虚立论等，这使中风的病因学说得到了进一步的发展。

1. 内因

内因在中风发病中起主要作用，所谓内因，是指引起体内阴阳气血变动的原因，患者平素气血亏虚，心、肝、肾三脏阴阳失调，加之忧思恼怒，或劳累过度，以致气血运行受阻，肌肤筋脉失养，或阴亏于下，肝阳暴张，阳化风动，血随气逆，夹痰夹火，蒙蔽清窍，横窜经络，而形成上实下虚、阴阳不相维系之症。总之，引起中风的内因包括七情内伤、正气亏损两个方面。

（1）七情内伤。七情即喜、怒、忧、思、悲、恐、惊七种情志变化。正常

情况下，七情是人体对客观外界事物和现象所作出的七种不同情志反应，一般不会致病。只有突然、强烈或长期持久的情志刺激，超过了人体本身生理活动的正常调节范围，引起机体脏腑气血功能紊乱，才会导致中风的发生，成为中风的主要发病因素之一。《素问玄机原病式·火类》云：“多因喜怒思悲恐之五志有所过极而卒中者，由五志过极，皆为热甚故也。”可见，刘完素充分强调了情志失调在中风发病中的重要作用。七情致病，可直接影响脏腑气机，伤及内脏，正如《素问·举痛论》所言：“怒则气上，喜则气缓，悲则气消，恐则气下……惊则气乱……思则气结。”

七情之中以怒和思与中风的发病关系最为密切。怒为肝志，怒则伤肝，致使肝失疏泄，肝气上逆，血随气逆，并走于上，发为本病；或暴怒伤肝，肝阳暴动，引动心火，风火相煽，气血并走于上，心神昏冒，发为本病。正如《素问·生气通天论》所言：“大怒则形气绝，而血菀于上，使人薄厥。”《丹溪心法附余·中风》亦云：“见中风之症，多是老年因怒而成。盖老年肾水真阴衰，火寡于畏，适因怒动肝火，火无所制，得以上升，心火得助，邪热暴甚，所以僵仆不知人事，火载痰上，所以舌强不语，口眼㖞斜，痰涎壅盛也。”思在脏属脾，思虑过度则伤脾，导致脾气郁结。正如《素问·举痛论》所言：“思则心有所存，神有所归，正气留而不行，故气结矣。”脾气郁结，脾失健运，痰浊内生，痰湿壅阻经络，气血不通发为中风；另外，思发于脾而成于心，故忧思过度不但会损伤脾气，也会耗伤心血，心脾受损，气血两虚，经脉不充，肌肉筋脉失养而发为中风。

临床所见，长时间的忧愁、悲伤、烦躁、惊慌、痛苦、恐惧及嫉妒均会丧失心理平衡，超出人体的正常生理调节范围，从而导致人体气机紊乱，脏腑阴阳失调，血滞不通或血溢脉外，而发为脑血管病。现代研究表明，上述情志因素可使游离脂肪酸、胆固醇增高，纤溶能力下降，血凝度增加，从而促使已经产生病理变化的脑血管形成出血和梗死。因此，脾气急躁、易怒、感情过分激动及性格孤僻、心情苦闷的人更易发中风。

（2）正气亏损。正气亏损包括年老体衰和过劳损伤两个方面。

年老体衰，肾精不足，肝肾阴虚，致水不涵木，肝阳偏亢，阳亢风动而引动肝风，致气血上逆于脑而发为中风；年老正气亏损，气虚无力运血，致血运迟缓，血行不畅而成血瘀阻络之候。另外，年老又可出现心脾两虚，致脾虚生痰，从而产生气血亏损与痰瘀阻络的病理变化。

过劳损伤包括劳力过度、劳神过度和房劳过度。劳力过度则伤气，久之则气少力衰，正气亏损，气虚则邪气乘虚而入，阻滞脉络而为病；劳神过度则耗伤心血，损伤脾气，脾虚湿聚，痰湿壅盛，阻于经络而为病；房劳过度则耗阴伤精，肾精亏乏，致水亏于下，火旺于上，肝阳化风，上蒙清窍而卒中。

2. 外因

（1）饮食失宜。饮食是摄取营养、维护机体生命活动的必要条件，但饮食失宜是导致疾病发生的重要原因之一，也是导致中风的一个重要因素。如饥饱失常、饮食不洁，损伤脾胃，致脾胃升降失常、运化失职；痰湿内生，可以致痰湿阻塞经络，气血运行瘀阻，发为中风；嗜食肥甘厚味及辛辣之品，可使人形盛气衰，损伤脾胃，内生湿热，痰热蒙蔽清窍，从而导致中风的发生。

（2）外邪侵袭。外邪，即为六淫，风、寒、暑、湿、燥、火是也。对于中风而言，主要有风、寒、火（暑）、湿四种因素，其中以风为主。

风为六淫之首，可兼加寒邪或热邪，从口鼻或肌表侵袭人体，直中经络，上犯巅顶，扰动清空而发为真中风；或风犯于外，扰于内，引动内邪而诱使中风发作。

寒邪有伤寒、直中之分，若天气骤然变冷，人受其寒，寒邪可影响血脉循行，致寒凝血滞，瘀血阻滞经络，循经上犯巅顶，发为中风；或大寒直中于头部，扰乱清窍而引起中风。

火邪为病，或外感六淫之火，或外感他邪而郁遏化火，或火邪逆传而内陷于心、肝，均可循经上蒙清窍，扰乱清空，发为中风。

湿邪外受，阻遏气机之宣发，影响头部气机的敷布，亦可蒙蔽清空而发病。

（3）饮酒过度。过量饮酒易使血管内血液沉积而阻塞血脉，诱发中风；同时又可致脑小血管痉挛，脑供血不足，诱发脑梗死；急性酒精中毒还可引起血管张力降低，通透性增加及凝血障碍，从而诱发出血性中风。

（二）病机

病机即疾病发生、发展与变化的机制。疾病的发生、发展变化，与患病机体的体质强弱和致病邪气的性质密切相关。中风的发病机制，是因内在寒（邪）、虚（正）相搏，邪气反缓，正气即急，久而不除，脑之血脉受邪，造成血脉瘀阻，

阴阳失衡，营卫失调，腠理空疏。概而言之，不外风（肝风、外风）、火（肝火、心火）、痰（风痰、湿痰）、虚（阴虚、气虚）、气（气逆）、血（血瘀）六个方面，其中以肝肾阴虚为根本。

1. 外风侵袭

风为六淫邪气之首，善动而不居，有向上、向外、升发之特性，风邪袭人，常侵犯人体上部头面及肌表，客于经络，循经上扰，直犯巅顶而发为中风。若机体正气不足、卫外不固之时，风邪更易乘虚侵袭经络，致经脉瘀阻，血行不畅而致中，临床上以单纯口眼㖞斜、语言不利为突出表现，除少数患者伴有肢体麻痹外，极少数人兼有轻度的半身不遂。

2. 肝风内动

肝风内动是肝脏阳气亢逆变动的一种病理状态，属于内风，多由肝阳及热盛、阴虚产生。素体肝阳偏盛，失于制约，肝阳升动过度，妄动奔驰，上扰清空，可发为中风；长期忧思郁怒，气郁化火，使肝阴暗耗，阴不敛阳，阳亢无制，上蒙清窍，亦可发为中风；素体肾阴亏损，或操劳过度，精血暗耗，或恣情纵欲、房事不节、阴精亏乏等均可导致肝肾亏损，水不涵木，以致肝阴不足，肝风内动，亦发为中风；或外感热病过程中邪热炽盛，全身之阳皆胜，肝阳亢奋无制，阳气妄自生动而生风，扰乱清窍，诱发中风。

3. 肝火上炎

肝火上炎多因肝气郁结，郁而化火，而致肝火上冲；或因暴怒伤肝，怒则气上，引发肝火冲逆直上；或因情志所伤，五志过急化火，心火亢盛，引动肝火所致。肝火冲逆直上，夹血上行，气血逆乱于巅顶，发为中风。正如《素问·生气通天论》所述："大怒则形气绝，血菀于上，使人薄厥。"

4. 心火上炎

心火多由火热之邪侵犯入心；或因情志之火内发；或因过食温热之品而引起。心火炽盛，可扰动心神，使心神不安，重则上蒙清窍，出现神昏、谵妄之象；或心火旺盛，可致热迫血行，脉流薄疾，灼伤脉络，导致血溢脉外之中风。

5. 痰浊蒙蔽

中风发病之痰者，多为无形之痰。由患者平素饮食失节，过食肥甘厚腻，使脂膏堆积于内，聚湿生痰，痰浊流注经络，上蒙清窍，发为中风；或素体痰盛于内，热结于中，复因外有所触，饮酒、多怒、多喜、用力太过，激起虚风内动，肝阳上亢，痰气引邪，邪正相争，产生气冲，逼迫气逆血升，热动痰浮，在体内则形成风、痰、血、气相互借助之势，循经上行，上犯于脑，引起窍络失利，发为中风；或脾气亏虚，脾失健运，水液代谢失常，水津停滞而为痰，湿痰阻滞脉络，蒙蔽神窍而导致中风。

6. 肝肾阴虚

阴虚指机体精血、津液等属阴的物质亏耗的病理状态，中风发病，一般责之于肝肾阴虚。多由患者酒色过度，恣情纵欲，或情志内伤，五志过急化火伤阴，或年老体衰，或久病耗伤而致。肝肾阴虚，阴不制阳，阳气失敛，可致阳亢风动而发为中风。

7. 气虚

气虚指元气虚损，功能失调，脏腑功能活动减退，抗病能力下降的病理状态，是中风发病的主要机制之一。气虚多由先天禀赋不足，或后天失养，或劳伤过度，或久病不复所致。气虚则卫外无力，肌表不固，可致外邪乘虚侵袭入络而发病；或气为血帅，气虚则行血无力，血脉运行缓慢，停滞为瘀，瘀阻经络而发为中风。

8. 肝气上逆

肝主疏泄，调畅全身气机，若精神刺激，情志抑郁不畅，或暴怒伤肝，或饮食寒温不适，或痰浊壅阻等均可致肝气郁滞，疏泄失职，气机升降失常，肝气逆乱冲上，血随气逆，扰乱清空而发为中风。

9. 血瘀阻络

血瘀指血液循行迟缓或郁滞不畅，甚至瘀结停滞的病理状态。多由于气滞而血行受阻，血流不畅；或气虚而血运无力，血行迟缓；或痰浊壅阻脉络，血脉不通；或寒凝筋脉，血凝成瘀；或邪热入血，煎熬血液等，均可形成血瘀，瘀血阻滞经络，脑窍失养而发为中风。

总之，中风之为病，总以风、火、痰、气、瘀而使然，风火痰瘀之邪走窜经络，流连不去，血脉瘀阻，气血运行不畅而为病。

三、中风的诱发因素和危险因素

（一）诱发因素

缺血性脑血管病的诱因，首先是过度疲劳；其次是情绪过于亢奋、激动或在吃饭中发病；再次是突然惊恐、过于激怒或气候寒冷等。此外，缺血性脑血管病也可发生于睡眠中。

出血性脑血管病的诱发因素首先是情绪因素（如过度兴奋、突然惊恐、吵架生气、悲伤过度、思虑过度、焦虑烦躁等）；其次是用力过猛（如大便用力、用力提物等）、跌倒、外伤等；最后为气温因素，如突然变冷或过于寒冷，身体不能适应。另外，还有饮酒过量、怀孕末期、产后及慢性咳嗽等。

上述诱因诱发脑血管病的机制大致如下：情绪的变化（兴奋、激动、惊恐、愤怒、悲伤、焦虑等）致心跳加快，血压升高，血流加快，从而影响血压、凝血、血流与血管之间的关系，致循环障碍，而诱发脑卒中；而用力过猛则使血压急骤升高，诱发中风；气温的改变，可使血管收缩，血流变慢，血液浓缩，血液黏稠度增高，诱发中风；安静或睡眠状态下，血流速度缓慢，加之原有动脉粥样硬化，使血小板易黏附于血管壁，激发血小板聚集，促进血栓形成。

（二）危险因素

引起中风的危险因素很多，比较重要的因素如下。

1. 年龄和性别

中风的发病率和死亡率均随着年龄增长而呈指数增加，年龄越大，患脑血管病的概率越高。一般认为，年龄每增加 5 岁，死亡率增加近 1 倍。据 1982 年六城市调查，各年龄组中完全卒中的患病率，35 ～ 44 岁组为 154/10 万，65 ～ 74 岁组患病率为 4100/10 万，约为 35 ～ 44 岁组的 26.6 倍，75 岁以上患病率为 4100/10 万。因此，老年人要谨防中风的发生。

虽然有关脑血管病男女性别差异报道不一，但是无论发病率、死亡率或患病率均是男性略高于女性，WHO 报道各国的发病率男女之比约为 1.3 ∶ 1。

2. 高血压

多数专家认为高血压是脑中风最危险的因素，且是发生腔隙性梗死及脑出血的主要病因。凡血压高于 160/95 mmHg 者，发生脑中风的机会比无高血压者多 7 倍，而且，高血压患者发生脑出血的死亡率较高。因此，高血压患者要按时服药，稳定血压，以减少脑中风等并发症的发生。

3. 高血脂

高脂血症患者，其血清中高密度脂蛋白降低而低密度脂蛋白升高，此时极易发生动脉粥样硬化，进而易发为脑血栓形成。早期发现高脂血症者，有明显早发脑血栓形成的倾向；颅内主干血管或颅外血管的动脉粥样硬化也与血脂增高密切相关。高血脂者要及时服药降低血脂、坚持低脂饮食，以降低中风发生的危险性。

4. 动脉粥样硬化

动脉粥样硬化与脑中风的发生密切相关，90% 以上的脑中风是动脉粥样硬化引起的，尤其是缺血性脑血管病与动脉粥样硬化的关系更为密切，因为动脉内膜粥样硬化可导致管腔狭窄或闭塞，当狭窄＞ 40% 或内径达 2 mm 时，即可出现脑血流量减低，从而形成动脉粥样硬化斑块，并可继发血栓或栓子而引致脑血栓形成或脑栓塞。

5. 心脏病

心脏病可以直接或间接引起脑中风特别是脑栓塞。因此，当心电图有左心室肥大，室内传导阻滞，非特异性的 S-T 段和 T 波不正常时，亦可增加脑中风的发生概率，应予以重视。

6. 糖尿病

脑血管病变是糖尿病患者最严重的并发症之一，糖尿病患者持续血糖增高时，其中风的发病率明显增高；此外，用胰岛素治疗的糖尿病患者导致脑血栓形成的危险性比不用胰岛素治疗者大。因此，糖尿病也是脑梗死的危险因素之一。

7. 血液黏度增高

脑中风与血中正常范围内血色素的高低成正比，即分布在血色素最高正常值人群脑中风的发生率，大约是正常低值者的 2 倍。目前认为血液黏度与血管容积成生理性直线关系，而血管容积与局部脑血流量成反比关系。当脑的局部血流量下降到正常值的 50% 时，就会出现神经症状，但可以无组织结构的改变，当正常值下降至 15% 时，可发生形态学改变，出现缺血性梗死或再继发出血转为出血性梗死，因此，血液黏度增高是发生中风的重要危险因素。

8. 饮酒过量

血液中过量的酒精可增加缺血性脑血管病的发生，如急性酒精中毒能增加血球容积，增加血液黏度，影响凝血，使局部脑血流量减少，从而增加脑血栓形成的机会。饮酒过量可引起血小板数量增加，脑血流量调节不良与心律失常、高血压、高血脂等，从而增加发生脑中风的危险性。

9. 环境因素

气象、地理、劳动条件、紧张度等是脑血管病不可忽视的相关危险因素。尤其是地理与气候因素。天气骤冷或过热，均可增加中风的发病率。

10. 家族遗传

中风脑病有明显的家族遗传倾向。有研究资料显示，父母患脑中风的患者比对照组高 4 倍，因此，有类似家族史者应尽早预防中风的发生。

另外，长期吸烟可使局部脑血流量下降，加速脑动脉硬化，也是引发脑中风的危险因素，应引起必要的重视。

四、中风的类证鉴别

中风之为病，起病急骤、证见多端、变化迅速，猝然昏仆、不省人事，并伴口眼㖞斜、半身不遂、言语不利等症，临床应与痫证、厥证、痉证等与其症状相似的病证相鉴别。

1. 与痫证鉴别

痫证又名“癫痫”或“羊痫风”，是一种发作性神志异常的疾病，以发作性精神恍惚，甚则突然仆倒，昏不知人，口吐涎沫，两目上视，四肢抽搐，或口中如作猪羊叫声，移时苏醒为特征。其突然起病、不省人事与中风相似，但发病时多见面色青紫，四肢抽搐，或发出异常叫声，往往有反复发作史，且醒后一如常人而无偏瘫、言语不利等后遗症，与中风大异。

2. 与厥证鉴别

厥证以突然昏倒、不省人事、四肢厥冷为特征。其突然昏倒无知易与中风相混淆，但厥证在昏迷时多有面色苍白、四肢厥冷，而无口眼㖞斜、手足偏废、四肢抽搐等症状，发病后常在短时间内逐渐苏醒，醒后也无偏瘫、失语等后遗症；中风则醒后除有后遗症外，昏迷时间也较厥证为长，两者不同。

3. 与暴脱鉴别

暴脱是由于各种原因而导致的元气虚衰，从而出现的神志昏迷、面色苍白、脉微欲绝等症。然此证多有长期患病史，苏醒后无语言謇涩、半身不遂等后遗症，与中风之昏不知人迥然不同。

4. 与痉证鉴别

痉证是以项背强直、牙关紧闭、四肢抽搐，甚则角弓反张为主要表现的病症，可见于多种疾病。中风也可见筋脉拘急的抽搐症状，与痉证相似，但中风同时可见口眼㖞斜，半身不遂，且其半身不遂多属软瘫，很少见到角弓反张，或强直性硬瘫，清醒后多有后遗症。痉证很少出现神志改变，只要治疗得法，很快缓解或痊愈，而中风则需要一个恢复过程，两者迥异。

5. 与痿证鉴别

痿证是指肢体筋脉弛缓，软弱无力，日久因不能随意运动而致肌肉萎缩的一种病症。痿证重者足不能步、手不能握，久则肌肉痿削，甚至瘫痪，与中风之半身不遂相似，但中风后遗症期虽可见到肌肉萎缩，却比较局限在患肢较长时间不能活动之后的某组肌肉群，以此可鉴别。

6. 与破伤风鉴别

破伤风多有创伤史，发病时可见项背强直，牙关紧闭，与中风有明显区别。

另外，一些用“风”字命名的病症易与中风相混淆。如《伤寒论·太阳病》之太阳中风证，以发热、恶风、汗出、脉浮缓为主症，与本病名同实异，应予鉴别。

五、中风的辨证论治

（一）辨证要点

1. 辨中风先兆

中风在未发之前，一般都有先兆症状，表现为久患眩晕，头胀，头痛，健忘，手足麻木，肌肉瞤动，胸膈痞闷，性情急躁，头重脚轻，脚底如踏棉絮及一过性言语不利等症。正如《卫生宝鉴·中风门》所言：“凡人初觉大指次指麻木不仁或不用者，三年内有中风之疾也。”《证治汇补·预防中风》亦云：“平人手指麻木，不时晕眩，乃中风先兆，须预防之，宜慎起居，节饮食，远房帏，调情志。”故临证时，对年逾四旬，经常出现上述症状者，应积极加以防治，避免中风的发生。

2. 辨真中风与类中风

外感风邪，猝然昏仆，口眼㖞斜，肢体偏废等，多有六经形症，是谓真中风。肝阳上亢，化风化火，夹痰夹瘀，没有六经形症，是谓类中风。真中风由外邪侵袭而发病，类中风无外邪致病，常有情志波动，劳逸太过等诱发因素，且有先兆症状。

3. 辨复中风与小中风

复中风是指中风之后再次中风，有兼外邪为病者，但多是先瘀而后又见痰凝，痰瘀交阻，脑神被扰。这与小中风不同。小中风是“随发随止”，其风之中人，不至脏腑血脉，止及手足，历时短暂，可反复发作，发则必加重，短时即可恢复。

4. 辨轻重缓急

辨轻重缓急的关键是分辨中经、中络、中脏、中腑。一般而言，仅表现为唇舌㖞斜，单侧肢体麻木或软弱无力者为中络；口舌㖞斜，半身不遂或偏身麻木，言语謇涩，而神志仍然清醒者为中经；既有前述症状，又有失语、意识不清，但程度尚较轻浅，如迷蒙、恍惚、嗜睡者为中腑；神志昏愦，深度昏迷，目睛不转，完全失语，偏瘫，口眼㖞斜，鼾声频作，吞咽困难者为中脏。中经中络，病缓而轻；中脏中腑，病重而急。

5. 辨闭证与脱证

中风昏倒，不省人事，首先要辨清闭证与脱证。一般而言，闭证以突然昏仆、不省人事、牙关紧闭、口噤不开、两手握固、大小便闭、肢体强痉为主要表现；脱证以突然昏仆、不省人事、目合口张、鼻鼾息微、手撒遗尿、肢冷汗多、肢体软瘫为特征。闭证以邪实内闭为主，属实证，急宜开闭祛邪以治标；脱证以阳气欲脱为主，属虚证，急宜固脱扶正以治本。临床以闭证较多见，脱证少见，但两者可同时并见，又可相互转化。在病变过程中，闭证若出现脱证症状，是病情转重的趋势。闭证、脱证均为危重症，治法不同，所以必须分辨清楚，以便正确实施急救措施。

（二）常见证候及治法

临床上一般将中风分为急性发作期（发病后 2 周以内至 1 个月）、中风恢复期（发病 2 周或 1 个月至 6 个月以内）和后遗症期（发病 6 个月以上）三期，其中急性发作期根据病情轻重又可分为中经络和中脏腑。尽管各期证候互有交叉，但把握各期的常见证候有利于提高辨证论治水平。在临证时，中风先兆也不容忽视，及时正确辨证施治，往往起到事半功倍的作用，因此，我们也将中风先兆期的常见证候列于此，以供参考。

1. **中风先兆期**

①肝肾阴虚。

【症状】头晕目眩，晕甚欲仆，头重足轻，耳鸣耳聋，心中烦热，少寐多梦，健忘，肢体麻木，肌肉瞤动，舌红少津，脉弦细或弦数。

【证候分析】因木赖水涵，肝肾同源，肾水不足，水不涵木，则肝阴失滋，久之则肝肾阴虚，无以上荣，清窍失养，故出现头晕目眩、耳鸣耳聋、健忘；肝肾阴虚，阴不敛阳，阳无以制则上亢，阳亢于上则头重，甚则晕甚欲仆，阴虚于下则足轻。肾阴不足，肾水不能上济心火，心神被扰，故见心中烦热，少寐多梦。肝肾阴虚，无以荣筋，筋失所养，则肢麻。阴虚风动，则肌肉瞤动。舌红少津，脉弦细或数，皆为肝肾阴虚之象。

【治法】滋养肝肾，佐以平肝清热。

【方药】建瓴汤（《医学衷中参西录》）加减。

牛膝、龙骨、牡蛎、白芍、代赭石、山药、柏子仁等。

方中以牛膝引血下行，龙骨、牡蛎镇肝息风，代赭石降胃平冲，山药、白芍滋补肝肾之阴，佐生地黄壮水之主以制阳光，柏子仁清心滋阴、条达肝气。该方是治疗中风先兆的一首有效方剂。若夹痰、夹火、夹瘀，可视其孰轻孰重而酌情加减。

②气虚痰阻。

【症状】眩晕，头重，甚则头重如裹，手足渐觉不遂，或肢麻臂痛，一过性言语不利，气短，胸膈痞闷，纳差，舌淡苔白腻，脉弦滑。

【证候分析】气虚脾弱，健运无权，则聚湿生痰，痰湿阻络，上扰清宫，痰浊蒙蔽清阳，故眩晕、头重、甚则头重如裹。痰浊阻于舌络，则言语不利。中气不足，痰湿壅聚，升降失常，则气短、胸膈痞闷。气虚则血脉运行无力，手足渐觉不遂或肢麻臂痛。脾失健运则纳差。舌淡苔白腻，脉弦滑，皆气虚痰阻之证。

【治法】益气健脾，祛湿化痰。

【方药】十味温胆汤（《证治准绳》）加减。

半夏、茯苓、陈皮、甘草、竹茹、枳实、党参、黄芪、当归、远志、菖蒲等。

本方以二陈汤健脾和胃、祛湿化痰；竹茹、枳实降逆祛湿化浊；党参、黄芪益气健脾；当归和血养血；远志、菖蒲化痰安神，甘草和中。临床可视气虚与痰浊孰轻孰重而酌情加减。

一般而言，中风先兆期见肝肾阴虚证者，易向阳亢转化，继而导致中脏腑危重之证。见气虚痰阻证者，易致血流不畅而络脉瘀阻，继而突发中经络之证，临床上应加以重视。

2. 急性发作期

中风急性发作期，病情有轻重缓急的差别，轻者仅限于血脉经络，一般无神志改变，称为中经络；重者可波及有关脏腑，常伴神志改变，称为中脏腑。

（1）中经络。中经络者又有中经、中络之别。一般而言，中络者，病邪较浅，主要症状为口眼㖞斜、语言不利、口角流涎等。中经者病邪稍深，除有上述症状外，还可出现肢体麻木、半身不遂等。

①络脉空虚，风邪入中。

【症状】肌肤不仁，手足麻木，突然口眼㖞斜，言语不利，口角流涎，甚则半身不遂，或兼见恶寒发热、肢体拘急等症。苔薄白，脉浮数。

【证候分析】正气不足，气血衰弱，故肌肤不仁，手足麻木。正气不足，络脉空虚，卫外不固，风邪得以乘虚入中经络，痹阻气血，故突然口眼㖞斜，言语不利，口角流涎，甚则半身不遂。风邪外袭，营卫不和，正邪相争，故见恶寒、发热、肢体拘急。苔薄白，脉浮数均为风邪侵袭之象。

【治法】祛风通络，养血和营。

【方药】大秦艽汤（《医学发明》）加减。

秦艽、羌活、防风、白芷、细辛、地黄、当归、川芎、赤芍、白术、茯苓、甘草等。

方中秦艽、羌活、白芷、防风、细辛祛风解表；当归、地黄、川芎、赤芍养血活血，以合“血行风自灭”之意；茯苓、白术健脾祛湿。临床若无内热之象，可去生石膏、黄芩，加全蝎、僵蚕以祛风痰、通经络；若呕逆痰盛，苔腻脉滑者，可去地黄，加半夏、竹茹、天南星以化湿祛痰；若兼风热表证者，可去羌活、防风，加桑叶、菊花、薄荷以疏风清热。若年老体衰者，可加黄芪、党参以益气扶正。

②肝肾阴虚，风阳上扰。

【症状】平素头晕头痛，耳鸣目眩，少寐多梦，突然发生口眼㖞斜，言语不利，或手足重滞，甚则半身不遂等症。舌红少津或苔腻，脉弦细数或弦滑。

【证候分析】肾阴素亏，阴不敛阳，肝阳上亢，故平时头晕头痛，耳鸣目眩。肾阴不足，心肾不交，则少寐多梦。阴虚风动，夹痰走窜经络，蒙蔽清窍，故突然口眼㖞斜，言语不利；痰瘀阻络，络脉不通，故见半身不遂。脉弦主肝风，脉弦细而数，舌质红少津系肝肾阴虚而生内热之象。若苔腻、脉滑，是兼有湿痰之征。

【治法】滋阴潜阳，息风通络。

【方药】镇肝熄风汤（《医学衷中参西录》）加减。

怀牛膝、龙骨、生白芍、玄参、天冬、牡蛎、龟甲、代赭石、天麻、钩藤、菊花等。

方中重用怀牛膝引血下行；白芍、天冬、玄参滋阴柔肝息风；龙骨、龟甲、牡蛎、代赭石滋阴潜阳，重镇息风；加天麻、钩藤、菊花以增强疏肝息风之力。头痛较重者，可加羚羊角、石决明、夏枯草以清热息风；痰热较重者，可加天南星、竹沥以清热化痰；心中烦热者，可加黄芩、栀子以清热除烦；失眠多梦者，可加首乌藤、珍珠母、茯神以镇静安神。

③风痰火亢，经络闭阻。

【症状】半身不遂，口舌㖞斜，言语謇涩或不语，感觉减退或消失，发病突然，头晕目眩，心烦易怒，肢体强急，痰多而黏，舌红，苔黄腻，脉弦滑。

【证候分析】肝阳上亢，阳升风动，肝风夹痰痹阻经络，蒙蔽清窍，故突然口舌㖞斜、头晕目眩；痰瘀阻络，津不上承，故言语謇涩或不语；经络瘀阻，血行不畅，筋脉失养，故见半身不遂，肢体感觉减退或消失；平素急躁易怒则伤肝，肝郁化火，阳亢无制，肝阳亢逆则心烦易怒；肝主筋，肝阳上亢，筋脉无以濡养，则肢体强急；痰浊壅盛，则痰多而黏；舌红，苔黄腻，脉弦滑皆肝阳上亢、肝风夹痰、痰热壅盛之象。

【治法】平肝息风，豁痰通络。

【方药】天麻钩藤饮（《杂病证治新义》）合涤痰汤（《济生方》）加减。

天麻、钩藤、石决明、川牛膝、桑寄生、代赭石、羚羊角、制半夏、胆南星、橘红、枳实、菖蒲、白附子等。

方中天麻、钩藤平肝息风；石决明、代赭石重镇潜阳；羚羊角清热凉肝息风；胆南星、白附子豁痰息风；半夏、橘红、枳实祛湿化痰、理气和中；菖蒲豁痰开窍，牛膝引血下行，桑寄生可滋补肝肾、强筋健骨。诸药相合，共奏平肝潜阳息风，清热化痰通络之功。

④湿热壅滞，风痰上扰。

【症状】半身不遂兼有头晕目眩，咯痰不爽，腹胀便秘，舌质红苔黄厚腻，

脉沉滑而大。

【证候分析】湿痰壅盛，蕴久生热，痰热瘀阻经络，随风上蒙清窍，故头晕目眩；痰湿阻络，血行不畅，经脉失养，故半身不遂；痰热内盛则咯痰不爽；痰热灼津伤液，困脾阻胃，致使脾运不健，脾胃升降失司，气机不畅，故腹胀便秘；舌质红苔黄厚腻，脉沉滑而大均系湿热壅滞、风痰上扰之象。

【治法】清热利湿，息风涤痰。

【方药】鲜芦茅根、瓜蒌、滑石、竹茹、茯苓、胆南星、菖蒲、郁金、生牡蛎、青风藤、海风藤、络石藤、竹沥、丝瓜络等。

方中鲜芦茅根、滑石清热利湿；瓜蒌、竹茹、茯苓健脾化痰；胆南星、菖蒲、郁金、竹沥豁痰息风通络；青风藤、海风藤、络石藤、丝瓜络祛风活血通络；生牡蛎镇肝息风。诸药相合，共奏清热利湿，息风涤痰之功。

（2）中脏腑。中脏腑以突然昏倒，不省人事为主要表现。根据正邪情况当首先区分闭证和脱证。

①闭证。临床根据闭证有无热象，又可分为阳闭和阴闭。

A. 阳闭。

【症状】突然昏仆，不省人事，牙关紧闭，口噤不开，两手握固，大小便闭，肢体强痉，面赤身热，气粗口臭，痰声辘辘，躁扰不宁，苔黄腻，脉弦滑数。

【证候分析】肝阳暴张，阳升风动，气血上逆，夹痰火上蒙清窍，故突然昏仆，不省人事，牙关紧闭，口噤不开。风火痰热之邪，内闭经络，故见面赤、身热、气粗、口臭、便闭、烦躁；痰浊壅闭，故见痰声辘辘；苔黄腻，脉弦滑数均系肝风夹痰火闭阻经络之象。

【治法】清肝息风，辛凉开窍。

【方药】先灌服（或鼻饲）局方至宝丹或安宫牛黄丸以辛凉透窍；继以羚羊角汤（《医醇賸义》）加减。

羚羊角粉、龟甲、生地黄、牡丹皮、菊花、夏枯草、蝉蜕、白芍、石决明等。

方中以羚羊角粉凉肝清脑息风为主，菊花、夏枯草、蝉蜕清肝降火息风；白芍、龟甲、石决明滋阴潜阳；牡丹皮、生地黄凉血清热。痰多者，可加竹沥、天南星、天竺黄清热化痰；痰多嗜睡者，可加菖蒲、郁金以加强豁痰透窍之力。

B. 阴闭。

【症状】突然昏仆，不省人事，牙关紧闭，口噤不开，两手握固，肢体强痉，大小便闭，面白唇黯，四肢不温，静卧不烦，痰涎壅盛，苔白腻，脉沉滑缓。

【证候分析】痰湿壅盛，风夹痰湿，上蒙清窍，内闭经络，故见突然昏仆，不省人事，口噤不开，两手握固，肢体强痉等症。痰湿属阴，故静卧不烦，痰湿阻滞阳气，不得温煦，故面白唇黯，四肢不温。苔白腻，脉沉滑缓皆为湿痰内盛之象。

【治法】豁痰息风，辛温开窍。

【方药】急用苏合香丸温开水化开灌服（或鼻饲）以温开透窍；继以涤痰汤（《奇效良方》）加减。

制半夏、胆南星、橘红、茯苓、竹茹、菖蒲、枳实、天麻、钩藤等。

方中以制半夏、橘红、茯苓、竹茹燥湿化痰；菖蒲、胆南星豁痰开窍；枳实降气祛痰；加天麻、钩藤以平肝息风。若风盛，可加僵蚕、全蝎以加强息风之力。

②脱证。脱证根据临床表现之不同，又有阳脱、阴脱、阴阳两脱之分。

A. 阳脱。

【症状】突然昏仆，不省人事，目合口张，鼻鼾息微，手撒肢冷，汗多不止，大小便自遗，肢体软瘫，脉细弱或脉微欲绝。

【证候分析】阳浮于上，阴竭于下，阴阳有离决之势，正气虚脱，心神颓败，脑神失养，故见突然昏仆，不省人事；阴阳将欲离决，故见目合、口张、鼻鼾、手撒、大小便失禁等五脏败绝之候；正气虚弱，故呼吸低微；阳气将脱，无以温煦固敛，故多汗不止，四肢厥冷；舌痿、脉微细欲绝均是阳气暴脱之证。

【治法】益气回阳，救正固脱。

【方药】立即用大剂参附汤（《妇人良方》）加减。

人参、制附子、生姜、大枣。

方中以人参大补元气，附子回阳救逆。如汗多不止者，可加黄芪、龙骨、牡蛎、五味子以敛汗固脱。

B. 阴脱。

【症状】突然昏仆，不省人事，目合口张，鼻鼾息微，面赤足冷，虚烦不安，脉微欲绝或浮大无根。

【证候分析】真阴虚损，阴阳不相维系，阴阳离决，故突然昏仆，不省人事，目合口张，鼻鼾息微；阳脱之证经抢救后阳已回，或阳未脱而阴先脱，真阴竭脱，虚阳浮越于上，故见面赤，虚烦不安；脉微欲绝或浮大无根皆阴脱之象。

【治法】救阴固脱，佐以扶阳。

【方药】地黄饮子（《宣明论》）加减。

生地黄、巴戟天、山茱萸、石斛、肉苁蓉、五味子、肉桂、茯苓、麦冬、炮附子、石菖蒲、远志等。

方中以生地黄、麦冬、石斛、巴戟天、肉苁蓉、五味子峻补真阴，滋肾填精；远志、菖蒲豁痰开窍，加少量附子、肉桂以摄纳浮阳，温养真元。

C. 阴阳俱脱。

【症状】突然昏仆，不省人事，目合口张，鼻鼾息微，痰涎壅盛，喉间痰如拽锯，汗出不止或汗出如油，神昏不语，躁扰不宁，二便自遗，肢体软瘫，脉微欲绝。

【证候分析】真阴欲绝，阳气将脱，阴阳即将离绝，故见突然昏仆，不省人事，目合口张，鼻鼾息微；阳脱则汗出不止，痰涎壅盛，喉间痰如拽锯，阴脱则汗出如油，神昏不语，躁扰不宁；二便自遗，肢体软瘫，脉微欲绝均为阴阳两脱之象。

【治法】益气回阳，救阴固脱。

【方药】立即用大剂参附汤（《妇人良方》）合生脉散（《备急千金要方》）、大定风珠（《温病条辨》）加减。

人参、制附子、麦冬、五味子、白芍、阿胶、生龟甲、生地黄、生鳖甲、生牡蛎等。

方中以人参大补元气，附子回阳救逆；麦冬、五味子救阴固脱；白芍、阿胶、生龟甲、生地黄、生鳖甲、生牡蛎滋阴填精。诸药共奏益气回阳，救阴固脱之功。

3. 中风恢复期

此期即中经络和中脏腑证发病 2 周或 1 个月以上至 6 个月以内的患者，其中中经络证可继续参考上述证候辨证论治；中脏腑证多经过急救苏醒后，可出现下述证候。

①痰热腑实证。

【症状】半身不遂，口舌㖞斜，言语謇涩或不语，感觉减退或消失，头痛目眩，咯痰或痰多，腹胀便干便秘，舌质黯红，苔黄腻，脉弦滑或偏瘫侧弦滑而大。

【证候分析】痰热内盛，闭阻经络，故半身不遂；痰热蒙窍，故口舌㖞斜，言语謇涩或不语，头痛目眩；痰热与积滞互结，浊气填塞，腑气不通，故腹胀便秘；痰热壅聚，故咯痰或痰多；舌质黯红，苔黄腻，脉弦滑均系痰热阻络、腑实不通之证。

【治法】清热化痰，通腑泻浊。

【方药】小承气汤（《伤寒论》）合涤痰汤加减。

大黄、枳实、厚朴、半夏、天南星、茯苓、橘红、菖蒲、竹茹等。

方中大黄泻热通便，荡涤肠胃；枳实、厚朴行气导滞，消痞除满；半夏、橘红、茯苓、竹茹化痰通络；石菖蒲、天南星豁痰开窍。诸药共奏清热化痰、通腑泻浊之功。

②气虚血瘀证。

【症状】半身不遂，口舌㖞斜，言语謇涩，口角流涎，面色苍白，气短乏力，食欲不振，自汗出，夜尿频多，舌质黯淡，舌苔薄白或白腻或有齿痕，脉细弱，或细涩。

【证候分析】中风由于言语謇涩，不能客观反映病情，临床辨证气虚当注意面白、自汗、息微、食少、夜尿、脉弱、苔白润等症。气虚运血无力，血行迟缓，久致瘀阻于经络，气血瘀阻，不能上荣于脑，则见口舌㖞斜，言语謇涩，口角流涎；气虚血瘀，筋脉失养则见半身不遂；气虚中气不足，脾失健运，则食欲不振；气虚摄纳失权则夜尿频多，口角流涎；面色苍白，气短乏力均是气虚之象；脉舌也是气虚血瘀之证。

【治法】补中益气，活血通络。

【方药】补中益气汤（《脾胃论》）合通窍活血汤（《医林改错》）。

黄芪、人参、当归、白术、陈皮、山药、赤芍、川芎、桃仁、红花、甘草等。

方中以黄芪、人参、白术、山药健脾益气；陈皮健脾和中；当归养血活血；川芎行气活血；桃仁、红花、赤芍活血化瘀通络。诸药相合，共奏补中益气，活血通络之功。

4. 后遗症期

中风经过恢复期后，多留有半身不遂、口眼㖞斜、语言不利等后遗症，称为后遗症期。此期上述症状可单独出现，也可相互并见，临床须灵活掌握。

（1）半身不遂。

①气虚血滞，脉络瘀阻。

【症状】半身不遂，肢软无力，或患侧手足麻木，面色萎黄，或黯淡无华，舌淡紫，苔薄白，或舌体不正，脉细涩无力。

【**证候分析**】气为血帅，血为气母，气虚运血无力，血行迟缓，不能荣养筋骨经络，故见半身不遂，肢软无力，或患侧手足麻木；气不能行，血不能荣，则见面色萎黄，或黯淡无华；舌淡紫，苔薄白，或舌体不正，脉细涩无力均系气虚血瘀之象。

【**治法**】补气活血，通经活络。

【**方药**】补阳还五汤（《医林改错》）加味。

黄芪、桃仁、红花、当归、赤芍、地龙、全蝎、乌梢蛇、川牛膝、桑枝、土鳖虫、川续断等。

方中重用黄芪益气，桃仁、红花、当归、赤芍、地龙养血活血；全蝎、乌梢蛇、川牛膝、桑枝、土鳖虫、川续断通经活络。若兼痰涎壅盛者，可加半夏、菖蒲、远志以化痰；若下肢瘫软无力者，可加桑寄生、狗脊以补肝肾、强筋骨；如兼见言语不利者，可加菖蒲、郁金、远志以祛痰开窍；兼见口眼㖞斜者，可加僵蚕、全蝎、白附子以祛风通络。

②阴虚阳亢，脉络瘀阻。

【**症状**】半身不遂，患侧僵硬拘挛，兼见头痛头晕，面赤耳鸣，舌红绛，苔薄黄，脉弦涩或弦有力。

【**证候分析**】阴虚阳亢，火升风动，气血并逆于上，络破血溢，经脉瘀阻，而致半身不遂，患侧僵硬拘挛；阳亢风动，扰乱清空，故见头痛头晕，面赤耳鸣；舌红绛，苔薄黄，脉弦涩或弦有力均系肝阳上亢、脉络瘀阻之证。

【**治法**】滋阴潜阳，息风通络。

【**方药**】虎潜丸（《丹溪心法》）加减。

熟地黄、龟甲、黄柏、知母、白芍、锁阳、牛膝、当归、生龙骨、生牡蛎、桃仁、红花等。

方中以熟地黄、锁阳、龟甲、白芍滋阴填精；黄柏、知母滋阴清热；当归、桃仁、红花养血活血、祛瘀通络；牛膝引血下行；生龙骨、生牡蛎潜阳摄纳。诸药相合，共奏滋阴潜阳，息风通络之功。

（2）语言不利。

①风痰阻络。

【**症状**】舌强语謇，肢体麻木，舌黯苔腻，脉弦滑。

【**证候分析**】风痰上阻，经络失和，故舌强语謇；风痰阻于经络，血不能行，无以养筋，故肢体麻木；舌黯苔腻，脉弦滑皆风痰阻络之象。

【治法】祛风除痰，宣窍通络。

【方药】解语丹（《医学心悟》）加减。

白附子、石菖蒲、天麻、全蝎、胆南星、远志、木香、羌活、甘草等。

方中天麻、全蝎、胆南星、白附子祛痰息风；远志、菖蒲祛痰开窍；木香行气通滞；羌活祛风通络；甘草调和诸药。共奏平肝息风，祛痰通络之功。

②肾虚精亏。

【症状】音喑失语，心悸，气短及腰膝酸软。

【证候分析】肾虚精气不能上承，故音喑失语；肾虚精亏，肾不纳气，故心悸、气短；肾虚精亏，无以养筋，则腰膝酸软。

【治法】滋阴补肾，利窍开音。

【方药】地黄饮子（《宣明论》）加减。

生地黄、巴戟天、山茱萸、石斛、肉苁蓉、五味子、茯苓、麦冬、石菖蒲、远志、杏仁、桔梗、木蝴蝶等。

方中生地黄、山茱萸滋补肾阴；肉苁蓉、巴戟天温补肾阳；麦冬、石斛、五味子滋阴补肾；菖蒲、远志、茯苓交通心肾，开窍化痰；杏仁、桔梗化痰开窍；木蝴蝶开音利咽。诸药相合共奏滋阴补肾、开窍化痰之功。若热痰盛者，可加竹沥、天南星、天竺黄以清热化痰。

（3）口眼㖞斜。

【症状】口眼㖞斜，舌淡苔腻，脉弦滑。

【证候分析】风痰阻于头面经络，故见口眼㖞斜，舌淡苔腻、脉弦滑均系风痰阻络之象。

【治法】祛风，除痰，通络。

【方药】牵正散（《杨氏家藏方》）。

白附子、僵蚕、全蝎等。

方中白附子辛散，祛风化痰，并长于治头面之风；僵蚕化痰通络；全蝎祛风通络。三药合用，力专效著，共奏祛风化痰通络之功。

六、中风的预防

病之始生，其机甚微，其病甚速，达士知机，思患而预防，庶不至于膏肓。

中风之病，重在预防，节饮食，调情志，慎起居，更远色戒性，乃得有备无患之妙。

1. 年高之人要注意预防中风

年龄超过40岁，则阳气渐衰，血脉运行迟缓，易发各种病症。据统计40岁以后，每增加10岁，中风发病数则成倍增长。70岁以上的发病率为50岁以下者的20倍，所以年高之人，应注意预防中风，除在生活、工作、饮食等方面多加注意外，一般可用决明子5克，生山楂5克，苦丁茶5克，菊花5克，煎水代茶饮，每日1剂，能清肝泻火、降血压、降血脂、保护血管、预防中风。

2. 肥胖之人要注意预防中风

中医有“肥人多痰”之说，形体肥胖者多痰湿壅盛，易化热生风，阻塞经络，蒙蔽清窍，发为中风，正如清代名医沈金鳌所言：“肥人多中风。”据统计，40～60岁的男性肥胖者，比正常体重者发病率高0.5倍。因此，肥胖者更应注意预防中风。一般可用半夏5克，天南星5克，番泻叶2～3克，茯苓6克，泽泻5克，水煎服，每日1剂，有化痰、祛湿、降脂减肥、预防中风的作用。

3. 患高血压等慢性病的人要注意预防中风

素患高血压，虽常服多种降压药而血压仍不能保持正常者，以及患糖尿病、冠心病、风心病等疾病的人，常有肝肾阴虚、肝阳上亢、肝风内动及气虚血瘀、血行不畅等情况，故应积极治疗原发病，以减少中风的发生。

4. 有中风先兆者，更要积极预防中风

中风先兆在古代医籍中早有记载。金元时期医家朱丹溪指出：“眩晕者，中风之渐也。”《卫生宝鉴·中风门》也云：“凡人初觉大指次指麻木不仁或不用者，三年内有中风之疾也。”临床若出现上述症状，应及时积极进行治疗，以减少中风的发生。常见的中风先兆有以下七种。

（1）一过性半身麻木、无力、口角流涎，瞬间可恢复正常。常由经络气血运行失畅，肢体、九窍失养，血脉涩滞所致。西医学认为是对侧颈内动脉供血不足，一过性脑缺血所致。可用丹参15克，川芎9克，红花9克，桃仁9克，桑枝6克，当归9克，炙山甲6克，水煎服。针刺曲池、合谷、风池、足三里、风市、三阴交、昆仑等穴以缓解症状。

（2）一过性言语不利，或听不懂别人讲话。这往往是痰浊阻滞，舌本失灵，痰浊蒙心，清窍不利；或肾虚不能上荣，虚风内动所致。西医学认为大多是大脑中动脉供血不足引起。可用橘红 12 克，胆南星 10 克，半夏 10 克，茯苓 15 克，菖蒲 10 克，远志 10 克，全蝎 6 克，红花 10 克，怀牛膝 10 克，竹茹 10 克，水煎服。如有肾虚证者可兼服杞菊地黄丸。针刺可选百会、间使、合谷、曲池、天突、风池、足三里、阳陵泉、丰隆等穴。

（3）一过性视物不清或失明现象。这常是肝肾阴虚，精血不能上荣，阴不敛阳，肝阳亢逆化风，虚风夹痰浊上扰，下虚上实所致。西医学多认为是大脑后动脉供血不足所致。可用红花 10 克，钩藤（后下）15 克，沙苑子、刺蒺藜各 10 克，青葙子 10 克，决明子 10 克，水煎服。并配合杞菊地黄丸，每日 2 次，每次 1 丸。针刺可选风池、大椎、丝竹空、光明、神庭等穴，也可配用肾俞、昆仑、三阴交等穴。

（4）频繁发作一过性头晕，视物旋转，站立不稳，少时又好。这多为肾虚肝旺，阳亢化风，肝风上扰；或肝肾阴虚，髓海不足，脑窍失养所致。西医学认为是由于椎—基底动脉供血不足之故。可用生地黄 20 克，山茱萸 10 克，茯苓 10 克，牡丹皮 10 克，山药 15 克，泽泻 10 克，钩藤（后下）15 克，天麻 10 克，生石决明（先煎）20 克。水煎服，每日 1 剂。头晕甚者，可加全蝎 6 克，蜈蚣 3 条。针刺可选用丝竹空、通里、申脉、大敦等穴。也可灸百会、曲池、关元、足三里、气海等穴。

（5）平日精力充沛、休息正常的人，突然变得嗜睡。这种人夜间睡，白天也睡，唤醒问话，对答清楚，但答完即又睡下。这多因中焦脾虚，不能及时运化水湿，湿聚生痰，痰浊上犯，蒙蔽清窍所致。西医学认为这多是椎—基底动脉供血不足，影响脑干的网状结构。可用苍术 10 克，陈皮 10 克，半夏 10 克，茯苓 15 克，竹茹 15 克，泽泻 10 克，红花 10 克，菖蒲 10 克，远志 10 克。水煎服。针刺二间、三间、厉兑、脾俞、丰隆、足三里等穴。

（6）在性格、行为、智能方面，突现反常者。这些人突然变得孤僻、寡言、萎靡、抑郁、焦虑或易发狂怒，智力减迟，缺乏正常的判断力和理解力。这大多是肾阴不足，肾不养肝，肝阳亢盛，肝火燎心；或心肾不交，心神不宁所致。西医学多考虑是因颈内动脉供血不足损害了大脑额叶的功能。可用生地黄 20 克，生石决明（先煎）20 克，珍珠母（先煎）20 克，生代赭石（先煎）20 克，远志 10 克，菖蒲 10 克，郁金 10 克，丹参 15 克，川续断 10 克，桑寄生 15 克，水煎服。针刺人中、间使、神门、曲池、少海、肝俞、风池等穴。

（7）突然出现头痛或头痛加剧。头痛以头顶和后头痛为主，多是肝肾不足，髓海空虚，虚阳上越所致。如为偏头痛或两侧头痛，多是肝阳上亢，风火上扰所致。如兼眩晕、头重，多为风痰上蒙清窍。西医学多认为这可能是血压突然升高所致。可用生石决明（先煎）30 克，生代赭石（先煎）30 克，生龙牡（先煎）各 30 克，牛膝 20 克，钩藤（后下）10 克，丹参 20 克，延胡索 15 克，川芎 15 克，桑寄生 20 克，水煎服。针刺可选百会、人迎、风池、脑空、头维、率谷、合谷、太冲、丰隆、足三里、昆仑等穴。

中风虽然发病急、病情重、发病率高、致残率高、死亡率高，但若能积极注意上述诸种情况，早做预防，早行治疗，一般可以防止和减少本病的发生，即使发病，也会病轻易治。所以重视中风的预防，比治疗更为必要。

各　论

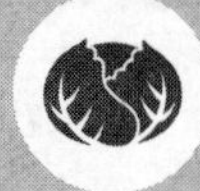
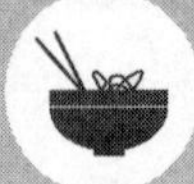

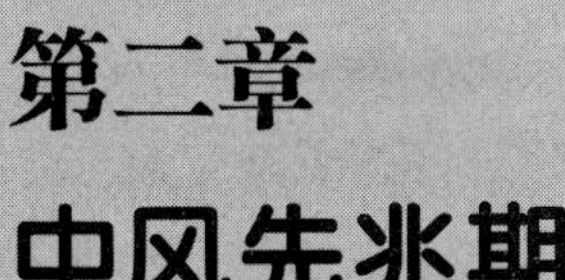

第二章 中风先兆期

一、肝肾阴虚，肝阳上亢

【案例】潘养之镇肝息风法治疗中风先兆案

王某，男，65 岁。1979 年 6 月 17 日初诊。

病史：患者头痛头晕已数年，近因情绪波动，突然头痛头晕加剧，心烦，口苦，卧则如倒立舟车之上，眼前发黑，面赤如醉，渐觉手足活动失灵，突然昏厥，经西医诊断为高血压。诊其脉弦长有力，舌红苔薄黄。此由阴虚阳亢，肝风内动，气血并走于上所致。治法宜以镇肝息风为主。

处方：怀牛膝 15 克，代赭石（先煎）15 克，生龙骨（先煎）12 克，生龟甲（先煎）12 克，生白芍 9 克，天冬 6 克，生地黄 10 克，川楝子 6 克，生麦芽 6 克，青蒿（后下）4 克，甘草 3 克，菊花 10 克。

6 月 25 日二诊：服上药 4 剂后，头痛头晕稍减，手足活动较前灵活，脉弦数有力。仍以镇肝息风为治，服原方 3 剂。

6 月 30 日三诊：头痛头晕均减轻，手足活动自如，心烦口苦消失，血压 150/100 mmHg，脉弦数。前药稍有增减，再进 3 剂。

7 月 10 日四诊：诸症消失，唯有时觉头晕。仍服上药 4 剂而痊愈。以后来门诊检查，血压正常。

【按】　中风之发生，主要在于平素气血的亏虚，及心肝肾三脏阴阳失调，加之忧思恼怒，或外邪侵袭等因素，以致气血运行受阻，肌肉经脉失于濡养；或阴亏于下，肝阳暴张，阳化风动，血随气逆，夹痰夹火，横窜经络，蒙闭清窍，形成阴阳互不维系之证。

本例属类中风，此由阴虚于下，阳气上亢，肝风内动，气血并走于上所致。如《黄帝内经》说：“诸风掉眩，皆属于肝。”因肝肾阴虚，肝阳上亢，甚则阳极化风而见头目眩晕。如肝气升发太过，则脏腑气血而随之上逆，血随气逆，并走于上，则发为中风。所以在治疗上，以镇肝息风、引血下行、降上逆之气为主，佐以滋阴潜阳之药而奏效。

［甘肃人民出版社编辑．中医医案医话集锦[M]．兰洲：甘肃人民出版社，1981.］

【评析】 患者头痛头晕已数年，近因情绪波动，突然头痛头晕加剧，心烦，口苦，卧则如倒立舟车之上，眼前发黑，面赤如醉，渐觉手足活动失灵，突然昏厥，一派肝阳上亢之象。初诊阴虚之象并不明显，然病已经年，当有阴虚之本，故予重镇潜降，兼以固阴之本，标本兼治，滋阴潜阳，壮水之主，以制阳光，使血随气逆之象应之而解。高血压患者此证常见，镇肝息风，潜阳降逆，应为常用治法。

二、气虚痰阻

【案例】马培之治疗脾虚痰盛中风先兆案

朱某，男。

刻下症见：右寸脉濡，关尺弦细沉滑。气分不足，脾有湿痰，外风引动，客于脉络，营卫不利，右手巨指次指麻木，数月来上及臂臑，艰于握管，久延防有偏风之患。拟和营祛风舒络。

处方：当归，丹参，半夏，威灵仙，橘络，天麻，桂枝，生甘草，秦艽，蚕沙（包煎），五加皮，桑枝。

【按】 麻木由于气血不足，古云气虚则麻，血虚则木；又湿痰恋阻，脉络不宣，亦患麻木，此症兼而有之。偏风即偏枯，亦称半身不遂。此类病由如师向患者及时作“中风预报”，颇有深意。

［吴中泰．孟河马培之医案论精要[M]．北京：人民卫生出版社，1985.］

【评析】 该案本虚，痰湿内生，外风客于经脉，恐引动内风形成偏风之患。医者及时以和营祛风舒络，兼以祛痰为治。后期还应补益气血善后。

三、肝阳夹痰浊上蒙

【案例】刘星元平肝息风，宽胸醒脑法治疗脑动脉硬化案

田某，女，63岁。1973年4月19日初诊。

病史：西医诊断为肺泡微石症，心肌炎，长期高血压，动脉硬化。曾在急诊室抢救，经治疗转危为安。刻下症见：项强不遂，头昏，头痛，口干，失眠，视物不清，大便数日不解，尿不利。舌红无苔，脉右数左沉伏。治宜平肝息风，宽胸醒脑。拟用瓜蒌薤白半夏汤、旋代乌梅汤合方施治。

处方：瓜蒌12克，薤白9克，姜半夏9克，茯苓9克，远志9克，葛根15克，桑寄生15克，钩藤（后下）9克，炒地龙9克，旋覆花（包煎）9克，代赭石（先煎）9克，乌梅15克，黄柏3克，川黄连1.5克，干姜3克，党参3克，当归3克，细辛1.5克，附子1.5克，炒川椒1.5克，桂枝3克，2剂，每日1剂。

4月20日二诊：经服中药后，睡眠好转，大便畅通，小便清利，头昏、头痛、项强、口干等症状均减轻。脉数，舌上微有白苔。4月19日处方，2剂，每日1剂。

4月23日三诊：精神大好，项部头部清爽灵活，二便自如，食欲增进。4月19日处方3剂，隔日1剂。

5月4日四诊：病情大好，食睡均佳，脉气调匀，舌色淡红，舌苔薄白。初诊方5剂，隔日1剂。

［甘肃天水地区第一人民医院．刘星元临证集[M]．兰州：甘肃人民出版社，1980.］

【评析】　本案采用瓜蒌薤白半夏汤合旋代乌梅汤加味治疗。瓜蒌薤白半夏汤，治胸痹不得卧，心痛彻背，能和胃通阴阳，又能涤痰，再加茯苓、远志，加强安神定志之效。旋代乌梅汤，降逆，调整升降出入，葛根、桑寄生、钩藤、地龙，通经络，舒筋脉。二诊睡眠好转，大便通畅，小便清利，头昏、头痛、口干均减轻。始终坚持此方，病情逐步好转，达到脉气调匀、舌淡红、苔薄白等正常现象。服药方法也有独到之处，一二诊每日1剂，三四诊隔日1剂。开始时急于祛病，所以每日1剂。病情稳定后，可以不专恃药力了。

四、气血两虚

【案例】熊继柏行气通络祛风法治疗中风先兆案

江某，女，45 岁。2008 年 8 月 17 日就诊。

病史：患者自诉左侧肢体麻木胀痛 1 年不愈，兼颈胀背痛，常发口疮。近来麻木疼痛加重。舌淡，舌苔薄白，脉细。熊教授用黄芪虫藤饮合葛根姜黄散加减治疗。

处方：黄芪 40 克，全蝎 5 克，僵蚕 10 克，地龙 10 克，蜈蚣（去头足）1 条，海风藤 15 克，鸡血藤 20 克，络石藤 10 克，葛根 30 克，片姜黄 15 克，威灵仙 15 克，羌活 10 克，防风 10 克，甘草 6 克，当归 10 克，川芎 10 克，连翘 15 克。服 15 剂，患者痊愈。

【按】 刘完素《素问病机气宜保命集·中风论》语："中风者，俱有先兆之证，凡人如觉大拇指及次指麻木不仁，或手足不用，或肌肉蠕动者，三年内必有大风之至。"《丹溪心法》云："眩晕者，中风之渐也。"《素问·生气通天论》曰："汗出偏沮，使人偏枯。"本案为气血虚衰，经络痹阻证，治疗：补气血，通经络，祛风蠲痹。用黄芪、当归、川芎补气血，四虫三藤祛风通络祛风湿，取葛根姜黄散行气蠲痹止项痛。

［兰蕾．熊继柏教授运用《千金方》理论治疗中风验案撷萃 [J]. 长春中医药大学学报，2013，29（6）：985-986.］

【评析】 患者左侧肢体麻木胀痛 1 年余，常发口疮，久病气血不足。舌淡，苔薄白，脉细均为气虚血亏之象。气血运行不畅，瘀血阻滞，脑脉失于濡养，发为中风先兆。方中重用黄芪补气，川芎为血中气药，全蝎、僵蚕、地龙、蜈蚣、海风藤、鸡血藤活血化瘀、祛风止痛，当归补血活血，连翘清热解毒，诸药共奏补气行气，活血通络之效。

【案例】刘星元益气升血法治疗脑动脉硬化案

赵某，男，47 岁。1978 年 8 月 10 日初诊。

病史：自述高血压 6 年，血压高达 170/125 mmHg，现在血压高低不稳定，经常突然昏倒，并且常感觉心慌、心悸，胸部满闷，气短，疲乏无力，嗜睡，视力减退，记忆力明显下降，有时口苦。诊脉极虚，舌体窄小。西医诊断为脑动脉硬化、脑基底动脉供血不足症。此乃气虚无力推动血液上奉以营养头目所致。治宜益气升血，拟用补中益气汤加味。

处方：黄芪 15 克，白术 9 克，陈皮 6 克，升麻 0.6 克，柴胡 1.2 克，甘草 3 克，当归 9 克，党参 9 克，菟丝子 6 克，枸杞子 6 克，女贞子 6 克，桔梗 4.5 克，枳壳 4.5 克。3 剂，隔日 1 剂。

8 月 16 日二诊：服药后头昏稍减，仍口苦，脉沉伏，舌边光，舌面糜烂。初诊方加白薇 3 克、菊花 15 克。3 剂，隔日 1 剂。

8 月 22 日三诊：头目较前清晰，自觉腹胀，脉沉伏。初诊方加白薇 9 克、菊花 15 克、白豆蔻仁（后下）3 克、木香 1.5 克。3 剂，隔日 1 剂。

8 月 28 日四诊：继服三诊方 3 剂，隔日 1 剂。

9 月 5 日五诊：患者服药 6 剂后，头脑清醒基本如常，疲乏也明显改善，虚恭增多，脉沉伏。继服三诊方 5 剂，隔日 1 剂。

［甘肃天水地区第一人民医院．刘星元临证集 [M]. 兰州：甘肃人民出版社，1980.］

【评析】 该案表现为下焦亏虚，虚阳浮越于上焦，中焦枢机不利。因为人体是一个整体，必须上下贯通，保持升降出入的正常活动，才能维持身体健康。《素问·六微旨大论》云：“出入废则神机化灭，升降息则气立孤危……故无不出入，无不升降。”因为中焦上连心肺头脑，下连肝肾足膝，尤其水谷的敷布，血液的化生，都在中焦，中焦畅达则上下二焦亦可随之而畅达。故治疗上从中焦入手，进行协调。故选用了补中益气汤，用以补助和通利中焦。方中桔梗、枳壳可通畅上焦；菟丝子、枸杞子可通畅下焦。所以二诊时头昏稍减，三诊时头目较前清晰，四诊继续服药，五诊时在患者服药 6 剂后，达到头脑清醒，基本正常的效果。

五、肾阴不足，虚风内动

【案例】蒲辅周益阴潜阳法治疗中风先兆案

邓某，男，72 岁。1961 年 5 月 15 日初诊。

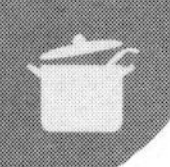

病史：11 年前曾突然昏倒，当时经某医院诊断为高血压性心脏病，并请中医重用朝鲜参及真武汤等中药而逐渐好转。自 1958 年起，常服补心丹，1961 年有一次开会，突然又晕倒，全身发颤，曾住某医院二十余天，治疗渐好转，近来又觉头晕目眩，有时四肢颤抖，甚则身动摇，不敢步行，耳鸣，口涎自流，咯痰不咳嗽，视物模糊，口苦不渴，时有心慌，食欲不振，无饥饿感，睡眠不实，噩梦多，大便不畅，小便少。其人体丰面赤，脉两寸关微，至数不明，有散乱之象，两尺沉迟，舌质黯红，苔白腻，有操劳过度，肝肾真阴虚，真阳浮越，肝风将动之象。治从肝肾，此属虚证，不可作实火治，宜益阴潜阳。

处方：生龙牡（先煎）各六钱，煅石决明（先煎）八钱，灵磁石（先煎）四钱，生玳瑁（先煎）三钱，生龟甲（先煎）六钱，红参三钱，川熟附子三钱，酸枣仁四钱，远志一钱。连服 3 剂，每剂两煎，慢火煎 2 小时，取 300 mL，分 5 次温服。

5 月 19 日二诊：服药后头昏及痰涎均减少，小便较增多，有时微渴，大便正常，脉如前，原方去磁石，加山茱萸二钱，再进 4 剂。

5 月 26 日三诊：连服 4 剂后大见好转，眩晕基本消失，身已无动摇，食欲好转，二便调和，唯行动气力尚差，六脉沉缓有力，舌正苔减，乃阳回之象，原方再进 3 剂，后以原方去玳瑁，加杜仲四钱，木蝴蝶三钱，以五倍量浓煎，去渣入蜂蜜为膏，每日早晚各服三钱，白开水冲服，以资稳固。

【按】 患者旧有高血压心脏病，曾服参附等药治愈，但过劳则有晕倒，全身震颤，甚则动摇，耳鸣目眩心慌等，皆五志过劳，肝肾阴虚，阳越于上，实为阴不潜阳下虚之故。故以育阴潜镇之品为主，佐以附子回阳（引火归元），人参益气，俾阴固阳回而眩晕渐消，震颤平息而愈，此病虽见耳鸣、眩晕、口苦、面赤，不可误作实火治之，因脉微而迟，舌黯苔白，口苦不渴，乃真虚假实之证，临床时不能为假象所蒙蔽。

［高辉远．蒲辅周医案 [M]. 北京：人民卫生出版社，1973.］

【评析】 该案曾以参附之药而愈，可见患者素有气虚阳虚之本。本次发病亦为真阴亏虚，虚阳上浮之证，虚风内动，以生龙牡、煅石决明、灵磁石、生玳瑁重镇潜阳；生龟甲滋补肾阴，壮水之主、以制阳光；酸枣仁、远志宁心安神；人参、附子补气温阳，生微微之火，少火生气，引火归元。该案为真阴亏虚，虚阳上浮之证，切不可作为实火而一味清泻。

【案例】张忠选治疗类中风 2 例

案一

张某，男，65 岁。1961 年 11 月 22 日初诊。

病史： 患者一年来经常头晕，经医院检查发现高血压。近一个月来曾四次发作性头目眩转，目不敢睁，睁目则视房倒屋塌，心中烦乱不堪，呕吐，四肢厥冷，面色苍白，冷汗出，舌卷囊缩，二便欲遗。每次发作需两小时始止，发作后口中干涩无津，吐血沫数口。平时呃逆吞酸，自觉热从胸中上升，口中即吐血沫，大便溏、小便清长，口渴思热饮，恶寒。精神紧张，面色潮红，舌质红光滑无苔，齿缝舌面有渗血，唾液色红，声音嘶哑。脉两关上洪大，关后濡滑均数。血压 240/115 mmHg。证属肾阴早损，龙雷之火上僭，虚风内动，有虚阳欲脱之兆，谨防卒中暴脱。治宜育阴填下，引火归元。

处方： 生龙骨（先煎）24 克，生牡蛎（先煎）24 克，熟地黄 30 克，山茱萸 10 克，炙龟甲（先煎）12 克，枸杞子 12 克，怀山药 15 克，云茯苓 12 克，粉牡丹皮 6 克，制附子 2 克，肉桂（后下）1 克。

11 月 24 日二诊： 服药 2 剂后，热上冲之势已减，头目眩晕已轻，心中烦乱未作，至今一日余未吐血沫；大便溏较前好转，已有矢气；小便仍频，仍时有呃逆吞酸。今日就诊，面色潮红已退，舌质淡红，略有白苔出现，未见舌及齿缝出血，上肢已温仍感足冷，切脉关上仍有洪大现象，尺脉濡软已不数，血压 180/80 mmHg。药后虽自觉症状减轻，血压已下降，但此症亏损已极，仍以前方加减 3 剂。

11 月 28 日三诊： 药后已无头晕目眩的感觉，五天来未吐血沫，小便已不频，大便日行一次已成形，下肢已温，面色正常，舌质淡红，舌苔微白。脉濡滑，血压 160/80 mmHg。处方：生龙骨（先煎）15 克，生牡蛎（先煎）15 克，熟地黄 24 克，山茱萸 12 克，云茯苓 12 克，麦冬 10 克，五味子 4.5 克，远志 10 克，石菖蒲 4.5 克，巴戟天 10 克，川石斛 10 克，制附子 3 克，肉桂（后下）1.5 克，仙半夏 6 克，龟甲（先煎）10 克。

1962 年 3 月 19 日随访： 经过治疗后 3 个月来复诊，前症未犯，血压稳定。

【按】 本例为类中风脱证之前兆，证属阴精亏损，虚阳上越，故脉见关上洪大，关后濡软均数。且症见头目旋转，乃虚风内动之象。四肢厥冷，舌卷囊缩，

二便欲遗，为虚阳欲脱之兆。口干思热饮，便溏溲清，即命门火衰之候。面红、齿舌出血为真火衰于下，虚火浮于上。所谓阴虚不敛阳，虚阳不能孤存之危候。若非临床仔细推理判断，仅以高血压、面红、脉洪大等局限认证，妄用平肝潜阳之剂，使虚阳再伤，恐难挽救。方以桂附八味引火归元，加龙骨、牡蛎、龟甲仿三甲复脉之意填下潜上，导龙以归海，使阴平阳秘而诸症消失。继以地黄饮子加味，滋补肾命以收功。

［甘肃人民出版社编辑 . 中医医案医话集锦 [M]. 兰州：甘肃人民出版社，1981.］

【评析】　该案为阴虚不能制阳，虚阳欲脱之证，与一般常见高血压表现的肝阳上亢之实证不同，辨证时应谨慎区别，否则酿成大错，追悔莫及。肾为先天之本，中寓命门之火，腰为肾之府。肾阳不足，不能温养下焦，失其纳气利水之功，故证见腰痛脚弱，身半以下有冷感，少腹拘急，小便不利或小便反多，入夜尤甚，舌质淡而胖，脉虚弱，尺脉沉细。治宜温补肾阳法。桂附八味丸寓“益火之源，以消阴翳”之意，在大队填精滋阴药中，配入少量肉桂、附子以温阳，目的在于阴中求阳，温运肾气，微微生火，取“少火生气”之意。该案辨证准确，用药果断及时，于阴阳离别之际，助阳之弱以化水，滋阴之虚以生气，使肾阳振奋，气化复常，则诸症自除，值得借鉴。

案二

佟某，男，65 岁。1965 年 3 月 12 日初诊。

病史：患者于七年前发现高血压，头痛，头晕，曾经针灸及药物治疗。近三四年来，头晕、头痛、肢麻等症状时轻时重。近两周来精神异常，表情痴呆，言语不利、口角流涎，口眼㖞斜、左半身不遂。全身震颤，右手不能持物，手持饭碗不能接近口边，前日曾将饭碗掉在地上。咽中有痰不易咯出，痰色黄稠成块。面色黄白，右侧颜面抽动，不时痴笑。舌质淡紫，舌苔根白腻，舌尖红，舌中心有龟裂。语言不利，脉弦细滑，血压 180/90 mmHg。证属肾阴不足，虚风内动，夹痰上扰，阻遏经络。治宜滋阴潜阳，息风化痰通络。

处方：珍珠母（先煎）24 克，刺蒺藜 10 克，生熟地黄各 12 克，枸杞子 15 克，炙龟甲（先煎）10 克，滁菊花 10 克，明天麻 6 克，钩藤（后下）10 克，桑寄生 18 克，宣木瓜 10 克，橘络 6 克，远志 10 克，九节菖蒲 6 克，天竺黄 10 克。

3 月 19 日二诊：服药后精神好转，痴呆现象已不明显，语言较前清楚，肢颤已轻，口眼已正，口未见流涎，左半身仍不灵便，痰容易咯出。血压 150/80 mmHg，舌质淡红，舌苔白，脉弦细。处方：生熟地黄各 10 克，枸杞子 15 克，女贞子 10 克，石斛 15 克，麦冬 10 克，玳瑁（先煎）10 克，白芍 12 克，滁菊花 10 克，炒栀子 6 克，桑寄生 18 克，宣木瓜 10 克，钩藤（后下）10 克，天竺黄 10 克。

前方共服 12 剂，精神语言均正常，左半身运动自若，行走如常人，已能自行就诊，生活能自理，智能无障碍，停药观察。

【按】 本例类中风，三四年来即有头晕、肢麻等症，说明早有阳亢风动之兆。近两周突然语言不利，口眼㖞斜，左半身不遂，全身震颤、咽中有痰不易咯出，乃风动痰升，阻遏窍络。清窍不宣则精神呆滞，痰阻廉泉则语言不利，痰阻经络而致半身不遂。临床所见舌中心龟裂，脉中有细，乃肾阴不足之象。舌苔根白腻，脉见弦滑为风痰之征。当此之际应全面考虑，标本兼顾。方用珍珠母、龟甲、生熟地黄、枸杞子滋阴潜阳；菊花、天麻、钩藤以息风；桑寄生补肝肾坚筋骨；木瓜、橘络、天竺黄化痰通络；远志、菖蒲开窍治语言不利。药后诸症皆轻，而脉现弦细，说明风痰之势渐消，标症已减，尤宜滋补肝肾之阴以治其本。故方中减去潜阳化痰开窍等药，少加息风之品以善后。

［甘肃人民出版社编辑．中医医案医话集锦 [M]. 兰州：甘肃人民出版社，1981.］

【评析】 该案为肾阴不足，虚风内动，夹痰上扰，阻遏经络，上蒙清窍之证。以滋阴潜阳、息风化痰通络为治，后期风痰之症渐消，滋补肝肾之阴以治其本。疾病不同阶段，各有侧重，使祛邪而不伤正，扶正而不留邪。

六、肾虚痰盛，虚火内动

【案例】周子容滋养肝肾，息风通络，潜阳宣窍，清热涤痰法治疗中风先兆案

何某，男，75 岁。1975 年 7 月 17 日初诊。

病史：一周前觉头晕头痛，左侧上、下肢痿软无力，不能坐行，小便失禁，大便艰难，由家人背来就诊。查体：慢性病容，卧位，能对答，但言语不清，舌体运动失灵，左侧上、下肢肌张力降低，呈轻度瘫痪，有遗尿，出现病理神经反射，

左侧跖反射（巴宾斯基征）及弹指反射（霍夫曼征）阳性。血压 130/70 mmhg。胃纳差，口苦，舌苔黄厚浊，舌质红，舌稍胖，舌体不能伸长，脉弦大无力，左手尤甚。病者高龄，素体本虚，今苔黄厚浊，质红为湿浊痰热内阻；脉弦大无力，乃肝肾阴虚；肾虚则遗尿；痰热内阻，清阳不升，则头晕头痛；舌为心脾肝肾四经所系，痰浊闭其脉道则舌强失灵，言语不清；虚邪客于身半，痰热闭塞经络，故舌质红，脉搏无力，左手为甚，左侧肢偏瘫。诊为类中风（偏枯），予滋养肝肾，息风通络，潜阳宣窍，清热涤痰。

处方：生龙骨（先煎）一两，桑寄生八钱，女贞子四钱，白芍四钱，瓜蒌皮四钱，远志二钱，僵蚕三钱，石菖蒲三钱。2 剂，每日 1 剂。

7 月 19 日二诊：服药后病无增损，舌苔黄厚浊，舌根黑干苔，六脉弦大，再守原方加育阴潜阳，滋养肝肾之品。处方：生龙骨（先煎）八钱，代赭石（先煎）八钱，石菖蒲三钱，远志二钱，白芍四钱，瓜蒌皮四钱，柏子仁四钱，地龙干三钱，女贞子四钱，桑寄生八钱，3 剂，每日 1 剂。

7 月 22 日三诊：进药后解大便，量多而秽，小便仍失禁，但次数减，觉左手稍有力，尚不能握物，病理神经反射未消失，左侧膝反射亢进。舌红苔白厚浊，脉弦，有和缓之象。药已中病。守原方再进 3 剂，每日 1 剂。

7 月 25 日四诊：药后精神佳，头痛减，已渐进粥食，大便基本正常，小便时有失禁，小便前有便意，每因尿急难忍而致遗尿。左侧肢体活动乏力，病理神经反射已消失，舌光少苔，有数处白色小腐点，舌质红绛，脉象弦滑。前方宣窍涤痰，经络渐通，唯肝肾原虚，水液干涸，胃阴大伤，故舌光少苔，舌质红绛，予滋肝肾，养胃阴，降浮阳。处方：生龙骨（先煎）一两，代赭石（先煎）一两，怀牛膝五钱，瓜蒌皮四钱，干地黄八钱，女贞子五钱，墨旱莲五钱，玄参八钱，麦冬五钱，白芍五钱，3 剂，每日 1 剂。

7 月 29 日五诊：前方进大队养阴之药以甘寒救焚。服后神气清爽，无头晕头痛。大小便可以控制，气血渐调，经络流通，肢体活动功能基本恢复，已能坐立及下地作短距离扶行。舌苔转白，唯舌质仍红绛，脉弦有滑象。仍守养阴通络法，加狗脊、川续断补益肝肾，通脉强筋。处方：桑寄生一两，怀牛膝四钱，石斛五钱，白芍四钱，地龙三钱，石菖蒲二钱，狗脊四钱，川续断五钱，3 剂，每日 1 剂。

8 月 2 日六诊：患者自扶手杖来就诊，自诉左侧上下肢乏力，胃纳稍差，便硬，余无所苦，舌净少苔质嫩红，脉弦。仍守前法，再予甘寒养津通络之品。处方：桑寄生八钱，干地黄八钱，玉竹六钱，麦冬四钱，白芍四钱，女贞子四钱，地龙干三钱，石菖蒲二钱，3 剂，每日 1 剂。

上方连服 3 剂后，已能弃杖步行，肢体活动自如。病虽然已痊，仍嘱戒燥热，慎起居，加强饮食调养。

【按（周岱翰）】 中风之证，《黄帝内经》认为风中五脏六腑之输，亦为脏腑之风，各入其门户所中，则为偏风。《金匮要略》则认为是经脉空虚，外风入中，而分中络、中经、中腑、中脏言受邪的浅深轻重。金元以后强调中风主内虚，刘完素主火盛，李杲主气虚，朱丹溪主湿痰，张景岳立非风之论。明代王履谓："因于风者，真中风也；因于火与气者为类中风，而非中风也。"本案患者，年高体虚，肾气先亏，肾水不足以滋肝。从症、舌、脉三者所见，是由湿痰致此病。湿痰成中风之说，首倡朱丹溪，朱丹溪谓有风病者非风也，皆湿土生痰，痰生热，热生风。究其根由，无非肾水虚，肝火盛，津液受其煎熬而化为痰浊，痰浊上蒙闭清窍，阻塞脉道，故头痛舌强，肢体偏废，舌苔黄浊，舌质红绛，其关键在于肝阴亏与痰浊内闭，阴亏是本，痰浊为标。急则治其标，缓则治其本，权衡本症之缓急而予以标本同治，服药近二十剂，每每顾及肝肾阴分，常常注意燥热劫液，于大队滋养肝肾、镇摄浮阳之药物中酌加石菖蒲、远志以开窍化痰，僵蚕、地龙息风通络。本案治验之特点为侧重养阴，慎用温燥，叶天士谓芩连苦降，羌防辛散，肝为刚脏，非柔润不能调和也。此等方法，切中病情，故能收速效。

［谭春雨 . 内科病证：中风 [M]. 上海：上海科学技术出版社，2012.］

【评析】 《素问·上古天真论》曰："女子七岁，肾气盛……二七而天癸至，任脉通……四七，筋骨坚……丈夫八岁，肾气实，发长齿更……二八，肾气盛，天癸至，精气溢泻……四八，筋骨隆盛，肌肉满壮。五八，肾气衰，发堕齿槁。"患者老年男性，病机以年老体虚，肾精亏虚为主。《灵枢·本神》曰："精伤则骨酸痿厥。"肾精亏虚则不能营养骨髓，骨髓生化乏源，骨骼失养致腰痛、身体痿弱无力。肝属乙木，肾属癸水，又称乙癸同源，肝肾同源，同盛同衰，肾虚则肝水无以滋养，肝血乏源，脉道失充，血缓为瘀；同时阴虚生燥热，"血受热则煎熬成块"，血行不利为瘀，终致肢体失用；肝肾阴虚，肝火偏亢，炼液为痰，郁而化热，痰浊上蒙闭清窍，阻塞脉道，故头痛舌强，肢体偏废，舌苔黄浊，舌质红绛；脉弦大无力，乃肝肾阴虚；肾虚则遗尿。治宜育阴柔肝，化痰通络，

标本兼治，肾虚为本，痰浊为标。故方中以桑寄生、女贞子、怀牛膝、桑寄生、续断、墨旱莲等滋肝肾之阴；白芍养血敛阴，柔肝平抑肝阳；牛膝引气血及浮阳下潜；僵蚕、地龙息风通络。诸药相合，使阴滋、阳潜、痰消、风息、络通，类中之虞顿去。

七、风热相搏，瘀血阻络

【案例】王任之活血息风法治疗中风先兆案

杜某，女，51岁。1981年9月5日初诊。

病史： 原有颈椎病、高血脂、脑动脉供血不足等病，近来后枕作痛，上引巅顶，下及背膂，说话有口不应心现象，走路浮荡不稳，脉细弦。故以活血息风为治。

处方： 羌活3克，葛根30克，藁本3克，蔓荆子6克，北细辛1.5克，炒川芎3克，蜈蚣2条，炒怀牛膝10克，嫩桑枝10克，片姜黄6克，漂苍术6克，炒川黄柏4.5克。

9月22日二诊： 后枕疼痛见轻，上引巅顶、下及背膂亦减，夜寐能安，步履较稳，唯右侧后枕发木，说话仍有口不应心现象，脉濡弦。证药向安，守原方加减。处方：羌活3克，葛根30克，藁本3克，蔓荆子6克，北细辛1.5克，炒川芎3克，蜈蚣2条，双钩藤（后下）10克，炮川乌3克，制乳没各4.5克，白芷6克，炒防风4.5克，制豨莶草10克。

［王宏毅，王运长．王任之医案[M].合肥：安徽科学技术出版社，1998.］

【评析】　患者后枕作痛，上引巅顶，下及背膂，属肝经及足太阳膀胱经之证。证属风阳扰动，上犯神明之所，故患者说话有口不应心、浮荡不稳等症，此为中风先兆之征。本案治疗活血息风为主，正所谓“治风先治血，血行风自灭”。全方中以羌活、细辛、藁本祛风止痛；葛根、蔓荆子发散风热，清利头目；蜈蚣息风止痉，通络止痛；川芎为血中之气药，可通达气血，祛风止痛，且有升散之性，能上行头目，为治头痛之要药；牛膝活血通络，引血下行；片姜黄活血通络；钩藤清肝热，平肝阳，可息风止痉；苍术祛风胜湿；黄柏苦寒，归肾、膀胱经，清虚热，制相火。全方合用，共收活血息风之功。现代研究证实，葛根可以改善脑部供血，对于改善头痛，眩晕，项强，耳鸣，肢麻等症有效。诸药合治，则血行风息，中风之虞自消。

八、阴虚肝热，痰湿阻络

【案例】邢锡波益阴清热，化痰活血法治疗中风先兆案

谭某，女，72岁。

病史：头晕、左半身麻木已1年，近日加重。左侧上、下肢活动欠灵活，言语正常伴牙痛。从昨日起发现右下颌骨长一肿块3 cm × 2 cm大小，轻度压痛。咽干，二便正常。脉弦滑，舌红苔黄。证属阴虚肝热，痰湿阻络。治宜益阴清热，化痰活血通络。

处方：黄芩24克，夏枯草18克，重楼15克，青葙子15克，生牡蛎（先煎）15克，丝瓜络15克，桑枝15克，赤芍15克，生地黄15克，金银花12克，胆南星10克，半夏10克，乳香10克，穿山甲6克，安息香1克，血竭1克。后2味冲服。

服药5剂后，左半身麻木不仁已减轻，右下颌之肿物已显著缩小，无压痛，但仍有头晕。脉弦滑，舌中心光淡红少苔。为痰湿留滞之症已显著减轻，肝阳上亢所致之头晕仍不见好，且出现中心光淡红少苔之舌象。是肾阴虚损，肝热未清，水不涵木之象。宜重用滋阴清肝镇逆法。处方：夏枯草30克，钩藤（后下）24克，麦冬24克，生地黄20克，黄芩20克，白芍15克，生牡蛎（先煎）15克，生代赭石（先煎）15克，桑寄生15克，乳香10克，穿山甲6克，血竭1克，苏合香0.6克。后2味冲服。

连服5剂，右下颌骨肿块已完全消失，头晕与左半身麻木亦基本痊愈，血压160/85 mmHg，嘱其原方长期服用。

【按】 患者头晕、牙痛、脉弦滑为肝胆热盛，下颌肿块与左半身麻木不仁，乃痰湿阻于经络，血瘀气滞，通调失灵所致。舌有中心红，系因年迈高龄，阴液亏损，津液失润，总为真阴虚损，肝胆郁热，湿痰留滞经络，瘀滞之证。治宜清肝胆益阴，潜阳软坚，化痰活血通络。

［邢锡波，邢汝雯，李妙雁，等．邢锡波医案集[M]．北京：人民军医出版社，1981.］

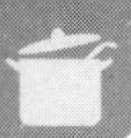

【评析】 本例患者年逾古稀，起病之前已有先兆，诚如《素问·阴阳应象大论》所云："年四十而阴气自半也"，总由脏腑功能衰退所致。水不涵木，阴虚肝热，痰浊内生，经络阻滞是其中心病机。邢锡波紧扣病机，在清热益阴平肝阳基础上，半夏、胆南星相合，既可燥湿又长于祛风痰，再配以丝瓜络、乳香、穿山甲、血竭等长于通络化痰祛瘀之品，使痰湿留滞得消。二诊重在阴虚火旺，肝热未清，治疗重在滋阴清肝镇逆，白芍与钩藤相伍，一治肝虚之本，兼治肝旺之标，赭石长于重镇降逆，诸药合用，终收良效。

九、肝经瘀热，肝阳化风

【案例】董少龙治疗肝阳暴亢、风阳上扰中风先兆案

李某，男，53岁。

病史：患者有高血压病史5年，不规律服用硝苯地平，血压控制欠佳，很少监测血压，平素性情急躁，常为一些琐碎小事而发脾气，有酗酒嗜好，时有头晕头痛。昨日因琐事与家人争吵，气愤之余，独自饮闷酒后，突然头晕目眩，神昏仆地，微抽搐，急送我院急诊，约15分钟后苏醒，无肢体偏瘫，为进一步治疗而收入住院。症见头晕目眩，不能睁眼，面红目赤，肢麻震颤，头痛耳鸣，急躁易怒，烦渴欲饮，恶心欲呕，口苦纳呆，大便干燥，小便短赤，舌质红苔黄腻，脉弦滑有力。血压185/110 mmHg；心电图示：窦性心动过速，频发室性早搏，左心室高电压，ST-T轻度改变；头颅CT示：未见异常。西医诊断：短暂性脑缺血发作。中医诊断：中风先兆（肝阳上亢型）。治法：清肝降火，息风潜阳。

处方：天麻钩藤饮加减。天麻10克，钩藤（后下）20克，石决明（先煎）30克，牛膝15克，地龙10克，菊花10克，栀子10克，茯神15克，生龙骨（先煎）30克，生牡蛎（先煎）30克，大黄15克，莱菔子10克，石菖蒲20克，鸡血藤15 g。5剂。每日1剂，水煎分3次服。并再三叮嘱少饮酒、少食辛辣肥甘之味，多吃水果、蔬菜，加强修养，少发脾气，保持心情舒畅。

药后大便通畅，诸症好转，血压降至135/85 mmHg。后以此方加减调理半个月治愈出院。

【按】 患者性情急躁，肝气有余，气有余便是火，火气上逆，形成肝阳亢盛，肝风内动。阳亢风动，伤阴耗津，烁液成痰，风火相煽，夹痰上乘脑络。如

《临证指南医案·眩晕门》华岫云按所说："经云诸风掉眩，皆属于肝。头为六阳之首，耳目口鼻皆系清空之窍，所患眩晕者，非外来之邪，乃肝胆之风阳上冒耳，甚则有昏厥跌仆之虞。"方中天麻、钩藤、石决明、地龙平肝息风；龙骨、牡蛎化痰潜阳，以加强平肝息风之力；栀子、菊花泻肝清热，大黄、莱菔子通腑泻火，牛膝引血下行；葛根既能扩张血管以降低血压，又能治眩晕、耳鸣诸症，更能解酒精之毒。

［窦维华，黄选华．桂派名老中医学术卷：董少龙[M].北京：中国中医药出版社，2011.］

【评析】 金·刘完素在《素问玄机原病式》中首创了"六气皆从火化""五志过极皆为热甚"的理论，并主张眩晕的病机应从风火立论。"所谓风气甚，而头目眩晕者，由风木旺必是金衰不能制木，而木复生火，风火皆属阳，多为兼化，阳主乎动，两动相搏，则为之旋转，故火本动也，焰得风则自然旋转其动不正而左右纡曲。"故经曰："曲直动摇，风之用也。眩晕而呕吐者，风热甚故也。"故风火相煽是导致眩晕发生的关键。《神农本草经》中提出菊花可"治风头眩，肿痛"，《景岳全书》云："钩藤能清手厥阴之火，足厥阴、足少阳之风热，故专理肝风相火之病也……人或乘车跃马登舟环舞而眩晕者。"可治疗头晕烦热等证。诸药共奏滋肝阴、清肝火之效。

十、痰瘀阻络

【案例】郭维一治疗中风先兆案4例

案一

贺某，男，72岁。1987年5月6日初诊。

病史：患者素有高血压病史十余年。经常头昏头痛脑涨。血压波动在（160～170）/（100～110）mmHg。间断服降压灵、索米痛片等西药，病情时轻时重。昨日因情志不遂，突然头痛如裂，脑涨难忍，右侧肢体厥胀麻木，颜面泛江，口干口苦，大便偏干，小便色黄，舌红色黯、苔微腻色黄，脉弦数而涩。查血压170/110 mmHg。中医辨证：中风先兆。治法：阴虚于下，阳亢于上，痰瘀互结，阻滞络脉。投基本方加味。

处方：丹参30克，水蛭6克，葛根12克，白芥子3克，生地黄15克，杭

白芍15克，何首乌15克，菊花30克，枸杞子15克。

服3剂症减，6剂症失，血压稳定在130/98 mmHg，嘱每月服上方3剂，连服3个月，随访至今，上症未发，身体健康。

案二

常某，女，52岁。1987年1月7日初诊。

病史：患者5天前晨起觉头闷头沉，右侧肢体麻木，活动无力。2天后右侧肢体活动受限，手指能伸不能握，上肢举不过肩，下肢不能自主迈步，脚板拖地而行，腿部麻木不仁，面色苍白，气短声微，头昏易汗，脚手心热。胃呆纳差，大便干燥，3日一行。查血压126/86 mmHg，三酰甘油161.9 mg/dL，白细胞4.2×10^{9}/L，红细胞3.4×10^{12}/L。舌质淡红色黯，尖边尤甚，苔心白厚，脉沉迟细涩。中医辨证：中风先兆。治法：气阴两虚，痰瘀阻络。投基本方合补中益气汤、二至汤加味。

处方：生黄芪30克，党参15克，当归10克，焦白术10克，陈皮10克，丹参30克，水蛭6克，葛根10克，白芥子3克，鸡血藤30克，牛膝10克，天花粉15克，女贞子15克，墨旱莲15克，甘草3克，升麻6克，柴胡6克。

连服16剂后，右半肢体活动自如，余症基本消失。嘱1个月间服上方5剂，连服3个月。2年后随访未发。

案三

张某，男，55岁。1986年6月10日初诊。

病史：患者素有心脏病，6月10日日上午开会时，突感左半身活动不灵，上下肢厥胀，活动受限，心慌气短，头昏头闷，时而欲吐，口干不饮，自服心宝等药无效。查血压120/86 mmHg，心率83次/分，心律不齐，舌质淡黯，苔心微腻，脉沉濡而涩。中医辨证：中风先兆，痰瘀阻络。投基本方合温胆汤化裁。

处方：丹参30克，水蛭（冲服）3克，葛根10克，西洋参（另煎）6克，竹茹10克，枳实10克，陈皮10克，半夏10克，茯苓10克，远志10克，天花粉10克，白芥子3克，甘草3克，鸡血藤15克。

1剂后患肢活动灵活，3剂后诸恙悉除，守方略加减，隔日服1剂，继进5剂后，一切如常，后随访2年上症未发。

案四

刘某，男，67 岁。1986 年 9 月 8 日初诊。

病史：患者形体肥胖，1 年前突发口眼㖞斜，经治病愈。近觉面部有蚁行感，周身疲乏，嗜睡懒动，右半肢体麻木，恐旧病复发，前来诊治。查血压 130/80 mmHg。胆固醇 282 mg/dL、三酰甘油 161 mg/dL，舌体微胖，边有齿痕，苔根微厚，脉沉细濡涩。中医辨证：中风先兆。治法：气虚血瘀，湿痰扰络。投基本方加味。

处方：丹参 60 克，葛根 20 克，白芥子 15 克，水蛭 15 克，西洋参 40 克，山楂 30 克。上药研末分 40 包，日服 2 次，每次 1 包，晨起开水送下。

药后精神较好，麻木减轻，蚁行感消失。继服 1 料后，诸症悉除。嘱每半年服 1 料，以资巩固。随访至今 2 年余，体健如常。

［史宇广，单书健.当代名医临证精华：中风专辑 [M]. 北京：中医古籍出版社，1992.］

【评析】 中风虽发病急骤，但也是一个由小到大、由轻到重的发展过程，病发前多有头痛头晕、肢体麻木、说话不利、耳鸣耳聋、神疲嗜睡等中风先兆，亦称小中风。上述 4 例患者均为中风先兆案。郭维一均以自拟基本方为基础随证加减辨治，或加滋补肝肾，或加益气养阴，或加化痰通络，或加补气化湿之品，均及时消除了中风先兆，终止了病势的进一步发展。郭维一基本方为丹参、水蛭、白芥子、葛根。方中丹参可活血养血，化瘀通络；水蛭善破血逐瘀而不伤新血；白芥子善祛经络之痰；葛根能鼓舞脾胃清阳之气上升而宣通脑络。现代药理学研究证实：丹参、葛根有扩张血管、改善脑部血液循环的作用；水蛭有溶栓的作用。诸药相合，有较强的活血祛瘀、化痰通络的作用。故郭维一用此方为基础方，配伍他药治疗中风先兆，疗效显著。《卫生宝鉴·中风》云："凡人初觉大指、次指麻木不仁，或不用者，三年内必有中风之疾也。"因此，临床应重视中风先兆，及时采取有效的防治措施，以免除中风之虞。

十一、风寒束表，痰湿阻络

【案例】王占玺祛风解表，温经散寒法治疗短暂脑缺血发作案

赵某，男，34 岁。1966 年 12 月 21 日初诊。

病史：患者 8 月下旬某日早晨醒后突然发现左侧上下肢瘫痪，住某医院治疗

3周，诊断为脑血栓形成，经中西药治疗恢复而出院。于11月中旬开始经常出现阵发性右侧肢体不能活动，每月发作数次，甚则七八次不等，每次发作数分钟至数十分钟不等，转地来京在某医院做脑动脉造影诊断为左大脑中动脉血栓形成，食欲、二便、睡眠正常。自觉常感背寒肢冷，于12月21日转来我院门诊。舌苔薄白，脉象沉细右弱于左，右腿走路不甚灵活，右肱二头肌及膝腱反射均亢进，右足巴宾斯基征阳性，但深浅知觉正常，遂请赵锡武老师指导，用小续命汤去防己、黄芩、防风，加当归、大枣、地龙、蜈蚣。

处方：桂枝10克，麻黄4.5克，杏仁10克，甘草9克，白芍10克，川芎10克，附片10克，党参10克，生姜10克，当归15克，地龙12克，蜈蚣（研冲）3克，大枣5枚去核。每日煎服1剂。

1967年1月10日复诊：上方共服10剂，近2周来自服药后，未出现右半身阵发性偏瘫，背寒肢冷消失，面部稍有热感，脉仍同前，右膝腱反射仍亢进，巴宾斯基征仍阳性，仍宗前方6剂。

1967年2月28日复诊：上方共服28剂，患者于近1周来，又现右侧阵发性偏瘫，但程度较轻，一般每日1次，偶可发作2次，且每次多于10分钟左右即可消失，左侧面部发麻，流涎增多，痰多且易咳出，舌质淡，脉象沉细。此乃经过月余温经活络祛风之小续命汤加味治疗后，阳气有复，而痰涎壅盛，先宜祛痰以活络，改用瓜蒌薤白半夏汤合二陈汤加减。处方：全瓜蒌30克，薤白12克，半夏18克，陈皮12克，茯苓12克，杏仁10克，甘草10克，天南星10克，生姜10克，枳实10克，菖蒲10克，旋覆花（包煎）10克。加减服用10剂。

1967年3月7日复诊：每日仍有阵发性右侧偏瘫，舌苔白厚稍腻，脉象沉小，又改服小续命汤加减后右侧阵发性偏瘫又行消失，至6月15日，共服小续命汤加减48剂，右侧阵发性偏瘫未发，膝腱反射两侧相近，巴宾斯基征转为（－），为巩固疗效又予下方。处方：桂枝45克，白芍45克，川芎45克，当归75克，制附子45克，麻黄25克，甘草45克，桃仁45克，党参45克，地龙60克，白术45克，蜈蚣15克，生龙骨90克，生牡蛎90克，共为细末，炼蜜为丸，每重10克，早晚各服1丸，以缓固其本，返辽宁休养。

1967年9月15日复查：患者自归后服丸药偏瘫一直未发，精神体力均较前为佳，只偶有右上下肢发麻、腰痛，余无其他自觉症状，脉仍沉细无力，无其他阳性体征，又与原方一料嘱每日只服1丸为之善后。

1969 年 2 月 12 日复查： 近 2 年多来，自恢复后一直未发，一般情况尚好，只说话有些口吃，患者要求继服丸药以防再发，脉沉小减轻，用前方加青风藤 60 克、海风藤 60 克、龟甲 60 克、鳖甲 60 克、生地黄 60 克，去龙骨、牡蛎、白术，为丸剂缓服，同时加大黄䗪虫丸 100 粒，每日服 1 粒，以期养阴活血通络缓调其本。

1974 年 6 月 1 日复查： 患者自愈后未发，并已恢复工作 3 年之久，上肢运动良好，两手握力相近，舌苔薄白，脉转弦细。

1976 年 8 月 2 日随访： 自愈后 9 年来一直很好。

［王占玺 . 临床验集 [M]. 北京：科学技术文献出版社，1980.］

【评析】 该案虽有脑血栓形成的病史，但该次发病应为短暂脑缺血发作（TIA）。TIA 系短暂的伴有局限性症状的脑血液循环障碍，临床特点为反复发作的运动或感觉障碍、失语等症状，一般持续 10 分钟至数十分钟，并在 24 小时之内缓解，无任何后遗症。该案患者常感背寒肢冷，舌苔薄白，脉象沉细右弱于左，证属中风先兆偏于寒者。小续命汤出自《备急千金要方》卷 8。功能祛风解表，温经散寒，益气扶正。经治疗寒象逐渐减轻，发作次数明显减少，而后出现痰涎壅盛之象，以瓜蒌薤白半夏汤合二陈汤加减祛痰活络，发作次数虽有减少，但疗效不甚显著，故仍改为小续命汤治之，疗效显著，TIA 未再发作，后以丸剂养阴活血通络缓图其本。随访 9 年未再复发。可见痰火上扰虽为中风病常见病因，然临证之时尚须辨证治疗，不可拘泥。唐宋以前对本病立论多趋向于风邪外中，治疗上则多采用疏风祛邪，扶助正气的方药。

第三章 中风急性发作期

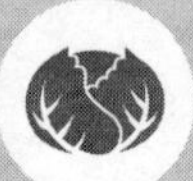

一、中经络

（一）风证中风

1. 风邪直中

【案例】张子琳治疗中经络案

张某，男，34岁。1971年9月3日初诊。

病史：十天前，因左半侧头痛，左耳痛闷，自觉身热等症，服用柴胡、黄芩、栀子、龙胆草、白芍、防风等清肝泻火药物，诸证虽见好转，但今日突然发现口眼向右㖞斜，言语謇涩，视物模糊，脉弦，苔白腻。中医辨证：风痰阻塞经络。治法：活血祛风化痰。拟四物汤合牵正散加减。

处方：当归10克，川芎6克，白芍10克，白附子6克，全蝎5克，僵蚕6克，天麻6克，蝉蜕6克，红花5克，菊花10克。2剂，水煎服。

9月7日二诊：药后症状无明显改变，脉弦较前和缓。上方加菖蒲5克，防风6克，白芷5克，继服2剂。

9月11日三诊：服上方后，口眼㖞斜、言语謇涩显著好转，脉缓和。原方继服2剂。

9月14日四诊：药后诸症均愈。续服：当归尾10克，川芎6克，白芍10克，菊花10克，红花5克，全蝎5克，蝉蜕5克，白附子6克，白芷5克，菖蒲6克，甘草5克。2剂巩固疗效。

【按】 周围性面神经麻痹，中医称“口眼㖞斜”。多发于着凉、感冒、扁桃体炎后，亦可继发于中耳炎、腮腺炎等疾病之后，一般在秋冬季多见。中医认为是风痰互阻于络道所致，如清·吴仪络说："足阳明之脉，挟口环唇，足太阳之脉，起于目内眦，阳明内蓄痰热，太阳外中于风，故牵急而㖞斜也。"治疗大法，以祛风除痰，通利络道为主。但一般多以针灸或外敷药物等疗效为好。张子琳在古人的经验基础上，按照"治风先治血，血行风自灭"的经验，在用牵正散祛风除痰的同时，灵活运用了四物汤，显著地提高了疗效。本例患者，从其发病来看，有身热头痛等症，此系风热所致，故加用菊花、蝉蜕等辛凉之品宣散风热，使外风得散，内痰得除，经道脉络得通，故口眼㖞斜之疾，十天之内获得痊愈。

［张子琳，赵尚华，赵俊卿 . 张子琳医疗经验选辑 [M]. 太原：山西科学技术出版社，1999.］

【评析】　牵正散以白附子之辛散，祛风化痰，祛头面之风；僵蚕祛风止痉及化痰搜剔经络之风痰；全蝎穿筋透骨，逐风息痉。三药合用组成治疗口眼㖞斜的经典处方。临床上根据具体情况配合其他药物应用，常效若桴鼓。本案以牵正散与四物汤合用，共奏养血祛风，血行风灭之效，值得借鉴。

【案例】高辉远补气活血，疏风通络法治疗风中经络案

杨某，男，60 岁。1991 年 3 月 3 日就诊。

病史：近半年来右半身肌肤麻木，不甚灵活，但未留意。此次发病前 3 天，因洗澡时水冷遇凉，出澡堂后自觉右侧上下肢麻木，上臂抬举艰难，右腿软麻不支，继而出现胸闷太息，眩晕耳鸣。由家人搀扶，特来高辉远处会诊。见患者步履蹒跚，行走艰难，右侧肢体痿软少用，舌质淡红，苔白而润，脉弦缓无力。血压 19.95/13.3 kPa（1 mmHg=0.133 kPa）。此乃风中经络之证，治拟补气活血，疏风通络。方选黄芪赤风汤加味。

处方：黄芷 15 克，赤芍 10 克，防风 10 克，刺蒺藜 10 克，菊花 10 克，当归 10 克，丝瓜络 10 克，木瓜 10 克，羌活 10 克，川牛膝 10 克。6 剂，水煎服。

药后麻木程度减轻，肢体微可抬动，胸闷、头晕亦较前减轻，按原方再进 6 剂。三诊时见上下肢运动尚灵，可慢步行走，但觉腿脚软而少力，坐卧稍久则感麻木，舌淡红，苔薄白，脉细弦。处方：黄芪 20 克，太子参 15 克，赤芍 10 克，防风

8 克，当归 10 克，川芎 8 克，红花 8 克，丝瓜络 15 克，菊花 10 克，鸡血藤 15 克。

又服半月余，继以改投大活络丸善其后。

［王发渭，于有山，薛长连 . 高辉远临证验案精选 [M]. 北京：学苑出版社，1995.］

【按】 黄芪赤风汤为王清任所创，由黄芪、赤芍、防风组成。王清任谓："（黄芪赤风汤）能使周身之气通而不滞，血活而不瘀，气通血活。"该案患者年老气亏，气血已衰，复为冷水所激，寒性凝滞，血循不利致半身肌肤麻木，运动欠灵，为气虚血瘀之证。宜以黄芪赤风汤加味，补其气血，和其营卫，通其经隧，驱其稽邪，药证相符，效若桴鼓。

【案例】焦树德散风活络，清热息风法治疗中络案

孙某，女，50 岁。1981 年 5 月初诊。

病史：诉近来工作忙，家务又累，心中有急火，有时贪凉而受风。突于 3 天前早晨出现漱口时右口角漏水，经照镜一看，发现右口角下垂，右眼不能完全闭合，口眼向左侧㖞斜，右侧面部略感皮肤发厚（不仁），较前不灵敏，即速去某大医院诊治，诊断为颜面神经麻痹，嘱做电疗。次日又去针灸治疗，已扎针 2 天，口眼㖞斜不见好转，特来诊治。询其大便较干，二三日一行，小便尚调，口略渴，不引饮，月经已停。舌苔薄微黄，脉象弦细滑略数。四诊合参知为操劳过度，性急而肝热，贪凉爽而受风，致发中风，幸风邪未深入，仅中于络脉，发为中络。治拟散风活络，清热息风。

处方：荆芥 10 克，防风 10 克，僵蚕 10 克，白芷 10 克，白附子 10 克，全蝎 9 克，蜈蚣 2 条，红花 10 克，炙山甲 6 克，钩藤（后下）30 克，炒黄芩 10 克，全瓜蒌 30 克，菊花 10 克。水煎服，7 剂。另嘱用浓茶水调白芥子粉为稀糊状，摊纱布上（薄薄一层），贴敷患侧（瘫软的一侧），夜晚敷上，早晨去掉，隔一二天用 1 次。

二诊：面㖞明显好转，大便通畅。上方改蜈蚣为 3 条，加皂角刺 6 克。又进 7 剂，外用药同前。

三诊：面部已基本看不出㖞斜，只在大笑时口略向左偏。舌苔已不黄，脉已

不数，上方去菊花、瓜蒌，加丹参 15 克，又服 12 剂，完全治愈。

［焦树德 . 焦树德临床经验辑要 [M]. 北京：中国医药科技出版社，1998.］

【评析】 该案为中风病邪中面部经络之风痰阻络证，焦树德以自创正颜汤治之而获痊愈。正颜汤由荆芥、防风、全蝎、白僵蚕、白附子、蜈蚣、白芷、钩藤、葛根、桃仁、红花、炙山甲组成。有散风活络，化痰解痉之功。适用于中风中络证。风邪中于面部络脉，症见颜面不正，皮肌麻痹，口眼㖞斜，漱水外漏，唇不能撮，眼闭不合等。本方以荆芥祛散皮里膜外之风，且兼入血分，防风宣表祛风，兼散头目滞气，共为主药。全蝎入肝祛风，善治口眼㖞斜；僵蚕祛风化痰，其气轻浮，善治面齿咽喉等上部之风痰结滞；白附子祛风燥痰，引药力上行，善治面部百病；合全蝎、僵蚕为治口眼㖞斜名方牵正散；再配白芷芳香上达，入阳明经（其经络走头面部）散风除热；钩藤祛风舒筋，清心凉肝；蜈蚣祛风止痉，以加强药力共为辅药；葛根轻扬升发，入阳明经，解肌开腠，以利风邪外达；红花、桃仁活血散结，以奏“治风先治血，血行风自灭”之效，共为佐药；炙山甲通行经络，引药直达病所为使药。诸药相合，共奏散风活络，化痰解痉之效。

2. 络脉空虚，风邪入中

【案例】万济舫祛风养血法治疗中经络案

徐某，男，32 岁。入院日期：1963 年 11 月 14 日。出院日期：1963 年 12 月 5 日。

主诉：口眼㖞斜半个月。病史：素易感冒，于 10 月 28 日突然感到颈项疼痛。次日晨觉颜面不舒，口角向左侧㖞斜，右侧面部麻痹不仁。检查：表情痛苦，形体消瘦，毛发稀落，右眼不能闭合，舌苔薄，质红，脉象弦细。按语：《素问·评热病论》曰：“邪之所凑，其气必虚。”患者禀赋素弱，易受外邪。络脉空虚，风邪袭于经络，邪正相搏，故眼㖞面痹。治法：祛风养血。

处方：冬桑叶 9 克，川白芷 9 克，僵蚕 9 克，白附子 9 克，双钩藤（后下）18 克，防风 7.5 克，杭白芍 9 克，全当归 9 克，连翘衣 9 克，橘红 6 克，生甘草 4.5 克。

二诊：服上方 3 剂，眼睑活动较前稍灵活，余症依旧。仍以原方加减为治。处方：明天麻 9 克，僵蚕 9 克，净全蝎 9 克，川白芷 9 克，秦艽 9 克，双钩藤（后下）18 克，防风 9 克，全当归 9 克，杭白芍 9 克，白附子 9 克，橘红 6 克，

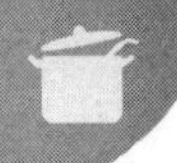

生甘草 6 克。

依上方日服 1 剂，病情日见好转。服至 12 月 4 日，症状消失。面部知觉恢复，口眼端正如常。治疗 21 天，病愈出院。

【按】 本案用当归、白芍养血；余为平肝祛风、镇痉息风之类；桑叶、天麻、钩藤平肝息风；白附子、白芷、防风、秦艽祛风；僵蚕、全蝎镇痉。

［万济舫 . 万济舫临证辑要 [M]. 武汉：湖北人民出版社，1982.］

【评析】 足阳明之脉挟口环唇，足太阳之脉起于目内眦。阳明内蓄痰浊，太阳外中于风，风痰阻于头面经络，则经隧不利，筋肉失养，故不用而缓。无邪之处，经血尚能运行，相对为急，缓者为急者牵引，故口眼㖞斜。该患者禀赋虚弱，阳明内蓄痰浊，太阳脉虚，风邪内侵，风痰阻络而为病。治疗当以扶正祛邪，养血祛风为主。白附子辛散，祛风化痰，长于祛头面之风；僵蚕祛风止痉兼有化痰之效；白芷、秦艽、防风祛风散邪；诸风掉眩，皆属于肝，以桑叶、天麻、钩藤清肝息风；白芍、当归滋阴养血扶正；连翘衣、橘红清热化痰。全方养血、祛风、化痰、清肝，扶正祛邪兼顾，效若桴鼓，三周而愈。

【案例】潘养之益气疏风祛痰法治疗风中经络 2 例

案一

李某，男。1979 年 11 月 7 日初诊。

主诉：口眼㖞斜已 7 天。发病前常感颜面麻木不适，继则出现鼻唇沟较浅，口眼㖞斜，偏向左侧，而右面颊麻木不仁，脉弦苔薄。治宜益气、和血、镇痉、息风。

处方：生黄芪 24 克，当归 18 克，羌活 9 克，独活 9 克，全蝎 6 克，蜈蚣 2 条。

11 月 14 日二诊：服药 4 剂，面部肌肉麻木稍有减轻。此风中经络，用加味牵正散连服。处方：白附子 9 克，僵蚕 6 克，全蝎 6 克，黄芪 20 克，当归 10 克。5 剂。

11 月 30 日三诊：口眼㖞斜已正，麻木亦解。后以八珍汤调补气血，以善其后。

案二

缪某，男。1974 年 4 月 10 日初诊。

主诉：口眼向左㖞斜5天，发病前头痛头晕已半年，上周突然出现口眼㖞斜，经某医院诊为面瘫。脉涩而细，苔薄而腻。此由风痰阻塞面部经络，正气虚弱之象。治宜益气疏风祛痰，方用牵正散加味。

处方：黄芪20克，当归18克，僵蚕15克，白附子9克，全蝎6克，蜈蚣1条。

4月15日二诊：服药4剂，各症有显著好转，口眼㖞斜已复正常，面部麻木亦消失，后再进原方4剂而安。

【按】 以上两例风中经络，都系现代医学的面神经麻痹，是一种常见的疾病。如李挺《医学入门》说："风邪初入反缓，正气反急，以致口眼㖞斜。"喻嘉言《医门法律》说："口眼㖞斜，面部之气不顺也；口眼㖞斜，受病之边，目不能瞬；脉弦乏力，苔薄质润而红，不独有外风之袭，且有内风之生。"以上两例口眼㖞斜，是由素体正气不足，风邪乘虚侵袭经络而成。所以在治疗上，以益气养血祛风为主，前人有"治风先活血，血行风自灭"的说法。故在祛风剂中加入益气养血之品，而获显效。

［甘肃人民出版社编辑．中医医案医话集锦[M]．兰州：甘肃人民出版社，1981.］

【评析】 以上两案，病机症状相似，治法方药大同小异。白附子、僵蚕、全蝎为牵正散，张秉成《成方便读》云："此方治口眼㖞斜无他症者，其为风邪在经，而无表里之症可知。故以全蝎色青善走者，独入肝经，风气通于肝，为搜风之主药；白附子之辛散，能治头面之风；僵蚕之清虚，能解络中之风。三者皆治风之专药，用酒调服，以行其经，所谓同气相求，衰之以属也。"当归补血汤（黄芪、当归），为益气生血之剂，盖无形之血生于有形之气，以黄芪补益脾肺之气，以裕生血之源，当归益血和营，使阴生阳长，气血旺盛。羌活行于上焦而理上长于祛风、独活行于下焦而理下，长于祛风湿通行气血，两者配伍，直通足太阳膀胱经，兼有疏风、活络、通痹之功。

【案例】李继昌治疗风邪中络案2例

案一

万某，男，30岁。

病史：风邪中络，左颜面麻木，口眼㖞斜，舌质淡，脉细迟，营气不足早矣。

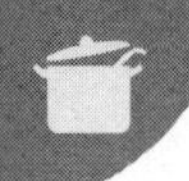

大凡中风中经络脏腑，总属邪害空窍，叶天士以经属气、络属血，今病位居左，亦属病在血分，应从血治。盖肝为风木之脏，又主藏血，此证乃由血虚精亏而起，治宜滋补肝养血，祛风通络，亦即“治风先治血，血行风自灭”之谓也。并忌鱼腥发物。

处方：当归四钱，白芍二钱，秦艽三钱，鸡血藤膏四钱，桑叶二钱，僵蚕二钱，甘草一钱。

二诊：上方服 1 剂后脉症依然，原非小恙，宜缓图之。因属营血久虚，风邪留恋，守上方去僵蚕，加杭白芍三钱、橘络二钱以养血通络。

三诊：服前方 1 剂后，自觉颜面麻木稍有减轻，此病虽在血分，然“气为血帅，血为气母”，遂改用气血双补之八珍汤加味治之，以增其养血通络之效。处方：潞党参五钱，白术三钱，茯苓三钱，炙甘草一钱，川茯苓二钱，当归五钱，杭白芍三钱，熟地黄五钱，橘络二钱，鸡血藤膏五钱，桑叶二钱。

四诊：服药后次日晨起自觉颜面轻松，此属佳象，唯滑精一次，古人治滑多治肾，但此病上痹下遗，气血亏虚，摄纳不力可知，仍以调补气血为治。处方：潞党参一两，茯苓三钱，白术三钱，川芎二钱，当归五钱，白附子（开水先煎一小时）一两，鸡血藤膏三钱，杭白芍三钱，熟地黄五钱，生牡蛎（先煎）八钱，粉葛根三钱，桑叶二钱。

五诊：上方服 2 剂后，络分风邪渐祛，颜面麻木又觉减轻。精血同源，营气虚馁已久，必致真阴亏损。改用六味地黄汤加鸡血藤膏四钱、炒杭白芍三钱、嫩桑枝二两、炒天南星三钱，连进 2 剂。

六诊：麻木及口眼㖞斜基本痊愈。以《金匮要略》肾气汤、附子（开水先煎透）一两，肉桂（后下）二钱、熟地黄五钱、山茱萸二钱、茯苓三钱、怀山药五钱、粉牡丹皮三钱、泽泻三钱、杭白芍五钱，配服小活络丹继续调治，庶无正虚邪留之患。

【评析】《医学原理·痹门》云：“有气虚不能导血荣养筋脉而作麻木者，有血虚不能荣养筋肉，以致经隧凝涩而作麻木者。”可见麻木主要为气血亏虚而致，颜面部麻木，风痰乘虚而入，痹阻经络为主要病机。本案颜面麻木，口眼㖞斜，舌质淡，脉细迟，为血虚失养之证。故初诊养血通络为治，而后以八珍汤益气养血，兼以通络。而精血同源，故以补肾通络而收功。

案二

李某，女，34 岁。

病史：因患疟疾于 1956 年春住某医院治疗 3 个月，出院后汗出不止，转余诊治。症见面黄气弱，自汗出，倦怠肢酸，不思饮食，诊为脾阳大虚而投以玉屏风散（黄芪二两、白术一两、防风一钱半）2 剂后，汗止。复诊时见其左侧上下肢痿软不举，状似瘫痪，询其病由，方知系住院期间下床小便，失足跌仆所致。诊其脉，右虚大而不耐寻按，左呈细涩之象。此为病久正虚，经脉失养，风邪乘虚而入，加之跌仆，是以外伤内紊，造成偏枯之疾，乃以补阳还五汤治之。

处方：生黄芪二两，赤芍三钱，当归尾二钱，川芎二钱，桃仁一钱，地龙二钱，红花一钱。

上方连进 2 剂后，自觉患侧上下肢有热感，渐能举动，后改用八珍汤连服 12 剂而愈。处方：潞党参五钱，白术五钱，茯苓五钱，炙甘草二钱，川芎三钱，当归五钱，杭白芍五钱，熟地黄五钱。

［李继昌 . 李继昌医案 [M]. 昆明：云南人民出版社，1978.］

【评析】 患者久病气虚不能运血，血不能运，气不能行，血不能荣，气滞血瘀，脉络痹阻，而致肢体废不能用。其症除半身不遂，肢软无力外，尚有面黄气弱，自汗出，倦怠肢酸，不思饮食，诊其脉，右虚大而不耐寻按，左呈细涩之象，气血亏虚，瘀血凝滞，予益气活血、通经活络之补阳还五汤加减治之，以八珍汤善后，看似平淡，疗效神奇。

【案例】董建华祛风除湿，平肝息风法治疗风湿中络案

戴某，男，65 岁。1987 年 6 月 25 日初诊。

病史：4 天前突然口眼轻度㖞斜，言语不利，右半身麻木沉重，微恶寒发热，舌红苔黄中裂，脉细弦滑。证属络脉空虚，风湿入中。当以祛风湿通络，兼平肝息风。

处方：秦艽 10 克，桑枝 20 克，丝瓜络 6 克，地龙 10 克，鸡血藤 15 克，赤芍 10 克，当归 6 克，丹参 10 克，川芎 10 克，生石决明（先煎）20 克，钩藤（后下）10 克，6 剂。

药后口眼㖞斜好转，言语较前灵活，半身麻木稍减，恶寒发热解除。守法继

续调治 3 周，㖞斜痊愈，唯右半身肢体麻木不仁时有所发，但程度大轻。嘱其继续治疗。

［麻仲学．董建华老年病医案 [M]. 北京：世界图书出版公司，1994.］

【评析】 《诸病源候论·中风候》曰："风偏枯者，由血气偏虚，则腠理开，受于风湿"说明内有血气之虚，外有风湿之袭，是中风发生原因之一。本方中设秦艽、桑枝、丝瓜络、地龙祛风湿而通行经络；鸡血藤、当归、丹参、川芎、赤芍逐瘀活络、养血，即所谓"治风先治血，血行风自灭"之意；其人舌红苔黄中裂，脉细弦，是兼肝风之象，亟当平息之，故用石决明、钩藤以平肝息风。

【案例】张子琳补气活血，祛风除痰法治疗中经络案

赵某，女，51 岁。1974 年 1 月 14 日初诊。

病史：一年以来，全身水肿，下肢凹陷性水肿明显，出虚汗，口干，喜冷饮。近来突然发生颜面神经麻痹，口向左侧㖞斜，眼斜不得闭合。头痛，身痛，右上下肢麻木，苔白，脉细弱。此为贼风乘虚侵入颜面，风痰互阻经络。治以补气活血，祛风除痰，辅以通络镇痛。

处方：黄芪 15 克，当归 10 克，川芎 6 克，白芍 6 克，白附子 6 克，钩藤（后下）10 克，全蝎 5 克，僵蚕 6 克，白芷 6 克，菊花 10 克，桑枝 15 克，生龙牡（先煎）各 15 克，水煎服。

2 月 22 日二诊：服上药 2 剂后，口㖞减轻，出汗停止。仍有手足抽痛，腿水肿，胸闷不舒，头晕耳鸣。脉沉弱。上方改黄芪 24 克，桑枝 21 克，加秦艽 10 克，丝瓜络 10 克，防己 10 克，紫苏梗 10 克，水煎服。

2 月 26 日三诊：上方 3 剂，并配合针灸，口㖞逐渐转正，水肿减轻，手腕痛明显好转，右臂、右腿仍感发麻，喜热不能受冷，脉细弱。继续补气活血，加强通络祛风。处方：黄芪 24 克，当归 10 克，川芃 6 克，白芍 10 克，钩藤（后下）10 克，白芷 6 克，桑枝 24 克，秦艽 10 克，桂枝 6 克，生龙牡（先煎）各 15 克，丝瓜络 12 克，生姜 3 片，大枣 3 枚，水煎服。

3 月 11 日四诊：上方加减服用 4 剂，口㖞、水肿等症均安，现主症为右手腕疼痛，右膝关节痛甚，脉沉。上方黄芪改为 45 克，加防己 10 克，牛膝 10 克，威灵仙 10 克，水煎服。

4 月 1 日五诊：服上方后，口眼㖞斜、水肿、腿冷、腿痛等症都已痊愈，但有心慌、出汗多、恶心、脉沉弱等症状。用补气活血、安神健脾等药调理善后。

【按】 本案的特点在于黄芪的运用。患者一年多来，全身水肿而虚汗频出，素体胖，其气虚可知。现在突然发生口眼㖞斜，右上下肢麻木，为贼风乘虚侵袭所致。经曰："邪之所凑，其气必虚。"此之谓也。本案重用黄芪一举三得：第一，黄芪甘温，补气之功最优，为补药之长。重用黄芪补气，使气足而血行，配合当归、川芎、白芍加强活血通络之作用。张锡纯论黄芪说："《神农本草经》谓主大风者，以其与发表药同用，能祛外风；与养阴清热药同用，能息内风也。"总之，补正足以祛邪之意也。第二，黄芪补气又能固表，配合龙骨、牡蛎，固表止汗之功更强。第三，黄芪有利尿之功，气虚而小便不利者，用之利尿作用确实。所以患者的新疾、旧病全部治愈。

张子琳常说：治病方法，千变万化，总之不离二法，一曰扶正，二曰祛邪。治疗口眼㖞斜时，有两种情况要用黄芪，一是口眼㖞斜迁延日久，久病为虚，应该加用黄芪；二是素体气虚，又染新病，亦可选用黄芪。但为防止其滞邪、中满等流弊，应谨慎从事，从中量开始，逐渐加大分量。此实为经验之谈。

[王发渭，于有山，薛长连．高辉远临证验案精选 [M]. 北京：学苑出版社，1995.]

【评析】 患者一年以来，全身水肿，下肢凹陷性水肿明显，出虚汗，口干，喜冷饮。因虚致瘀，兼以风痰内阻经络而发病。初诊以治疗气虚血瘀之补阳还五汤和祛风通络化痰之牵正散加减治疗。王清任在《医林改错》中云："此方（补阳还五汤）治半身不遂，口眼㖞斜，语言謇涩，口角流涎……初得半身不遂，以本方加防风一钱，如患者先有入耳之言，畏惧黄芪，只得迁就人情，用一二两，以后渐加至四两，至微效时，日服两剂，岂不是八两……"可见王清任以补阳还五汤治疗中风之气虚血瘀者，强调因虚致瘀，治法以补气为主，兼以化瘀通络。牵正散为治疗风痰阻络之口眼㖞斜的重要方剂，在此不再赘述。

【案例】王占玺治疗脑血栓形成案

张某，女，74 岁。

病史：患者 1974 年 6 月 5 日早起床后，家属发现其说话不灵、吐字不清，

右侧肢体瘫痪不能抬举，随即 6 月 6 日上午抬来初诊。神志较为清楚，舌活动不灵，语言謇而不清，鼻唇沟向左侧㖞斜，舌苔薄黄，脉弦有力，血压 170/98 mmHg，右手不能活动，握力很弱，右膝腱反射亢进，巴宾斯基征阳性，诊为左大脑中动脉血栓形成，予古今录验续命汤原方。

处方：麻黄 6 克，桂枝 10 克，当归 12 克，党参 15 克，生石膏（先煎）25 克，干姜 3 克，甘草 6 克，川芎 10 克，杏仁 10 克，每日煎服 1 剂。

上方服 6 剂即可逐渐扶床下地，去室内厕所，语言转清，又于方中加入白术 9 克，防风 9 克，生黄芪 15 克，又服 13 剂后即可自己行走，又服 12 剂后基本痊愈，膝腱反射及巴宾斯基征均转正常，血压 180/80 mmHg。愈后于 1974 年 10 月 4 日复查，患者一般情况尚好。

［王占玺 . 临床验集 [M]. 北京：科学技术文献出版社，1980.］

【评析】　古今录验续命汤出自《金匮要略·中风历节》，云："治中风痱身体不能自收持，口不能言，冒昧不知痛处，或拘急不得转侧"。《灵枢》中又说："痱之为病、身无痛者，四肢不收、智乱不甚，其言微、甚则不能言……"综观本方可谓麻黄汤加当归、川芎、石膏、干姜、党参而成，能散在表之寒，清在里之热；实为"扶正祛邪以清热"，故谓用以治疗中风之偏热型，收效甚佳。

3. 风热相搏

【案例】万济舫祛风清热，平肝养血法治疗中经络案

穆某，男，38 岁。1971 年 10 月 14 日初诊。

主诉：口眼㖞斜半日。病史：今日午休时，突然右侧面部发紫，右眼闭合困难，嘴右侧亦不能合拢，饮食困难。检查：舌苔微黄，脉象弦数。血压 142/100 mmHg。辨证分析：脉象弦数，舌苔微黄为肝热，午休时适感风邪，遂致风邪入于阴经络脉。风热相搏而为口眼㖞斜之症。治法：祛风清热，平肝养血。

处方：冬桑叶 9 克，杭菊花 9 克，双钩藤（后下）18 克，防风 9 克，川白芷 9 克，薄荷（后下）6 克，净全蝎 9 克，蝉蜕 9 克，僵蚕 9 克，全当归 9 克，赤芍 9 克，生地黄 9 克，橘红 6 克。

二诊：服上方 3 剂，病已减轻十之八九；又服 3 剂，口眼㖞斜基本痊愈。唯右侧面部稍麻木。此后，又感外邪，头痛如刀劈，舌苔厚腻，脉象浮紧。为清阳不升，浊阴不降之象，用清震汤以升清降浊为治。处方：升麻 9 克，焦苍术 15 克，

鲜荷叶1枚。

服上方1剂，病愈。

［万济舫．万济舫临证辑要[M]．武汉：湖北人民出版社，1982.］

【评析】 患者午休时发病，睡眠之时，卫气入里，卫外之力减弱，风邪趁机侵入阴经络脉而发病。患者素有内热，风热相搏而为口眼㖞斜之症，舌苔微黄，脉象弦数均为肝热之象。方用冬桑叶质轻气寒，轻清发散，能升能降，为疏散风热之要药；菊花质轻气凉，轻清走上，善疏风清热、清肝明目，两药合用共奏疏风清热之效；钩藤质轻气薄，轻清走上，善于清热镇痉；薄荷轻清芳香，辛凉行散，长于表散风热，二药伍用，能清热平肝，镇痉息风。防风浮而升，为祛风圣药；白芷气芳香，味辛、微苦，善于散风祛湿、通窍止痛；僵蚕僵而不腐，得清化之气为最，其气味俱薄，轻浮而升，故能祛风清热，息风解痉，化痰通络；蝉蜕清轻升散，善走皮腠，与薄荷合用，升散之力倍增，共收祛风散热之效；当归、生地黄、赤芍养阴清热、凉血活血；橘红性较燥烈，长于燥湿化痰，兼有发表之意，尚能健脾固护后天之本；全蝎味辛、咸，性平，入肝经，能散肝经风热，平肝息风止痉，与钩藤合用，肝、心同治，相互促进，息风解痉、通络止痛之力倍增。纵观全方，清轻发散，兼以清热养血通络。3剂而近于痊愈。后改用清镇汤调治。清镇汤又名升麻汤，出自《素问病机气宜保命集》，方用升麻升清阳，苍术散风而祛湿，荷叶清头目辅助升麻，苍术升发胃气，祛风湿从上而散。可治疗由于清阳不升，浊阴上扰而引起的头痛、脑鸣等症。

【案例】张琪祛风清热，活血通络法治疗真中风案

张某，女，39岁。1976年7月11日初诊。

病史：因其母在克山县病重，闻讯之后，着急上火，急赴克山，旅途过劳。回哈中途，突然不能说话。经针灸治疗，约10小时后，始能言语，但舌强硬，说话吃力，右上下肢麻木，手不能持重物，艰于行走。血压110/70 mmHg。舌苔白厚稍干，脉象沉而有力。经几家医院诊为脑血管意外，后到我所诊治。观其脉症乃属里热蕴蓄，外为风邪所袭，风中于络之证。当以祛风清热，活血通络法治之。

处方：白芷15克，独活10克，川芎15克，赤芍15克，生地黄20克，黄

芩15克，生石膏（先煎）40克，麻黄7.5克，防风10克，甘草5克，菊花（后下）15克，桔梗15克。

7月19日复诊： 服药3剂，全身微微汗出，头痛、发热大减，舌强见柔，说话流利如平素，右半身麻木亦愈十之七八。舌苔白转润，脉象沉滑。此乃风撤热清之征，继用前方增减。处方：钩藤（后下）20克，甘菊（后下）15克，生地黄20克，黄芩15克，生石膏（先煎）40克，薄荷（后下）10克，地龙15克，白芷15克，红花15克，赤芍20克，川芎10克，甘草7.5克。

随访此患者服药6剂已痊愈。

［史宇广，单书健.当代名医临证精华：中风专辑[M].北京：中医古籍出版社，1992.］

【评析】 本例患者系真中风案。属风中经络，邪热阻络之证。故张琪治以疏风清热、活血通络法，仿小续命汤加减治之。方中白芷、麻黄、防风疏风解表；独活祛风；菊花息风；石膏、黄芩、生地黄清热养阴；赤芍、川芎活血通络；桔梗利咽祛痰。合而为剂，以治风热交炽邪入经络之证。临床多用于脑血栓形成初期之有热者，此型忌用补药，误补易使经络壅塞邪气不除，病必加重。

4.风痰火亢

【案例】黄一峯治疗风火痰内扰案

宋某，男，55岁。

病史： 顷刻突然左半手足不遂，口眼㖞斜，舌强语謇，神识时清时昧，脉大而数，舌黄腻。腑络被阻，而风、火、痰内扰，中风涉危，急以清肝息风，豁痰开窍，以冀万一。（血压220/140 mmHg，血胆固醇350 mg/dL）

处方： 羚羊角粉0.6克，濂珠粉0.6克，二味调化先服。杭菊花6克，钩藤（后下）9克，制半夏9克，天竺黄9克，僵蚕6克，干菖蒲6克，炒白芍15克，代赭石（先煎）20克，茯苓12克，竹茹9克，陈皮6克，1剂。

二诊： 神呆不语，舌强流涎，左半身不遂，脉弦滑。痰湿阻络，清窍被蒙，病情仍在波动，有昏厥之变（血压220/120 mmHg）。处方：羚羊角粉0.6克，小儿回春丹五粒，研末开水化服。杭菊花6克，僵蚕9克，钩藤（后下）9克，地龙6克，菖蒲6克，远志9克，茯苓12克，竹茹9克，陈皮6克，天竺黄6克，全当归9克，怀牛膝15克，3剂。

三诊: 神情较清，舌虽略强，已不流涎，稍能进流汁食品，小溲黄少，大便未下。拟再平肝息风，兼化痰湿（血压180/105 mmHg）。处方：杭菊花6克，制半夏9克，代赭石（先煎）30克，竹茹3克，陈皮6克，茯苓12克，珍珠母（先煎）30克，菖蒲9克，焦黄芩9克，钩藤（后下）9克，白芍9克，泽泻9克，3剂。

四诊： 神识已清，血压渐降（170/100 mmHg），胃纳较振。左半身不仁，言语謇涩，逐有好转。左脉细软，右部弦滑，自觉眩晕，耳鸣目花。痰浊渐化，原系阴虚阳亢之体，拟再益阴潜阳，兼化痰湿。处方：杭菊花9克，制何首乌15克，白芍15克，珍珠母（先煎）30克，决明子20克，煅牡蛎（先煎）30克，茯苓12克，泽泻12克，竹茹12克，陈皮6克，僵蚕6克，制半夏9克，5剂。

该例随访四年中，偶有肝阳眩晕，手足酸麻，胃脘不舒，常以中药为之调理而释。目前患者精神转佳，体力增强，已能单独上下楼梯，且可步行至二里外的公园散步。

[黄一峯．黄一峯医案医话集 [M]. 南京：江苏科学技术出版社，1979.]

【评析】 该案风火痰扰为患，神识时清时昧，病情尚在发展阶段，病情危重，故急以清肝息风，豁痰开窍，以期病情逆转。羚羊角粉性寒，清热力强，入肝经为治疗肝风内动之要药，珍珠粉咸寒，善平肝潜阳，镇心安神，以羚羊角粉、珍珠粉调化先服以镇肝息风；以菊花、钩藤、代赭石镇肝潜阳；半夏、天竺黄、僵蚕、菖蒲、竹茹化痰开窍，以期扭转乾坤。二诊患者仍神呆不语，半身不遂、脉弦滑可见痰浊为化，病情仍然笃重，加服小儿回春丹以开窍定惊，清热化痰。小儿回春丹中牛黄豁痰开窍，息风定惊；麝香芳香开窍，配合川贝母、天竺黄、胆南星、法半夏清热化痰，加强清热豁痰开窍之功；同时又加天麻、钩藤、全蝎、僵蚕息风止痉，朱砂安神，大黄通腑泻热，枳壳、木香、陈皮、沉香、白豆蔻、檀香调理气机，配合羚羊粉开窍定惊、镇肝息风。三诊时，神志已清，病情逐步逆转，但仍小便黄、大便秘，痰热未尽，故加入化湿热之泽泻。四诊，痰浊渐化，病情继续好转，阴虚阳亢之象渐露，以育阴潜阳兼化痰湿以善其后。本案系肝阳夹痰上扰之危重症，通过镇肝潜阳、化痰开窍、清化痰湿、育阴潜阳等手段，使危笃病情逆转，而逐步向愈。本患者四诊时血压仍然为170/100 mmHg，仍有再次发病的危险，应继续调理预防复发。

【案例】赵金铎息风化痰，通腑泄热法治疗脑血栓形成案

肖某，男，66岁。

病史：春分之日（1983年3月21日），自觉气候较热，汗出较多而脱减衣服，晚间即感背部发凉。3月22日晚八时左右，正坐着与家人说话时，突感舌强语謇，左侧口角麻木及肢体无力。第三日渐至左侧肢体活动不灵活，但尚能自己行走，到关厢医院就诊，该医院未明确诊断，予针刺及服中药一剂，返家后又自服人参再造丸及牛黄上清丸各一丸，疏风活络丸一袋；下午渐感左侧肢体活动障碍，不能行走，口眼㖞斜，口角流涎，精神困倦，昏昏欲睡，遂急诊入我院。视患者面色微红，形体肥胖；舌淡红少津，左㖞，苔黄厚腻而不成片；脉左沉细弦，右弦滑。大便已四日未行，测血压150/90 mmHg。中医诊断：中风；西医诊断：脑血栓形成。辨为风痰交阻、腑热不通之证，治拟息风化痰、通腑泄热，用桑钩温胆汤与三化汤化裁。

处方：桑寄生15克，清半夏9克，钩藤（后下）15克，橘红9克，茯苓15克，甘草6克，牛膝9克，羌活6克，酒大黄9克，枳实9克，厚朴9克，竹沥水（分冲）60 mL。

服上方药3剂，大便畅通，便软成形，量多；随之语言渐清楚，精神渐振；血压降至120/78 mmHg；舌上有津，苔仍黄腻不均；脉如前；左侧肢体不能活动。一周后，能在床上活动下肢，上肢亦稍能抬起，口角已不流涎，纳食渐增，脉有缓象。处方：上方去羌活、厚朴、大黄，加火麻仁9克，地龙15克，竹茹12克，胆南星10克。

服上方药10天后，病者能坐于凳上。两周后能由家人搀扶到厕所大小便，自己能扶着床沿迈步活动，食量已恢复至病前，每日八两。三周后，能独自行走，左上肢能抬举平肩，舌体正，口眼㖞斜不甚明显，苔根部黄，脉缓和，唯脚趾不能活动，手指握力不及。四周后，能自由行走，脚趾已能活动，上肢抬举过肩，手指握力增强，舌根部有少量黄苔，脉沉缓，能自理一部分生活，住院五周后出院。

［赵金铎．赵金铎医学经验集[M]. 北京：北京出版社，1986.］

【评析】 该案形体肥胖；舌淡红少津，左㖞，苔黄厚腻，大便秘结，证属风痰交阻、腑热不通，在息风化痰同时以酒大黄、枳实、厚朴通腑泻热。二诊腑气通畅后减厚朴、大黄，加火麻仁缓下，保持腑气通畅，加竹茹、天南星、地龙化痰通络，病情显著好转。

【案例】李元培祛风化痰，清热活络法治疗中经络案

张某，女，60岁。

主诉：左侧半身不遂、舌謇语涩已3天。病史：平素血压较高，3天前感觉头晕，逐渐加重，遂仆地，出现左侧半身不遂，言语不利，即于1982年2月20日来本院中医科门诊。刻下症见：头晕，意识模糊，语言謇涩，左侧上下瘫痪，口眼㖞斜，左目流泪，不能闭。

辨证：患者年岁已高，肝肾之阴亏虚，肝阳上亢，故头晕、脉弦。肝阳化风，夹痰上扰清窍，流窜经络，气血运行失畅，则出现半身不遂，口眼㖞斜，意识模糊，语言謇涩等症，风为阳邪，风痰阻滞，郁久化热，热结阳明，故舌苔黄，大便秘结不畅。诊断：中风、中经证（已向中腑转化）。治法：祛风化痰，清热活络。

处方：桑枝30克，防风6克，胆南星9克，半夏9克，化橘红22克，云茯苓9克，枳实9克，羌活6克，瓜蒌30克，生大黄3克，红花9克，片姜黄9克，2剂。

方解：本方以涤痰汤和三化汤加减化裁而成，方中以羌活祛风，胆南星化痰为主药。半夏、橘红化痰理气，防风、桑枝祛风活络，云茯苓渗湿祛痰为辅药。瓜蒌、枳实、大黄化痰降气，清化阳明，通腑泻热，祛瘀活络。

12月23日二诊：服上方2剂后，左目能闭，但仍流泪，可稍抬臂，在扶持下能迈步行走，意识转清能自述病情，舌脉同前，再守前方，稍有出入。处方：胆南星9克，羌活6克，半夏9克，化橘红12克，云茯苓9克，红花9克，桑枝30克，瓜蒌30克，枳实9克，僵蚕6克，片姜黄9克，生大黄3克，桃仁9克，3剂。

三诊：再守前方3剂。

12月29日四诊：上臂已能举起、能穿衣，迈步有力，口眼㖞斜不易察见，流泪已止，语言清晰，神志清楚，舌苔薄黄，脉细，大便稍干。处方：羌活6克，胆南星9克，半夏9克，云茯苓12克，瓜蒌30克，生大黄6克，红花9克，桃仁9克，地龙9克，赤芍12克，刺蒺藜9克，桑枝30克，3剂。

五诊、六诊：皆守上方连服3剂。

七诊：仅感头晕，舌淡红，脉细带弦，以加减归脾汤养血，柔肝，息风。处方：黄芪 15 克，党参 10 克，五味子 10 克，云茯苓 10 克，当归 10 克，熟地黄 10 克，麦冬 10 克，白芍 10 克，酸枣仁 10 克，柏子仁 10 克，龙骨（先煎）30 克，牡蛎（先煎）30 克，珍珠母（先煎）30 克，合欢皮 15 克，首乌藤 15 克，朱砂（冲服）1.5 克，3 剂。

［安定祥，于克俊．陇东中医医论案验方荟萃 [M]. 兰州：甘肃科学技术出版社，1993.］

【评析】　中风病机多属本虚标实，本虚者或肝肾阴亏，或精血不足，或脾胃升降失常；标实者都属风、火、痰、瘀相因为患。阳明胃肠专司气机之通降，中风时机体气机逆乱，升降失调，则阳明通降之责失司。六腑以通为用，六腑以通为补，积滞内停，燥屎内结，腑热上蒸，必然加重瘀热阻窍之病势。发病之时，气血逆乱，风火相煽，升降失调，痰瘀壅塞，腑气不通，实邪肆虐更甚，必然出现大壅大塞之象。通腑攻下成为当务之急，此时平肝、潜阳、降逆诸法均须配合通腑使用，腑气一通，痰瘀速下，风火上升之势得降，诸证自可缓解。此所谓“陈腐去而肠胃洁，肠胃洁而营卫畅，营卫畅而诸病愈”。

5. 肝阳化风

【案例】刘星元平肝祛风，协调阴阳法治疗中经络案

亢某，男，60 岁。1973 年 1 月 5 日初诊。

病史：高血压多年，近日血压 155/105 mmHg，左手麻木，语言不清，下肢风湿困痛。脉象左脉虚软，右脉弦硬。此为肝经病变，阴亏阳亢，肝风内动。治宜平肝息风，协调阴阳，方用加味乌梅汤。

处方：桑寄生 15 克，葛根 15 克，旋覆花（包煎）9 克，代赭石（先煎）9 克，钩藤（后下）9 克，炒地龙 9 克，乌梅 15 克，黄柏 3 克，党参 3 克，当归 3 克，桂枝 3 克，细辛 1.5 克，附子 1.5 克，炒川椒 1.5 克，干姜 3 克，黄连 3 克，茯苓 9 克，远志 9 克，菖蒲 9 克，3 剂，隔日 1 剂。

1 月 14 日二诊：左手麻木感减轻，舌干，说话下午不利，气短，也是下午为重。脉右弦急，左缓弱。初诊方去当归，加补阳还五汤（黄芪 30 克，赤芍 3 克，川芎 4.5 克，桃仁 3 克，红花 3 克，当归尾 9 克），3 剂，隔日 1 剂。

1 月 21 日三诊：服药后自觉精神好转，但舌干欠灵活，语言不利，便干，脉弦

大。原方继服 3 剂。

1 月 28 日四诊：服药后更觉精神好转，手麻舌干均减轻，唯语言未达正常，脉左大右小。处方同上，再加僵蚕 3 克，天麻 6 克，3 剂，隔日 1 剂。

2 月 5 日五诊：诸证消退，唯舌齿发麻，语言有时障碍，脉弦而无力。1 月诊方，二诊方加味，并将各药量数减半，另加羚羊角粉 3 克，分 6 次冲服，3 剂，隔日 1 剂。

2 月 11 日六诊：舌微干，语言稍涩，脉象双手趋于一致，原方 3 剂，隔日 1 剂。

2 月 18 日七诊：诸证皆减，唯舌麻、语言未全恢复，脉弦无力，便干。方用地黄饮子、旋代乌梅汤合剂。处方：天冬 9 克，麦冬 9 克，熟地黄 9 克，山茱萸 9 克，石斛 9 克，菖蒲 6 克，远志 9 克，茯苓 9 克，肉苁蓉 9 克。加旋代乌梅汤，3 剂，隔日 1 剂。

2 月 25 日八诊：语言已利，左大趾弹举不灵，脉弦无力。七诊方，继服 3 剂。

3 月 11 日九诊：患者原想停药试试看，经停药半个月，结果语言又出现不利，上腭发干，面少光泽，大便干，脉弦而无力，舌亦不荣。仍用七诊方，3 剂，隔日 1 剂。

3 月 18 日十诊：患者主诉为精神好转，语言随意，左上龈及腭部微微发干，说话偶有小涩，脉细稍急。七诊方加五味子 1.5 克，嘱其隔日服 1 剂，多吃几剂，等效果巩固稳定后，再停药。

［甘肃天水地区第一人民医院．刘星元临证集 [M]. 兰州：甘肃人民出版社，1980.］

【评析】 初诊患者左半身不遂，左手麻木，语言不利治以加味乌梅汤，麻木有所减轻，语言不利依然存在。二诊时，在原方基础上结合补阳还五汤气旺行血。三诊精神好转，语言仍不利。四诊时，精神较好，手麻减轻，语言未达正常，加僵蚕、天麻息风通络。五诊加羚羊角粉清热利窍，希望语言恢复正常。六诊时语言不利证候减轻，脉气调匀，双手趋于一致，因此原方继服 3 剂。七诊时，半身不遂证候减退，舌麻，语言稍不利，以地黄饮子乌梅汤合方，交通心肾。八诊时，语言迅速恢复，舌麻等亦消退，说明七诊的处方更符合患者的病情，效不更方，原方继服。自动停药半个月之后语言不利再出现，上腭发干，大便干燥，可见七诊处方治疗语言不利效果较好。十诊时加五味子壮水、镇阳、强阴、益精、补气、生津，但用量较小，以防滞气。

【案例】刘祖贻息风，通络法治疗高血压脑病

黄某，女，57 岁。1991 年 5 月 6 日初诊。

主诉：突发双下肢活动不利 3 小时。患者 5 月 6 日晨突起双下肢活动不利，伴头晕头痛，胸背痛，自觉面热，口干苦，语言可，大便可，烦躁。既往有高血压病史，已停药半年。检查血压 250/150 mmHg，急性重病容，颜面潮红，双下肢肌力Ⅳ级，肌张力正常，舌黯红，苔薄黄，脉弦。西医诊断为高血压脑病，中医诊断为中风、肝阳化风证。治宜平肝息风，佐以活血通络。

处方：天麻 10 克，钩藤（后下）15 克，石决明（先煎）30 克，珍珠母（先煎）30 克，桑枝 30 克，泽泻 30 克，牛膝 10 克，杜仲 10 克，丹参 15 克，益母草 15 克，三七粉（兑服）3 克，佛手 10 克。5 剂。

1991 年 5 月 10 日二诊：下肢乏力，能扶行，头晕不痛，仍面热口苦，纳可，大便溏，舌黯，苔薄黄，脉弦细。血压 170/100 mmHg。上方去桑枝、泽泻、杜仲、牛膝、益母草、三七粉，加蒲黄（包煎）15 克，夏枯草 7 克，山楂 15 克，酸枣仁 15 克，首乌藤 30 克。7 剂。

1991 年 5 月 17 日三诊：病情稳定，能自己行走，头稍晕不痛，面不热，仍口苦，大小便可，苔薄黄，脉细弦。血压 160/100 mmHg。上方加泽泻 15 克。7 剂。

1991 年 5 月 24 日四诊：下肢活动自如，稍头昏，头不痛，口不苦，余均可。血压 130/75 mmHg。守上方化裁以善后。

［邱德文，沙凤桐．中国名老中医药专家学术经验集 [M]. 贵阳：贵州科技出版社，1994.］

【评析】 刘祖贻认为脑病的病机重在风、火、瘀、痰、虚，早期重在风、火、瘀、痰，其中内风有肝阳化风、热盛风动、阴虚风动、血虚风动之异，而肝阳化风引起中风者最为常见，正如《素问·至真要大论》所云："诸风掉眩，皆属于肝……诸暴强直，皆属于风。"因此，刘祖贻善用平肝息风通络法治疗急性脑血管病。本例患者即属肝阳化风之中风急症。患者素体肝阳偏盛，阳亢于上而化风，风阳升动，上扰清空，阻滞脑络，故突发头晕头痛，双下肢活动不利；风阳属热，阳热上扰，故面热烦躁、口干口苦；风阳闭阻经络，血脉不通，则胸背

痛，此即肝阳化风证。治宜平肝潜阳，息风通络，予天麻、钩藤、石决明、珍珠母平肝潜阳以息内风；丹参、三七、益母草活血化瘀以通经络；桑枝祛风通络；牛膝引血下行，配合杜仲能补益肝肾。诸药合用，内风息、脑络通则诸症可愈。再诊肝风渐息，热象仍在，故去杜仲，加夏枯草以清热平肝，并加首乌藤养血安神而收功。

6. 阳升风动，夹痰阻络

【案例】乔保钧治疗中枢型面瘫案

胡某，女，44 岁。

病史：1990 年 7 月患高血压，血压：200/110 mmHg。常头晕目眩，经服复方罗布麻、复方降压片症状缓解。1990 年 10 月 10 日突然口眼向左㖞斜，眼睑闭合不严，面部表情动作消失，吃饭时漏饭漏水，人中沟变浅偏向左，伴急躁易怒，头晕、咽干、食可，二便调，舌质红，苔薄黄，脉滑数。血压：210/98 mmHg。证属肝阳上亢，化热生风，风邪夹痰，壅塞经络。治当平肝潜阳，滋阴息风，化痰通络。

处方：生石决明（先煎）30 克，决明子 30 克，明天麻 20 克，杜仲 30 克，桑寄生 13 克，当归 15 克，白芍 15 克，粉牡丹皮 9 克，枸杞子 15 克，川牛膝 10 克，全蝎 13 克，僵蚕 15 克，地龙 9 克，川贝母 15 克，胆南星 9 克，生甘草 6 克，霜桑叶 3 克，3 剂，水煎服。

二诊：上药后，头晕、左手麻木消失，口㖞已减轻，现舌仍有轻度发紫、项强，口干、口苦，食可，二便调，舌质红苔白，脉弦滑。血压：170/95 mmHg，宗上方加葛根 30 克，龟甲（先煎）15 克，钩藤（后下）30 克，服上药 7 剂，诸症皆失。继服 5 剂，疗效得以巩固。

【按】 患者身体较胖，痰湿内蕴，再加膏粱厚味，湿热内蕴，郁而生热，热灼肝阴，肝阳升腾无制，则阳化为风，湿化为痰，风邪夹痰，窜扰、壅塞面部经络，而为面瘫。方用天麻钩藤饮加减，镇肝息风，滋阴潜阳，加入全蝎、胆南星、僵蚕以增息风化痰之功，使阳平、风息、痰化，诸症自然消失。

［乔振纲 . 乔保钧医案 [M]. 北京：北京科学技术出版社，1998.］

【评析】 中枢性面瘫，为面神经核以上部位损害，病灶对侧下半部面肌瘫痪，患者可以完成闭眉皱额运动。而周围性面瘫病灶为面神经核以下损害，病灶

同侧全部面肌瘫痪，患者不能完成闭眉皱额运动。中枢性面瘫临床常见于脑血管病，脑肿瘤等。现代中医对面瘫的含义系指西医面神经麻痹，其中医的正名应称为“口僻”，面瘫是口僻的习用名，二者意义相同。本病多由风邪入中面部，痰浊阻滞经络所致。虽然现代将面瘫归于痿病类，但也指出了其病因为外风入中，故于古代将其归于风门，中枢性面瘫应按中风辨治。无论是对出血性中风还是缺血性中风，高血压均是一个重要的、独立的危险因素。日本有研究发现，高血压患者组脑梗死的病死率比正常血压组约高 4 倍，脑出血的病死率则高出 17 倍。因此，有效地控制高血压是降低中风发病率的重要措施。因此，该案诸症消失以后，积极控制血压预防复发是关键。

【案例】马光辉平肝息风，清热豁痰法治疗脑出血中风证

王某，女，53 岁。

病史：于 1981 年 4 月 19 日突然昏倒，不省人事而住院。经本院确诊为脑出血中风”。清醒后右侧半身瘫痪。因此，邀余会诊医治。患者近日来神志逐渐清醒，但时而说胡话，语言不利，能进少量流质食物，头昏，头顶和枕部疼痛，右侧半身动用不自如，手脚麻木、疼痛，内侧尤甚，拒按。导尿管已拔，但小便少，大便秘。舌质红津少，六脉弦滑。此属脑出血。拟以平肝息风，止血化瘀，清热豁痰法。

处方：石决明（先煎）20 克，益母草 15 克，钩藤（后下）15 克，黄芩 10 克，石膏（先煎）20 克，牡丹皮 12 克，广三七（冲服）6 克，血余炭 10 克，白芍 12 克，天麻 10 克，菊花 10 克，黄芪 15 克，沙参 15 克，竹茹 10 克。

服上药 1 周后，各种症状均逐渐减轻，二便趋于正常，唯右侧半身瘫痪较重，同侧上、下肢麻木、疼痛。舌质淡而紫黯苔白，脉缓而涩。审观脑衄虽止，盖因“壮火散气”导致气虚血瘀。拟以活血祛瘀，补气宁血法。处方：黄芪 30 克，红花 10 克，赤芍 10 克，桃仁 10 克，地龙 6 克，当归 10 克，益母草 15 克，牡蛎（先煎）30 克，石决明（先煎）20 克，熟地黄 15 克，血余炭 15 克，沙参 15 克，焦山楂 12 克。

在此方基础上，时而加秦艽、薏苡仁各 10 克，时而加酸枣仁 10 克，广三七（冲服）6 克，以增强行气止痛，止血宁血之功。4 周之后，半身不遂等后遗症

痊愈而恢复工作。随访至今，行走如常，未复发。

［史宇广，单书健. 当代名医临证精华：中风专辑[M]. 北京：中医古籍出版社，1992.］

【评析】 马光辉认为可将脑出血中风（又称脑衄）的整个病理演变过程，大致分为初、中、末三期。初期多以肝肾阴虚、肝阳上亢、阳升风动、迫血妄行为主，治宜平肝息风、凉血止血；中期则血止瘀存、余热未尽、筋脉失养，治宜止血化瘀、清除余热；末期则多以气虚血瘀为主，治宜益气祛瘀、滋阴宁血。本例患者证属肝阳化风、痰热阻络、络破血溢，急予平肝息风、止血化瘀、清热豁痰之品，服药1周后血止症清；继以活血祛瘀、补气宁血法调理；后增秦艽、薏苡仁、酸枣仁、三七等行气通络、止血宁血之品善其后。纵观全程，马光辉将止血宁血贯穿其中，这样，既可防止脑内继续溢血而复中风，又可缩短偏瘫后遗症的治疗过程，实乃治疗脑衄的关键。

【案例】言庚孚祛风化痰，搜风通络法治疗中经络案

郑某，男，30岁。1969年4月6日初诊。

病史：3天前恶寒发热，头部胀痛，服解热止痛片后热退，头痛如故，两天前突然出现右侧面部麻木，有紧束感，且伴面部疼痛，言语不利，口角㖞斜、流涎，饮水不能控制，右眼开合失灵，时时流泪，视物模糊。舌质淡红，苔白微腻，脉来弦滑。弦脉属肝，素体肝阴不足，肝风内动，今恶寒发热头痛、内风夹外风所致；脉滑主痰，风痰相并阻于脉络而致面瘫，口眼㖞斜，舌苔腻主湿，痰由湿浊凝聚而成，此风痰阻络之中风轻证。《金匮要略》所称中经络者。治当拟祛风化痰、搜风通络，拟导痰场加祛风之品。

处方：制天南星6克，法半夏10克，云茯苓10克，枳实6克，竹茹10克，广陈皮6克，蜈蚣1条，苍耳子10克，川芎6克，苏薄荷（后下）6克，苦参10克，蔓荆子10克，生甘草3克。

二诊：4剂后头痛缓解，右眼正常，面部紧束感消失，口㖞依然，面部麻木如蚁行感。脉不滑而弦，苔薄白，外风已除、痰湿渐退，内风未息，法当柔肝息风以舒筋。处方：北柴胡10克，杭白芍10克，生地黄16克，白附子6克，苦参10克，黄芩6克，川芎3克，苍耳子10克，苏薄荷（后下）6克，生甘草3克。

三诊：上方8剂，口㖞纠正，脉舌正常。肝为刚脏，体阴用阳，肝风内动，当责之于肝血不足，拟养血柔肝，佐平肝祛风之剂，缓缓固本。处方：当归身10克，杭白芍10克，生地黄15克，川芎3克，肥玉竹10克，杭菊花10克，双钩藤（后下）10克，苏薄荷（后下）6克，生甘草3克。

【按】 单纯口眼㖞斜，中医称为中经络。本例由西医检查，诊断为面神经瘫痪（右），该病在临床上并不少见，先以豁痰祛风，搜风通络以治标，继之柔肝舒筋、标本兼治，再以养血柔肝以固本。由于治疗及时，理、法、方、药，井然有序，疗效很好，供入门者习研。所不同者，言庚孚治面瘫喜选苍耳子、薄荷、川芎等轻扬之品，载药上行，以求收效更速。

［言庚孚．言庚孚医疗经验集[M]. 长沙：湖南科学技术出版社，1980.］

【评析】 面神经是十二对脑神经之一，由茎乳孔出颅，分成多支，除支配面部表情肌外，还支配泪腺、舌前2/3味觉和耳廓区皮肤感觉功能等。一般认为由于面神经位于面脑神经管内有限的空间，多种原因如受凉、循环障碍、病毒性或非特异性感染易造成面神经水肿肿胀，受面神经管所限而遭压迫，出现面神经麻痹的症状。一般在1～2天内达到高峰，出现一侧面神经麻痹，1～2周开始恢复。早期控制水肿至关重要，中医辨证多属痰瘀之象，即当豁痰祛风，搜风通络，解除水肿。该案先以豁痰祛风，搜风通络以治标，继之柔肝舒筋、标本兼治，再以养血柔肝以固本，由于治疗及时，疗效显著。

【案例】万济舫祛风化痰，疏经通络法治疗中风偏废案

李某，男，63岁。1974年12月10日初诊。

主诉：口眼㖞斜，半身不遂已十余日。病史：素有高血压病史，十余日前发生中风，出现口眼㖞斜，言语謇涩，左侧半身不能伸缩，头部晕痛，胸闷，食欲减退，大便不规则，日行3次，小便微黄。经针灸和西药治疗，效果不甚明显。检查：神志尚清，口眼㖞斜，左侧半身瘫痪，舌苔白厚而滑，脉象弦滑。按语：中风有内外之别，其间又有经、络、脏、腑之分。本案口眼㖞斜，半身不遂，头部晕痛，苔白厚，脉弦滑，乃属风痰中于经络。胸闷食少，是痰阻脾虚之候。治法：祛风化痰，舒经活络，平肝降逆。

处方：双钩藤（后下）18克，明天麻9克，杭菊花9克，桑寄生18克，杭

白芍 9 克，云茯苓 12 克，法半夏 15 克，生代赭石（先煎）30 克，决明子 18 克，净海藻 9 克，汉防己 9 克，广地龙 30 克。

二诊：服上方 3 剂，病情好转，血压下降至 160/90 mmHg。仍宗前意再服。处方：嫩桑枝 30 克，双钩藤（后下）30 克，秦艽 9 克，净全蝎 9 克，红丹参 15 克，白豆蔻仁（后下）9 克，法半夏 24 克，云茯苓 24 克，薏苡仁 24 克，石菖蒲 9 克，橘红 7.5 克。

三诊：服上方 3 剂，颈项已能活动，手已能握，腿亦能伸缩，饮食增加，精神好转，大便日行 2 次。舌苔转薄滑，脉象沉滑。仍以原方去双钩藤，加独活 9 克、白附子 9 克、川牛膝 9 克。再服 3 剂。

四诊：服上方 3 剂之后，病情进一步好转，血压稳定在 150/90 mmHg。按原方稍事加减，继续再服。前后共服药三十余剂，血压稳定在 150/90 mmHg。精神好转，饮食、二便均已正常，继续调理，以资巩固。

方解：数案用地龙、全蝎或僵蚕虫类药以通络、息风、镇痉，均治中风、偏瘫或口眼㖞斜。地龙治热、瘀之中风常用；全蝎治外风内客之中风多用；僵蚕治风痰之中风为主。以其性味不同耳。

［万济舫 . 万济舫临证辑要 [M]. 武汉：湖北人民出版社，1982.］

【评析】 该案患者素有高血压病史，半身不遂，头部晕痛，苔白厚，脉弦滑有肝风夹痰上扰之象，故初诊以平肝息风为主，兼以健脾化痰祛湿。双钩藤、明天麻、杭菊花、生代赭石、决明子平肝息风；桑寄生、杭白芍补肾敛肝护阴；云茯苓、法半夏、净海藻、汉防己健脾化湿祛痰；广地龙通络。二诊病情好转，血压下降，肝风渐息，故方中减少平肝息风之品，转而加强了健脾化痰之力。三诊、四诊继续由平肝息风向祛风化痰通络转变，以白附子之辛散，加强祛风化痰之力；僵蚕祛风止痉兼有化痰之效；全蝎味辛，具有良好的息风止痉的作用，三药合用组成治疗口眼㖞斜的经典处方—牵正散，用于风痰阻络之面神经麻痹。该案在治疗中后期逐渐加入全蝎、白附子以加强祛风化痰通络之力，对患者后期的恢复功不可没。

【案例】严苍山息风化痰，通络宁心法治疗风痰阻络案

李赵氏，女，63 岁。

病史：五日前突然口㖞面麻偏于左，言语謇涩，音不出，脉结代，苔薄腻，兼之素有痰饮，咳嗽。有年老体虚，风痰互阻，成类中之象，治拟息风化痰、通络宁心方先进，病重防变。

处方：玳瑁（先煎）6克，生石决明（先煎）15克，青龙齿（先煎）15克，珍珠母（先煎）30克，石菖蒲6克，陈胆南星9克，天竺黄6克，炙僵蚕9克，竹沥半夏9克，嫩钩藤（后下）9克，移山参9克，牛黄清心丸（化服）1粒。

二诊：据述前方服后，尚觉合度，脉象仍有结代，喉有痰声，再宗原法损益之。处方：移山参9克，玳瑁（先煎）6克，陈胆南星9克，天竺黄6克，炙僵蚕9克，石菖蒲3克，竹沥半夏9克，嫩钩藤（后下）9克，珍珠母（先煎）30克，白芷2.4克，明天麻9克，鲜竹沥30克，生姜汁3滴，全蝎（研冲）3克，牛黄清心丸（化服）1粒。

三诊：血压较高，脉象仍有歇至，年老气血两虚，心气弱，肝阳旺，非长时间调养不为功也。处方：移山参9克，玳瑁（先煎）6克，石决明（先煎）15克，珍珠母（先煎）30克，甘菊花6克，陈胆南星9克，天竺黄6克，嫩钩藤（后下）9克，石菖蒲3克，明天麻6克，甜杏仁9克，炙僵蚕9克，牛黄清心丸（化服）1粒。

四诊：精神日就恢复而音喑始终不愈，此风痰阻于络道，音喑不语耳，仍予清肝火、祛风痰。处方：全蝎尾0.9克，羚羊角粉0.9克，石菖蒲9克，薄荷炭3克，天竺黄9克，黄芩6克，白桔梗3克，柿霜6克，炙远志9克，陈胆南星9克，明天麻9克，炙僵蚕9克，嫩钩藤（后下）9克，凉膈散（包煎）18克。

五诊：脉象已平，精神渐佳，胃纳亦增，唯语音不出，病在肺、肾、心三经，兹拟力图之，但息风化痰亦不可少。处方：羚羊角粉0.6克，枸杞子9克，生白芍9克，玳瑁（先煎）6克，石菖蒲3克，炒酸枣仁9克，生地黄12克，炙僵蚕9克，天竺黄6克，陈胆南星9克，鲜竹沥60克，姜汁（分冲）2滴，安宫牛黄丸（化服）1粒。

六诊：自服大剂养血息风、化痰泻火法，效机已见，不但血压见降，而声音亦出，言语虽不甚清晰，但有恢复平人之望矣。还拟原法继进，冀获大效。前方去玳瑁，加远志9克，黄芩6克。

［严世芸．内科名家严苍山学术经验集[M]．上海：上海中医药大学出版社，1998.］

【评析】 李杲曰："中血脉则口眼㖞斜，中腑则肢节废，中脏则性命危急。"本案患者素有痰饮，今有口㖞面麻偏于左，言语謇涩，音不出，故患者乃类中之证也。治疗当以通经络、化痰涎为重点。方中用玳瑁、生石决明、青龙齿、珍珠母、钩藤等以潜阳息风、重镇安神；石菖蒲、天竺黄豁痰开窍；胆南星、炙僵蚕、竹沥通络化痰；牛黄清心丸（化服）1 粒，增强清热化痰、定惊安神功效；山参益气扶正以助药力。二诊，症状稍减，但痰饮之征明显。故守原方化裁。三诊，患者因气血两虚，心气弱，肝阳旺，血压偏高，脉仍有间歇。没有提及面瘫情形，想是用药精当，症状近无之故，所以方中去白芷、全蝎，天麻减量，加菊花、石决明专入肝经息风降逆，加杏仁宣肺降气。四诊，音喑仍未有起色，盖患者素来气血虚少，致水不涵木，虽予重镇潜降，仍夹风痰上蒙清窍，痰热阻于廉泉，则音喑不语耳，故仍与清肝火、祛风痰。遂又增平肝息风之羚羊角、全蝎，桔梗宣肺气，黄芩泻肺火，加远志配石菖蒲祛痰开窍，并去牛黄清心丸，加凉膈散以散肝肺之痰火郁热。五诊，诸症已平，唯语音不出，虽责之肺、肾、心三经，实则以肺、肾之阴不足为要，故方中尽遣补肺肾之阴要药，如白芍、生地黄、枸杞子，鲜竹沥亦增量。因肝肺之痰火已衰，故去凉膈散，而加安宫牛黄者，乃补息风通络、祛痰开窍之药力不足。六诊，用药后疗效显现。此间方为药中病机，可以缓图善后之时，故举育阴息风、通络化痰为法进行药物损益以获大效。本案虽症状错综纷杂，证候亦虚实相间，致整个治疗过程颇费周折，但识病精准、立法用药也切中病机，故终获良效。

【案例】吴少怀平肝息风，化痰通络法治疗中经络案

吴某，女，61 岁。1964 年 7 月 21 日初诊。

病史：患者素体较胖，多痰，时常头晕，近因郁怒而发病。眩晕很重，不能坐立，右半身不遂，舌强言涩，卧床不起，心烦、胸闷、恶心呕吐，头颈自汗，饮食不下，精神疲倦，大便 2 日未下，小便黄，口眼向左㖞斜，血压 190/110 mmHg。曾做针灸治疗，未见明显效果。检查：舌苔白黏，质红，脉沉弦滑。辨证：肝风夹痰，中于腑络。治法：平肝潜阳，化痰息风，调气活络。拟仿温胆汤加味。

处方：生石决明（先煎）24 克，炒杭白芍 12 克，菊花 9 克，天麻 9 克，茯苓 9 克，

清半夏9克，橘红4.5克，炒枳实4.5克，竹茹9克，瓜蒌子（打碎）9克，钩藤（后下）9克，刺蒺藜9克。水煎，兑入竹沥水30克，生姜汁5滴，口服。

7月22日二诊：服药1剂症减，血压降至175/95 mmHg，大便仍未下。腑气不通，九窍不利，不可妄投补剂，应通腑利窍，治以三化汤。处方：酒大黄9克，厚朴4.5克，炒枳实4.5克，羌活3克。水煎服。

7月24日三诊：服药2剂，欲大便，但未解下，现便闭已有6日，因而通便利窍为当务之急，按二诊方加杏仁泥9克，郁李仁9克，火麻仁9克。水煎服。

7月26日四诊：服药2剂，大便通畅，上肢已能伸屈抬举，病情大有好转，但血压不稳定，略有上升，180/100 mmHg，舌苔白厚腻，脉仍弦滑，仍按初诊方去钩藤、刺蒺藜、竹茹，加当归9克，黄芩4.5克，黄连4.5克，威灵仙9克。水煎服。

7月30日五诊：服药4剂，眩晕消失，痰涎已少，舌微强能言，口眼已正，大便正常，血压降为140/80 mmHg，已能下地活动，舌苔薄白，脉沉滑缓，改服六君子汤加味调理。处方：台参6克，生白术9克，茯苓9克，炙甘草3克，清半夏9克，威灵仙9克，橘红4.5克，炒枳壳4.5克，天麻6克，钩藤（后下）9克，桑枝12克。水煎服。

以后随症酌加当归、杭白芍、川芎、黄芪、桂枝、川续断、川牛膝等品，调理月余，至9月18日共服二十余剂，已能操持家务，身体渐趋康复，血压为135/75 mmHg。舌苔薄白，脉沉滑缓，改服丸药，巩固疗效。丸药：台参30克，生白术30克，茯苓30克，炙甘草9克，清半夏30克，陈皮15克，桂枝9克，当归30克，炒杭白芍30克，威灵仙30克。共为细末，炼蜜为丸，如梧桐子大，每日2次，每次20丸。

药后随访，病体复原，起居、饮食均正常，病告痊愈。

［吴少怀．吴少怀医案[M].济南：山东人民出版社，1978.］

【评析】 患者素体较胖、多痰，时常头晕，大怒，血郁于上，突发半身不遂，舌强言涩，眩晕口㖞，湿痰素盛，肝阳上亢，肝阳夹痰上冲，蒙蔽清窍，横阻络道，治宜平肝潜阳，化痰息风，调气活络法，方拟仿温胆汤加味。生石决明、菊花、炒杭白芍平肝潜阳；天麻、钩藤、刺蒺藜息风；清半夏、橘红、竹茹、瓜蒌子、枳实、茯苓、竹沥、姜汁等化痰。服药1剂，二诊虽症减，但腑气不通，九窍不利，通腑利窍是为第一要务，以三化汤通便，服药 2 剂，大便未解，当务之急，仍宜通便，加杏仁泥、郁李仁、火麻仁增水行舟、润肠通便，再进 2 剂，大便终于通畅，病情大有好转，上肢可伸屈抬举，血压略升，舌苔白厚腻，脉仍弦滑，再转回平肝息风，化痰活络，用初诊方去钩藤、刺蒺藜、竹茹祛风化痰，加当归、芩、连、威灵仙清湿化痰。五诊，痰少风减，虚相已见，改用六君子汤加味调理，酌用祛风通络，再加调理气血之品，身体渐趋康复，改服丸药，巩固疗效。

纵观本案，平肝息风、化痰通络为总的治法，贯彻始终。然通腑泄浊，利窍启闭，给邪以出路，急则治标，亦是临证审时度势之要诀也。

【案例】来春茂平肝息风，化痰通络法治疗中经络案

张某，女，50 岁。

病史：患者于 1976 年 4 月 12 日下午弯腰扫地时，突然右上肢、下肢失灵，舌强语謇，口角流涎，耳鸣目糊。翌晨来我院门诊。观其人，形矮颈短，身宽体厚，此类体形易患中风，问诊言语含糊，吐字不爽，口痰甚多，所幸意识尚清，左手脉搏浮滑，右手沉数，血压 160/100 mmHg。舌苔白，舌质边尖赤，小便能控制，大便两天未解。家人代诉：近几年脾气有些躁，容易发怒，常说头痛耳鸣，大拇指麻木，感到周身肌肉不时有些跳动，睡眠不佳。如此现象都是中风预兆。证属将息失宜，阴阳偏盛，风火相煽，痰气壅塞，上盛下虚，故风中经络，发生指麻，说话不清，半身不遂。治以平肝息风，化痰通络。天麻钩藤饮加竹沥、胆南星，以加强豁痰息风之力。

处方：天麻 9 克，钩藤（后下）30 克，生石决明（先煎）30 克，栀子 9 克，黄芩 9 克，川牛膝 9 克，杜仲 15 克，益母草 9 克，桑寄生 12 克，首乌藤 15 克，朱茯神 12 克，胆南星 6 克，竹沥 30 克（因无竹沥用天竺黄 9 克，代）。

服 3 剂后症状缓解。在此方基础上加减治疗，所用过的药品有：秦艽、续断、伸筋草、当归、川芎、生地黄、熟地黄、杭白芍、白术、肉苁蓉、杜仲、豨莶草、海风藤等。

在恢复期用过补阳还五汤加减，最后用归芍六君子汤健脾柔肝收功。大约 3 个月后，症状基本消失。于 1977 年 1 月 14 日因感冒咳嗽来诊，诉说去年中风后

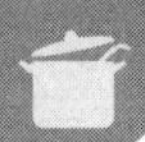

的经过，现在身体较好，血压不高。

［史宇广，单书健.当代名医临证精华：中风专辑[M].北京：中医古籍出版社，1992.］

【评析】 本例患者平素即烦躁易怒，且发病前有头痛耳鸣、手指麻木、肌肉瞤动之症，说明郁怒伤肝，肝郁气逆，升阳化风，此时已有风动之征，若及时给予息风通络之剂，或可消除中风预兆而不致发病。但可惜患者未引起重视，以致延误机宜，终至风火相煽，痰气壅塞，风痰阻络而发为中风。患者身宽体厚，属痰湿壅盛之体质，发病后又有痰多、脉滑数等热痰征象，故治疗除给予平息风、活血通络之天麻钩藤饮外，尚加入胆南星、竹沥或天竺黄等清热豁痰之品，使肝风息、痰热清、经络通；随后又以益气活血之补阳还五汤或健脾柔肝之归芍六君子汤收功。

【案例】袁家玑潜阳镇逆，息风化痰法治疗中经络案

姚某，女，64岁。1973年4月18日初诊。

病史：家属代诉，一天前下午，因家务劳累，感左上肢及左下肢发麻，肢体沉重，进行性加重，数小时后，左侧身体活动不变，左手足无力，神志尚清，入夜思睡，神志蒙眬，喉间痰鸣，时有鼾声，呼之能应，语言不清，左半身不遂，大便未行，小便黄少，颜面潮红，右侧鼻唇沟变浅，脉弦滑而数，伸舌不利，舌质红，苔黄厚。治宜潜阳镇逆，息风化痰。

处方：生石决明（先煎）30克，生牡蛎（先煎）30克，代赭石（先煎）24克，怀牛膝30克，生白芍18克，钩藤（后下）15克，法半夏10克，川贝母9克，胆南星9克，石菖蒲6克，决明子30克，黄芩9克，竹沥（加生姜汁数滴，频频喂服）60 mL，3剂。

4月21日二诊：药后神志稍清，语言略好，余症如前，大便数日未行，于上方加入生大黄7克，2剂。

4月24日三诊：服上方后大便得下，病情未再增重，上方去大黄，继以竹沥加生姜汁服用，继服6剂。

4月30日四诊：6剂尽后，神志语言清楚，舌质红渐次减轻，黄苔化薄，但左侧肢体仍不能活动、麻木，感觉欠佳，有时觉痛，内风渐平，舌质偏红，

苔较前减薄，尚属黄厚而腻，脉弦而滑，于潜阳息风中增入滋阴清热，化痰通络之品。处方：生石决明（先煎）30克，牡蛎（先煎）30克，生白芍20克，钩藤（后下）15克，怀牛膝18克，生地黄15克，川贝母10克，法半夏10克，枸杞子10克，石菖蒲6克，鸡血藤18克，桑枝21克，延胡索10克，夏枯草10克，竹沥（分冲）60 mL，6剂。

5月10日五诊： 6剂药尽后，病情稳定，神志语言清楚，心烦眠差，口干不欲饮，诉左侧上下肢疼痛，麻木，舌质红，苔退，脉细弦，已不数，以滋阴清热，化痰通络法治之，杞菊地黄汤加减。处方：枸杞子10克，菊花10克，生地黄18克，赤白芍各9克，牡丹皮10克，桑寄生15克，怀牛膝15克，川贝母10克，法半夏10克，牡蛎（先煎）24克，丹参15克，酸枣仁15克，栀子炭10克，地龙10克，鸡血藤18克，延胡索10克，6剂。

此后，在上方基础上据症加减，并嘱功能锻炼，左侧肢体逐步活动，经治半年痊愈，思维行动如常，已19年未复发，至80岁高龄，仍健康无恙。

［邱德文，沙凤桐．中国名老中医药专家学术经验集[M]．贵阳：贵州科技出版社，1994.］

【评析】 患者年老肾精渐亏，阴虚痰热，气血失调，水不涵木，阳亢于上，痰热内蕴，风火交煽，气血痰火上蒙神明，痹阻经络，故发生神志不清，半身不遂。初诊以潜镇摄纳，平肝息风为主治。生石决明、生牡蛎、代赭石重镇潜阳，平肝息风；钩藤、决明子息风散热，痰因火动，故以黄芩苦寒降火；怀牛膝引血下行，折其亢盛之风阳；生白芍入肝，敛肝之液，收肝之气，柔肝息风；法半夏、川贝母、天南星、石菖蒲、竹沥通窍除痰，降火除痰。二诊风势渐平，增入生大黄，导热下行。后期痰火渐消，阴虚痰热以滋阴清热，化痰通络标本兼顾。本证阴虚痰热，故初中时不宜投入滋阴腻滞之品，以免壅塞气机，反使痰火恋滞，难于降泄。待肝风平息后，才转滋阴清热、化痰通络法，以标本同治。治法有序，方药中的，半年后痊愈。

【案例】刘冠军治疗脑出血案

朴某，男，59岁。3月14日初诊。

病史： 素患高血压，3月10日晚，看电视时间过长，突感头痛眩晕，乃至昏迷，

不省人事，遂即到吉林市某医院就诊，诊断为脑出血，投西药治疗效果不显，乃转我科治疗。查：形体丰盛，神志尚清，不能对话，舌硬，语言不清，面赤，舌质黯，苔白腻，脉沉弦，血压 170/110 mmHg，体温 37.1 ℃，左侧半身偏瘫不用，肌力 0 级，划跖反射阳性，随意运动消失，诊为素体阴虚阳亢，复因过劳，乃至肝风妄动，夹痰浊上蒙清窍，造成络破血溢之中风。先治以平肝息风，豁痰开窍以平阳亢，次以扶正治瘫以善其后。

处方：初投清降醒脑饮。生石决明（先煎）、钩藤（后下）、地龙、石菖蒲、牛膝、天竺黄、瓜蒌、山羊角（先煎），水煎服，连服 3 剂，针刺人中、太冲、百会、风池、曲池、阳陵泉、丰隆，一般均用补法。

经上法治疗 3 天，血压降为 150/100 mmHg，脉稍和缓，大便 3 日未解，语言仍不利，口仍㖞斜，肢体肌力仍为 0 级。上方加大黄，服后便解，血压 150/90 mmHg，脉弦，知肝阳稍平，上方加豨莶草、鸡血藤，针穴同上，加患侧颊车、地仓、合谷、廉泉、通里，又治 3 天，血压 150/90 mmHg，能发一般单双字音，但不清楚，上肢能上抬至胸，肌力为Ⅱ级，下肢肌力能活动。上方加苏木、水蛭（3 克，为末冲服），针穴同上，加头针运动区，又治疗 7 天，上肢肌力为Ⅳ级，能做一般随意活动，下肢肌力恢复为Ⅱ级，能下地站立，诊见舌质黯，脉沉弦带涩，为颅内仍有瘀结之象。乃投水蛭通栓汤：黄芪、水蛭（每次 3 克，为末冲服）、地龙、苏木、木瓜、川续断、豨莶草、鸡血藤、黄芩，水煎服，针法同上，并加按摩，又治疗 7 天，下肢恢复为Ⅳ级，上肢仅感无力，可随意活动，唯手指尚欠灵活，血压 140/90 mmHg，脉沉缓，舌质红，少苔，为巩固疗效，投茸血治瘫丸加黄芩，每服 7 克，每日 3 次，又治 15 天，肌力、自主活动均如常人而愈出院。

［刘芳，刘虹. 中国百年百名中医临床家丛书 · 刘冠军 [M]. 北京：中国中医药出版社，2001.］

【评析】 该案属本虚标实之证，所以在治疗时，以祛邪为先，后遗症期又以扶正为主；扶正以消除肝亢、痰浊、火炽、血结为前提，以保证脑组织不受浊邪之压迫，才能使“气复返”而收效。采用醒脑、开窍、息风、化痰、泻热、通腑之法，以求“气火之升，宜于抑降，肝阳之扰，宜于清泄，痰涎之塞，宜于涤化，阴液之耗，宜于滋填”。初诊以清降醒脑饮（生石决明、钩藤、地龙、石菖蒲、牛膝、天竺黄、瓜蒌、山羊角）清肝息风，豁痰开窍。人中、百会启闭泻热，醒脑开窍；太冲清心，降逆，潜阳息风；风池、曲池、阳陵泉、丰隆疏风祛痰。二诊加大黄通腑泻热，痰火渐消，以水蛭通栓汤：黄芪、水蛭（每次 3 克，为末冲服）、地龙、苏木、木瓜、川续断、豨莶草、鸡血藤、黄芩通经活络，茸血治瘫丸加黄芩标本兼治以巩固疗效。

7. 肝肾阴虚，风阳上扰

【案例】赵清理育阴潜阳，镇肝息风法治疗脑血栓形成案

严某，男，52 岁。1975 年 3 月 12 日初诊。

病史：患者平素血压较高，常在 165/105 mmHg 左右，时感眩晕，头痛而胀，夜寐不安，腰膝酸软，右侧肢体麻木。今晨醒后，发现右侧肢体运动障碍，口角㖞斜，舌謇语涩，而神志尚清。伴呕恶频作。查脑脊液澄清。血压 180/115 mmHg。西医诊为脑血栓形成，遂给予降压药。患者出于对中医的信任，求治于余。察其面红气粗，口干舌燥，舌红、无苔，脉弦细数。证属肝肾阴亏，风阳上扰，风中经络之重证。治宜育阴潜阳，镇肝息风。方用镇肝熄风汤加减。

处方：白芍 12 克，玄参 12 克，天冬 9 克，牛膝 9 克，菊花 12 克，天麻 9 克，槐米 9 克，钩藤（后下）12 克，地龙 18 克，全蝎 9 克，生地黄 18 克，夏枯草 30 克，代赭石（先煎）20 克，甘草 3 克。3 剂，水煎服。

二诊：服上药后，血压下降，诸症均减，唯肢体活动仍然受限。师上法，去天冬，加红花 9 克、土鳖虫 9 克，以加强活瘀通络之力。继进 3 剂。水煎服。

三诊：头痛大减，夜寐较安，肢体右侧已能轻微活动，语言已较前清晰。拟守前法略有出入。处方：钩藤（后下）9 克，菊花 12 克，白芍 12 克，玄参 12 克，牛膝 9 克，生地黄 18 克，石菖蒲 9 克，夏枯草 30 克，何首乌 15 克，杜仲 12 克，桑寄生 30 克，土鳖虫 9 克，红花 9 克，牡丹皮 9 克，甘草 3 克。

守上方，每日 1 剂。水煎服。连续用药 23 天，诸症消失，一如常人。

【按】 本患者素体阴虚阳亢，风阳上扰清窍，故血压偏高，眩晕头痛。此发中风，虽未暴仆而猝亡，然亦致经络受阻，肢体偏枯，故属中经络之重证。治疗中，抓住其标突然险杂之象，首用镇肝熄风汤以控制病情；继加活瘀通络之品而获痊愈。可见肝肾阴虚型高血压患者发为中风，虽为本虚标实，但偏枯已成，仍当以治标实为先。

［赵清理．临症心得选 [M]. 郑州：河南科学技术出版社，1982.］

【评析】 该案患者面红气粗，口干舌燥，舌红、无苔，脉弦细数。肝肾亏虚之象明显，证属肝肾阴亏，风阳上扰。治宜育阴潜阳，镇肝息风。予镇肝熄风汤加减以益肝阴，平肝阳，息肝风。方中重用牛膝引血下行兼益肝肾，使浮越之阳下潜。《本草经疏》言其“走而能补，性善下行”；代赭石，质重沉坠，降气镇逆，平肝潜阳；玄参、天冬、白芍滋养阴液，使肝阳下潜，阴能维阳，肝风可息；菊花、天麻、槐米、钩藤平肝息风；夏枯草清泄肝热而降血压；地龙、全蝎息风止痉，通经活络。诸药合用，标本兼治，使肝阴得补，肝阳得潜，肝风自息。继加活瘀通络之品而获痊愈。

【案例】万济舫养阴息风，舒筋活络法治疗半身不遂案

蔡某，女，50岁。1959年2月21日初诊。

主诉：右半身不遂一日。病史：体质素虚，每洗冷水澡则觉右半身知觉迟钝，有时拘挛。昨日突然恶寒发热，头痛，随即发生右半身拘挛疼痛，活动不遂。今日发热虽退，但肢体拘挛不解，行走维艰。检查：舌苔薄白，脉象弦细。按语：《素问·阴阳应象大论》曰：“肝生筋。”《素问·五脏生成》曰：“肝之合筋也。”肝主风，风盛则动。今外风客入，故初起恶寒发热。患者体质虚弱，阴血不足，则风阳上扰，则头痛。血不养肝，则筋脉不得濡养，故右半身知觉迟钝。两风相合，偏阻经络，故半身不遂。治法：养阴息风，舒筋活络。

处方：冬桑叶15克，杭菊花9克，柴胡6克，明天麻9克，双钩藤（后下）18克，苏薄荷（后下）3克，生石决明（先煎）15克，杭白芍9克，刺蒺藜9克，牡丹皮6克，石斛12克，生地黄15克，生甘草4.5克，另加大活络丸6粒，日服2次，每次1粒。

二诊：服上方3剂，头痛已愈，下肢拘挛疼痛减轻，活动好转，可以扶杖慢行数步，但精神不振。原方出入，加补气养血之品为治。处方：黄芪18克，潞党参9克，嫩桑枝24克，独活9克，炒白术9克，全当归12克，川芎4.5克，杭白芍9克，川牛膝9克，五加皮18克，另加以大活络丸4粒，服法同前。

三诊：服上方3剂，活动继续好转。唯咳痰中带血丝。患者自述，素有此疾。此肺络瘀热。仿前方加减为治。处方：嫩桑枝24克，秦艽9克，全当归12克，

白芍 12 克，生地黄 18 克，川牛膝 9 克，宣木瓜 9 克，川续断 15 克，广橘络 6 克，另加大活络丸 8 粒，服法同前。

四诊：服上方 8 剂，咳血已止，诸症继续好转。已能单独行走，从武昌走到汉口，并不需人照顾，但步伐不能过急，否则即出现恍惚动摇。处方：仍以原方 4 剂，大活络丸八粒再进，以善其后。

方解：首方用柴胡、薄荷、桑叶、菊花、刺蒺藜，疏肝祛风；天麻、钩藤、生石决明息风；生地黄、石斛、白芍、牡丹皮，清热养阴。此外，始终用大活络丸舒筋通络，息风解痉为治。

［万济舫．万济舫临证辑要 [M]. 武汉：湖北人民出版社，1982.］

【评析】　患者为阴虚阳亢之体，外风引动肝风而发病，故见舌苔薄白，脉象弦细。初诊以桑叶、菊花、柴胡、天麻、双钩藤、薄荷、生石决明、刺蒺藜清肝息风为主；牡丹皮、石斛、生地黄、白芍养阴敛肝。方中尚嫌祛风通络，补养气血之力不足，故以大活络丸祛风通络、补气养血为辅。

【案例】朱古亭养阴平肝，息风和络法治疗中经络案

史某，男，63 岁。1988 年 4 月 6 日初诊。

病史：肾阴不足，肝阳上亢，常患头痛眩晕。近一个月来，肢体麻木震颤，半身不遂。脉两手均弦，舌苔糙腻。系肝阳化风夹痰，瘀阻经络，气血不能流畅。老年患此，不易恢复。治宜养阴平肝，息风和络。

处方：白芍 15 克，僵蚕 12 克，首乌藤 12 克，鸡血藤 15 克，钩藤（后下）15 克，桑寄生 12 克，牡蛎（先煎）30 克，滁菊花 9 克，刺蒺藜 9 克，川续断 10 克，地龙 10 克（先煎），龙齿（先煎）20 克，7 剂。

1988 年 4 月 13 日二诊：进养阴平肝、息风和络之剂，糙苔渐退，脉之弦象较和，上肢已能活动，下肢依然不遂，麻木减轻，震颤已完。风阳有潜息之象，气血有流通之机。再从前法，于平肝息风之中加归芍和营、黄芪益卫。处方：当归 9 克，白芍 12 克，川芎 5 克，牡蛎（先煎）30 克，鸡血藤 15 克，僵蚕 12 克，滁菊花 9 克，生黄芷 15 克，刺蒺藜 6 克，10 剂。

［朱古亭．朱古亭临证录 [M]. 杭州：浙江科学技术出版社，1992.］

【评析】　本案为肝肾亏虚，肝风邪痰上扰之证，患者存在阴虚、肝风上扰

及痰瘀风络象，为虚实夹杂之证，治疗有治标、治本或标本兼治之别。因此辨清标本缓急是关键所在。医者选择了标本兼治，以治标为主，兼以扶正的治疗方法，首诊以钩藤、刺蒺藜、滁菊花、牡蛎、龙齿平肝，重镇潜阳；僵蚕、鸡血藤、首乌藤、地龙化痰通络，鸡血藤兼以养血；桑寄生、川续断、白芍补肾敛肝。二诊时肝风渐息，遂加强扶正治本之力，以黄芪、当归、白芍补气养血和营，其余仍以化痰平肝息风为治。自始至终，医者以标本兼治为原则，但标本缓急随病情变化侧重不同。

【案例】刘志明治疗中经络案

李某，女，65岁。

病史：1981年3月12日下午5时许，突然跪倒不能站立，自觉左侧肢体不灵便，语言不利，伴头晕、恶心。当晚送医院急诊，行腰椎穿刺被患者拒绝，于翌日请刘志明诊治。自诉头昏耳鸣，左手不能举，左脚不能行，舌与鼻唇沟稍左㖞，流涎，吞咽困难，甚则呛咳，语言謇涩，恶心，汗出较多，脉弦滑，苔薄黄。血压170/100 mmHg。刘志明诊为中风，证属肝肾阴亏，阳亢风动，夹痰痹阻经络。拟滋阴潜镇，重在平肝通络，豁痰开窍。方用天麻钩藤饮加减，合牛黄清心丸。

处方：钩藤（后下）9克，菊花9克，珍珠母（先煎）24克，石决明（先煎）24克，菖蒲6克，远志6克，半夏9克，黄芩9克，茯苓9克，桑寄生12克，牛膝12克，何首乌15克，另：牛黄清心丸5粒，每日1粒。

服5剂后，即能行走两三步，左上肢亦能抬举平肩，语言较前流利，喝水已不呛咳，血压150/100 mmHg，余症均减。桑寄生改为15克，增太子参12克，停用牛黄清心丸。此后即以上方随证化裁，服药三十余剂，口角㖞斜完全恢复，左侧肢体活动自如，语言清晰，能料理较轻家务。

［史宇广，单书健.当代名医临证精华：中风专辑[M].北京：中医古籍出版社，1992.］

【评析】 本例患者虽发病急骤，但无神志改变，当属中经络证。由肝肾阴虚，阴不敛阳，阳亢风动，风阳上扰，夹痰阻络所致。刘志明给予平肝息风、清热活血、滋补肝肾之天麻钩藤饮化裁，并配合清热解毒安神之牛黄清心丸调治。

待热象减轻，诸症悉减后，则去掉牛黄清心丸，专以天麻钩藤饮治本为主，终获显效。

【案例】叶景华滋阴平肝，息风化瘀法治疗脑出血案

朱某，女，45 岁。

病史：于 1974 年 6 月 14 日因头痛左侧肢体瘫痪住院。住院后做腰椎穿刺，脑脊液呈陈旧性均匀血性液。诊断为脑出血。给予对症处理 5 天，仍头痛甚，乃请中医诊治。头痛夜甚，语言謇涩，左侧上下肢瘫痪，口干引饮，纳少，大便 3 日未解，小便短赤，舌光红，脉细。证属肝肾阴亏，肝阳上亢，风火瘀为患。治以滋阴平肝，息风化瘀。

处方：生地黄 30 克，牡丹皮 10 克，赤白芍各 10 克，桑叶 10 克，甘菊 12 克，地龙 12 克，钩藤（后下）15 克，苦丁茶 6 克。

服药 1 周，头痛减轻，配以针刺疗法，上下肢渐能活动，舌仍光红，脉细，大便 2～3 天 1 次。再以前方出入。处方：生地黄 30 克，牡丹皮 10 克，赤芍 12 克，地龙 12 克，甘菊 12 克，苦丁茶 6 克，桃仁 10 克，天花粉 15 克，全蝎 3 克，蜈蚣 2 条。

又服药 1 周，头痛除，上下肢活动渐利，但舌仍光红，脉细。再以滋阴平肝化瘀。前方去全蝎、蜈蚣，加玄参 10 克、天冬 10 克。

又服 3 剂，一般情况好，舌光红较前淡润，口干减，出院带回上方 5 剂续服。

［叶进，朱雪萍，王莉珍，等．叶景华医技精选 [M]. 上海：上海中医药大学出版社，1997.］

【评析】 患者头痛夜甚，语言謇涩，左侧上下肢瘫痪，口干引饮，大便秘结，小便短赤，舌光红，脉细。证属肝肾阴亏，肝阳上亢，风火瘀为患。生地黄、牡丹皮、赤白芍养阴清热；桑叶、菊花平肝息风；地龙活血通络；苦丁茶散风热，清头目，除烦渴。二诊诸症减轻，阴虚明显，仍以养阴通络为治，而后继续增加养阴之力以治其本。

【案例】刘志明滋阴潜镇，清热息风法治疗脑血栓形成案

杨某，女，66岁。1980年9月8日初诊。

病史：患者于9月6日下午3时许坐于家中，突然感觉左上肢麻木无力，不能持物，左下肢酸软乏力，难以抬步，由家属背来就诊。语言謇涩，口唇麻木，伴头胀，大便干，脉弦，苔薄黄，血压190/106 mmHg。昨至某医院确诊为脑血栓形成。刘志明诊为中风，先以天麻钩藤饮滋阴潜镇，投药10剂，至9月20日言謇已除，左侧肢体活动好转，血压降至160/90 mmHg。唯药后嗜睡，神疲乏力，脉细弦，故投以补阳还五汤。

处方：黄芪18克，当归9克，赤芍13克，川芎6克，地龙12克，钩藤（后下）12克，菊花9克，牛膝12克，桑寄生15克，石决明（先煎）30克，石菖蒲6克，远志6克。

上方随证加减，连服月余，左上肢活动恢复，左下肢能行走，余症亦除，追访年余未复发。

［史宇广，单书健.当代名医临证精华：中风专辑[M].北京：中医古籍出版社，1992.］

【评析】 本例患者属中经络（脑血栓形成）案，初期有阴虚阳亢、风火上扰之象，故先用滋阴潜镇、清热息风之天麻钩藤饮化裁。待阳亢风动已平，症情稳定，且气虚血瘀之象明显时，即与益气活血通络之补阳还五汤调治，获得满意疗效。王清任之补阳还五汤是治疗气虚血瘀之中风后遗症的代表方剂，尤适用于肢体功能欠缺者，其中以益气补中治本，活血通络治标，标本兼治，则气旺血行，诸症得愈。关于本方的应用，张锡纯曾云："然王氏书中，未言脉象何如。若遇脉之虚而无力者，用其方原可见效。若其脉象实而有力，其人脑中多患充血，而复用黄芪之温而升补者，以助其血愈上行，必至凶危立见。"诚经验之谈，临证应谨记。

【案例】赵金铎柔肝息风，化痰通腑法治疗复中风案

雷某，男，71岁。

病史：1973年5月，因工作劳累、心境不佳，某日晚突然神志昏迷，右侧

肢体偏瘫，即往某医院急诊，诊为脑血管意外、高血压、动脉硬化，经抢救治疗（用药不清），神志清醒，症状缓解，唯右侧肢体活动欠灵活，面瘫。此后，1974 年、1976 年 2 次出现偏瘫及失语，均经治疗后遗留右侧肢体活动不利，但尚能自理生活。近 1 个月来，不明诱因，每日不停地口角流涎，6 天前突发失语、口眼㖞斜，右侧肢体偏瘫加重；水饮不能入，入则呛咳，小便失禁。即往某医院急诊，该院按脑血栓形成用低分子右旋糖酐等药物治疗，效不显，于 1982 年 6 月 29 日上午 11 点 30 分转入我院。刻下症见：颜面潮红，舌强短缩，不能伸过门齿，质黯红，苔黄腻。家属代诉：大便四日未行，小便失禁，诊脉沉细滑数。血压 170/120 mmHg。中医诊为复中风西医诊为脑血栓形成。辨为肝肾不足、风阳上扰、痰热内阻之证，拟柔肝息风、化痰通腑开窍以治。用桑钩温胆汤合三化汤化裁。

处方：桑寄生 15 克，钩藤（后下）12 克，清半夏 9 克，陈皮 9 克，茯苓 15 克，菊花 9 克，石菖蒲 12 克，丹参 15 克，牛膝 9 克，川厚朴 9 克，生大黄（后下）5 克，羌活 3 克，竹沥水（分冲）60 mL。

当日急煎内服，服药后夜间大便即通，翌日晨起又大便 1 次，颜面潮红即退，肢体渐能活动，小便能控制。

药已中病，原方去生大黄，川厚朴、羌活续服。5 天后，舌体活动较前灵活，语言稍清晰，右下肢活动尚可，搀扶可以行走；右上肢能抬举，但不能持物；吞咽困难，水饮入口仍呛咳，口角流涎。血压 150/100 mmHg。10 天后，舌能伸过门齿，肢体活动又较前灵活，语言不甚利落，大便四日未行。于方中加火麻仁 15 克，桃仁 9 克。半个月后，能扶杖行走，右上肢抬举能触及头部，但手指握力较差，大便畅，小便调。20 天以后，能下床自由活动锻炼，右上肢能抬举过头，握力较前增强，舌体活动自如，说话时吐字较前清楚，精神、食欲转佳，二便调，血压 160/100 mmHg，舌苔由黄腻转为薄黄，脉弦。一月后，生活能自理，取消陪床。续服原方药，至 56 天出院。

［赵金铎 . 赵金铎医学经验集 [M]. 北京：北京出版社，1986.］

【评析】 该案患者肝肾亏虚，虚风内动，气血逆乱，血蓄于内，胃肠气机不畅，糟粕积滞阻于肠道，郁久化热而引起胃肠实热证。故治以通降腑气、畅利中焦，“大气一转，其气乃散”，大便通则病愈过半。

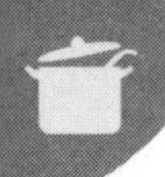

【案例】任应秋滋阴清热息风法治疗脑血栓形成

陈某，男，50岁。1973年2月4日初诊。

病史： 20天前睡一觉醒来，想翻动身体，即觉手足不灵活，勉强从右侧翻到左侧，再想翻回来就不行了，随即口角㖞斜，说话费劲，发音不清，舌头运动不自然，手足左半正常，右半呈弛缓性瘫痪，经某医院诊断为脑血栓形成。住院半个月，疗效不显，后服中药治疗。诊得脉弦细而数，舌质红苔薄少津，胸闷心烦，咽干思饮，小便色深，乃阴虚阳亢内风暗动，虚证经脉血滞之候。即服豨莶至阴汤，以治中风的阴虚证。

处方： 制豨莶草30克，干地黄9克，盐知母12克，当归3克，枸杞子9克，炒赤芍12克，龟甲（先煎）6克，牛膝6克，甘菊9克，郁金9克，丹参9克，连翘、栀子、天花粉各9克。

服3剂，烦热退，语言清，口角㖞斜也有改善，是心经之热已退，而经筋中所滞之血热，尚未清彻也。复于方中去连翘、栀子，加橘络6克、广地龙3克，连服7剂，瘫痪恢复，手足运动正常。唯舌质尚红，脉仍弦细，阴虚尚待继续滋养，改用六味地黄丸，连服10剂完全康复。

［余瀛鳌，高益民. 现代名中医类案选[M]. 北京：人民卫生出版社，1983.］

【评析】 脉弦细而数，舌质红苔薄少津，胸闷心烦，咽干思饮，小便色深，阴虚风动之证。豨莶至阴汤为任应秋治疗中风阴虚阳亢，虚风暗动经脉瘀滞之有效方剂，由制豨莶草、干地黄、盐知母、当归、枸杞子、炒赤芍、龟甲、牛膝、菊花、郁金、丹参、黄柏组成，具有养阴清热，疏经活血之功效。

【案例】刘星元祛风养血，调和阴阳法治疗中经络案

杨某，女，40岁。1972年11月4日初诊。

病史： 患者长期高血压，血压波动于（130～210）/（90～130） mmHg。现觉头痛，头晕，眼花，心悸，心急，食欲亦差。左侧肢体麻木感，尤以上肢为重，不能举手和握物。尿黄，大便数日一解。诊查脉象伏匿，望诊见患者口角㖞斜，苔满厚腻。证属肝阴暗亏，肝血不足，兼有风阳内动之证候。治宜祛风养血，

调和阴阳。拟用旋代乌梅汤加味治之。

处方：桑寄生15克，杜仲15克，葛根15克，钩藤（后下）15克，地龙9克，旋覆花（包煎）9克，代赭石（先煎）9克，乌梅15克，黄柏3克，黄连1.5克，干姜3克，党参3克，桂枝3克，当归3克，细辛1.5克，附子1.5克，炒川椒1.5克。3剂，隔日1剂。

11月9日二诊：药后头痛、头晕大减，右上肢能上举、握物。尿色转清，大便通调。唯纳食尚差，左下肢麻木感。脉左虚右弦无力，舌质不实。11月4日处方加焦三仙各4.5克、砂仁（后下）1.5克、伸筋草15克、木瓜9克、怀牛膝9克。3剂，隔日1剂。

11月16日三诊：自觉口苦、纳呆、肢麻诸证皆见好，嘱原方继服3剂，隔日1剂。

11月23日四诊：诸症进一步好转，尚感下肢无力，左手指麻木。切脉寸盛尺衰，此为肝肾不足。故原方加女贞子9克，墨旱莲9克，以益肾阴，继续调治。

［甘肃天水地区第一人民医院．刘星元临证集[M]. 兰州：甘肃人民出版社，1980.］

【评析】 该案医者以旋代乌梅汤加减用于肝阴不足、风阳内动之证，确有独到之处，值得借鉴。医者也深有体会，现摘录如下：此例长期高血压，影响肝阴亏损，肝血不足。肝主筋，因而出现左侧肢麻，手指不能握物。肝又主疏泄，亦即新陈代谢调节功能降低，所以食欲不好，大便数日一次，从而发生头痛、头晕、眼花、口角㖞斜诸症。总之，由于血气不足，肝阴失养，阴衰阳盛，不能平衡，上升之力有余，下降之力不足，出现了上述风阳内动之证候。治疗上当以舒筋、活络、降逆为急务。处方中的桑寄生、杜仲、旋、代、葛、藤、地龙诸药，就是为此而设。至于采用乌梅汤治高血压，为予所常用者，因乌梅汤为厥阴总方，厥阴诸证，多可考虑。该汤寒热配合，酸、苦、辛、甘互用，正合厥阴证寒热错杂，阴阳失调之证候。尤其乌梅一味，大酸为主。泄肝家阳亢，补肝家阴亏。黄连、黄柏，一入心，一入肾，苦寒泄热为辅。盖肝家一热，心肾之热亦随之而起。配合乌梅，更兼酸苦涌泄之义。干姜、附子辛温为佐。干姜通五脏六腑、四肢关节诸络脉，治脏腑诸经寒气凝结。能引血药入血分，气药入气分，尤能通心明、开心气。附子走而不守，引补气药行十二经，以复元阳；引补血药入血分，以养真阴。细辛、川椒为使，二药味皆辛辣。细辛能开九窍，散风泄热，润肝肾经之燥；川椒暖胃消食，温中下气，通三焦，利关中，二药用量均不可过 1.5 克。桂枝通阳，当归补血，人参补气。药仅十品，在以乌梅泄肝阳补肝阴为主下，兼五味，俱四气，祛寒除热，调阴阳，和气血，无所不备。此所以有自然矫正气血升降的机制。二诊时，胃纳尚差，左肢麻木，加焦三仙、砂仁和胃，伸筋草、木瓜、牛膝以舒展下肢。三诊续服三剂，四诊寸盛尺弱，加二至丸以益肾阴。

【案例】魏长春养阴息风，潜阳化痰法治疗中经络案

黄某，男，75 岁。1963 年 9 月 20 日初诊。

刻下症见：突然口眼㖞斜，口角流涎，言謇，左半身不遂，面容神色如常，脉左弦大、右弦滑。此乃高龄精血衰耗，水不涵木，肝阳偏亢，血燥生热，热灼津液成痰，痰壅气闭，窍络被阻。治拟养阴息风，潜阳化痰。

处方：生地黄 30 克，墨旱莲 30 克，麦冬 15 克，肉苁蓉 9 克，怀牛膝 9 克，天竺黄 9 克，白石英（先煎）9 克，龙骨（先煎）9 克，石菖蒲 6 克，远志 3 克，薄荷（后下）1.5 克，玄精石（先煎）9 克，生牡蛎（先煎）9 克。4 剂。

二诊：胃纳转佳，脉象转小。原方去薄荷，加独活 3 克，梨 1 只，甘蔗汁 1 杯。5 剂。

三诊：半身不遂已解，行动如常，口角流涎，舌红润，脉弦大。内风未息，慎防反复。处方：墨旱莲 30 克，决明子 12 克，生牡蛎（先煎）12 克，玄精石（先煎）9 克，白石英（先煎）12 克，钩藤（后下）9 克，桑寄生 9 克，桑叶 9 克，制何首乌 9 克，穞豆衣 12 克，梨汁 1 杯（冲服）。局方牛黄清心丸（研吞）1 粒。5 剂。并嘱常服梨汁。

［浙江省中医院．魏长春临床经验选辑 [M]. 杭州：浙江科学技术出版社，1984.］

【评析】 本例患者高龄精血衰耗，水不涵木，肝阳偏亢，血燥生热，热灼津液成痰，痰壅气闭，窍络被阻。以地黄饮子加减治疗。地黄饮子为治疗中风之常用方剂，功善补养下元，摄纳浮阳，开窍化痰，适用于下元虚衰，虚阳上浮，痰浊上泛之证。方中熟地黄、山茱萸滋补肾阴；巴戟天、肉苁蓉温壮肾阳为君药；配伍附子、肉桂温养下元，摄纳浮阳，引火归元；麦冬、石斛、五味子滋阴敛液，壮水济火，调协阴阳为臣；石菖蒲、远志、茯苓交通心肾，开窍化痰为佐，薄荷

为引调和营卫。诸药合用，滋肾阴，补肾阳，开窍化痰，济水火，除痰浊。该案祛桂、附之温燥，萸、味之酸收；以地、冬、旱莲、苁蓉、玄精石补肾；竺黄、菖蒲、远志、薄荷祛风痰，通心气，开窍治喑；牛膝活血通经络，引血下行；以龙、牡、石英宁心，镇肝息风潜阳。二诊诸症好转，以梨汁、甘蔗汁之甘寒以养阴息风。三诊已能行动，但口角仍有流涎，故在养阴、息风方中加入局方牛黄清心丸以补养气血，祛风痰，通经络。

8. 风邪阻络，瘀血痹阻

【案例】王任之活血息风，舒筋和络法治疗缺血性脑卒中案

魏某，男，40 岁。1981 年 1 月 17 日初诊。

病史： 患者因拟诊右颈内动脉缺血性脑卒中，于 1 月 13 日由脑外科转住神经内科，治疗后后枕疼痛好转，右上肢已能上举，右下肢亦能稍微抬起离开床面，唯踝以下部位仍不能活动，面部右侧及下肢均觉麻木，脉弦。治以活血息风，舒筋和络。

处方： 绵黄芪 10 克，全当归 10 克，地龙 9 克，红花 4 克，羌活 3 克，葛根 30 克，鹿衔草 10 克，鸡血藤 15 克，秦艽 5 克，制豨莶草 10 克，锁阳 10 克，炒续断 6 克，炒怀牛膝 10 克。

1 月 24 日二诊： 面部右侧和右下肢麻木见轻，右踝和足趾活动仍不灵便，脉濡稍数。守前方加减。上方减羌活、葛根，加桑寄生 10 克，杜仲 10 克。

［王宏毅，王运长．王任之医案 [M]. 合肥：安徽科学技术出版社，1998.］

【评析】 缺血性脑血管病多属中风之中经络范畴，后期、稳定期治疗多宗王氏补阳还五汤，以补气活血通经活络，但随证加减，遣方用药更为关键。综观本案治疗过程，首诊即在补气活血通络之上，伍以秦艽、鹿衔草、豨莶草等祛风舒筋通络之品，鸡血藤养血活血，牛膝引血下行，配以锁阳、续断以加强补肾之力。葛根辛甘，升腾胃气，滋阴生津，又防阳药太过，诸药合用，既助阳以行气祛瘀，又息风并舒筋，所以药到效显。二诊去羌活之燥，又弃葛根之凉，加杜仲以配牛膝，二药相须，强筋骨之力得增，缓图可收完功。

【案例】仝示雨活血逐瘀，祛风解痉法治疗脑栓塞案

牛某，女，23 岁。

病史：患者于 1977 年 3 月 3 日早 2 点左右，下床小便时，感觉左侧肢体运动失灵，言语不清，跌倒在地，不能站立，由家人扶持上床。于 3 月 5 日收入内科住院治疗。检查：血压 120/80 mmHg，原有风心病史 3 年。嘴向右㖞，舌偏向左侧，咽部充血，颈项微有强直，心悸，大便燥结，左侧肢体瘫痪，言语謇涩。舌质浅红，苔薄白，脉结代而弱。西医诊断：脑栓塞。中医辨证：风窜经络，气血瘀阻，乃中经之证。治宜活血逐瘀，祛风解痉。方用桃红四物汤合牵正散加减。

处方：当归 9 克，川芎 6 克，赤芍 9 克，丹参 15 克，红花 9 克，桃仁 9 克，白附子 6 克，全蝎 5 克，僵蚕 6 克，地龙 15 克，钩藤（后下）9 克，鸡血藤 15 克，络石藤 9 克，丝瓜络 9 克，番泻叶 9 克，甘草 3 克，4 剂。

服上药后，自觉症状稍有好转，胃脘微痛，腹胀，故在原方内加砂仁（后下）5 克、木香 6 克，以和胃理气止痛。2 剂后，各症好转，但感四肢乏力。舌质淡，苔白，脉弱。治以补气养血，通阳活络。方用补阳还五汤加味。处方：黄芪 30 克，党参 15 克，当归 9 克，赤芍 9 克，川芎 6 克，丹参 15 克，地龙 15 克，桃仁 6 克，防风 6 克，鸡血藤 15 克，络石藤 9 克，红花 6 克，细辛 3 克，甘草 3 克，5 剂。

服药后，除胃部胀闷、大便溏泻外，其他尚好。故在原方内加白术、苍术、佩兰各 9 克，以健脾渗湿，芳香化浊，3 剂。服药后，诸症消失，唯患侧肢体仍不能活动，继服补阳还五汤加味月余，于 1977 年 4 月底痊愈出院。

［史宇广，单书健．当代名医临证精华：中风专辑 [M]. 北京：中医古籍出版社，1992.］

【评析】　本例系素有心疾而导致脑栓塞者，属中经络证。此类患者多因心脉瘀阻，气滞血瘀，风窜经络所致。由瘀血致病，故治疗重在活血逐瘀，方用桃红四物汤合牵正散加减。另外，本例患者在症状减轻后，也先后出现了胃脘微痛、腹胀、大便溏泻等症，故相继加入砂仁、木香理气止痛，白术、苍术、佩兰健脾渗湿，待胃肠功能恢复后，再以补阳还五汤善其后。可见，临证应注重调理胃肠功能，以利于病情的尽快恢复。

9. 风痰阻络

【案例】王鸿士镇肝息风，豁痰疏经法治疗中经络案

张某，女，52 岁。1975 年 4 月 23 日初诊。

病史： 发病当日，清晨醒后胸闷不适，午间遂有左半身不利，患侧肢体麻木无力，不得动转，语言迟钝，困倦不欲睁眼，头痛。舌苔白腻，脉象弦滑略缓。辨证：风痰壅遏，机窍不宜，脉络痹阻。治法：镇肝息风，疏经达络，豁痰开窍。

处方： 珍珠母（先煎）31 克，黄芩 9 克，菊花 9 克，防风 9 克，杏仁 9 克，羌活 6 克，橘红 9 克，菖蒲 9 克，瓜蒌 15 克，桂枝 3 克，桑枝 31 克，地龙 9 克，川芎 6 克，鸡血藤 15 克，独活 6 克。另：牛黄清心丸（分吞）2 丸。

二诊： 上方 1 剂，左臂即能屈伸抬举，左腿尚感软弱无力，不能站立。患者因恐病情再变，曾住某院治疗两周，未见进退，又转返我院门诊治疗。现感脘闷口苦，大便干燥，余症同前。苔白厚腻，脉象弦滑。因辨证未见出入，乃守方治之。

三诊： 药进7剂，左手持物自如，左腿已能行走，但有沉重感，胸畅便调。苔白厚腻，脉濡滑。上方去桂枝，加川贝母 9 克，通草 6 克，丹参 15 克，地龙 12 克。服 7 剂。

四诊： 久行腿软无力，且有沉重感。仍从前法加减。处方：珍珠母（先煎）31 克，防风 9 克，羌活 6 克，葛根 9 克，川芎 6 克，丝瓜络 12 克，地龙 12 克，牛膝 12 克，桑枝 31 克，鸡血藤 31 克，瓜蒌 25 克，通草 6 克，薏苡仁 25 克，木瓜 15 克，红花 9 克，制没药 6 克，制没药 6 克，独活 6 克。

五诊： 上方服用 7 剂，病情见复，左侧上肢持物有力，与健侧相仿，行走乏力，左肩畏风，时而咳嗽有痰。苔薄白，脉弦细滑。宗前法，加补益祛风湿之品扶助正气，去瓜蒌、通草，加生黄芪 31 克，党参 12 克，防己 9 克。

药服 7 剂，左肩不觉恶风，指麻亦轻。加当归 12 克，可连续服之。

复诊： 又经月余，证候基本消除。

［《北京市老中医医案选编》编委会．北京市老中医医案选编 [M]. 北京：北京出版社，1980.］

【评析】 本案风痰壅遏，络道痹阻，机窍不宣。语言迟钝，头痛，困倦欲睡，舌苔白腻，脉象弦滑，痰湿蒙蔽清窍之象。痰浊壅闭血脉则肢体麻木不用、半身不遂。以珍珠母、酒黄芩、菊花等镇肝息风；杏仁、橘红、川贝母、半夏、菖蒲、瓜蒌、牛黄清心丸等开郁化痰宣窍；桑枝、地龙、防风、防己、桂枝、羌活、独活、川芎、木瓜、牛膝、葛根、丝瓜络疏风祛湿、宣通经络；丹参、红花、乳香、没药、鸡血藤等活血通络。风痰湿邪祛除以后，补益气血以治其本以生黄芪、党参、茯苓、当归、杭白芍、熟地黄、女贞子、狗脊等大宗益气健脾，养血滋阴调理善后。

【案例】巫百康清热化痰，泻肝活血法治疗中经络案

沈某，男，49岁。1976年10月23日住院。

主诉： 右侧半身不遂，语言不利，口眼㖞斜已1天。缘于入院前3天，因外感后，右侧上下肢麻痹无力，但仍坚持劳动，晨起右侧半身不遂，语言不利，口眼㖞斜，神志淡漠，面色苍黄，颧红目赤，尿黄便秘，舌红苔白腻，脉弦滑，血压120/90 mmHg而入院。西医诊断：脑血栓形成。中医辨证：中风（中经络），属痰饮内伏，复感外邪，风痰互结，气郁化火，壅塞经络。治宜清热化痰开窍，泻肝活血通络。方用涤痰汤加减。

处方： 茯苓12克，胆南星5克，枳壳10克，葛根12克，石菖蒲5克，丹参30克，地龙12克，双钩藤（后下）12克，牛膝4克，丝瓜络9克，黄芩9克，赤芍10克，龙胆草10克，另大黄粉（灌肠）5克，每日1次。

10月25日二诊： 进药3剂后病情好转，已能站立，右手能持筷吃饭。舌淡红稍晦黯，苔白腻，脉弦滑，仍守前法加减再进3剂。

10月28日三诊： 能下床活动，语言较清晰，便秘4日未通，尿清长，舌淡黯、苔滑腻，脉缓。此属火降痰化，但留滞经络之风痰未祛，痹阻血脉。气滞血瘀，经隧不通，气不能行，血不能荣，故半身不遂未愈。治宜益气活血，化痰通络，方用补阳还五汤加减。处方：赤芍6克，川芎6克，丹参30克，地龙10克，黄芪15克，桃仁6克，党参12克，白术9克，茯苓12克，远志6克，石菖蒲6克，丝瓜络9克，火麻仁12克，每日1剂。

10月30日四诊： 大便已通，右手能举起一张凳子，步履较缓。舌质淡稍晦黯，脉沉。守上方加枸杞子15克，杜仲15克，连进15剂，语言清楚，步态正常，痊愈出院。

［吴小玲，戴舜珍．巫百康临床经验集[M]. 厦门：厦门大学出版社，1997.］

【评析】 该案患者右侧半身不遂，语言不利，口眼㖞斜，神志淡漠，面色苍黄，颧红目赤，尿黄便秘，舌红苔白腻，脉弦滑，属痰饮内伏，复感外邪，风痰互结，气郁化火，壅塞经络之证。初诊清热化痰开窍，泻肝活血通络。龙胆草、大黄均属至阴之品、苦寒之味，二者合用，泻火解毒力强而猛。龙胆草专入肝、胆，清泄肝胆有余之火，得大黄之助，沉阴下行，疏通下焦湿热之结；黄芩清热燥湿，泄火解毒；葛根甘凉，既能清透热邪，又能升发脾胃清阳，具有生津之功；双钩藤清热息风清肝；茯苓、胆南星、枳壳、石菖蒲健脾理气化痰；丹参、地龙、丝瓜络、赤芍清热活血通络；牛膝引血下行。至三诊痰热渐消，以补阳还五汤加减调理而愈。

10. 风湿和搏

【案例】王占玺祛风散湿，活血通络法治疗脑血栓形成案

张某，男，51 岁。1977 年 9 月 8 日初诊。

病史：因 9 月 7 日晚天热，在院中乘凉，自觉全身发冷，遂即回房，至夜 2 时醒来，右半身从头至脚麻木不仁，不能自转侧，叫醒家人，抬至某医院，诊断为脑血栓形成，当时血压 190/130 mmHg，曾给注射川芎嗪、口服烟酸及降压药，未效来诊。既往高血压已多年，曾于 3 年前患蛛网膜下腔出血，十日不省人事，经医院抢救后痊愈。查其神清，语言自如，不能自转侧，右半身知觉迟钝，且寒凉如冰，皮肤色白，巴宾斯基征（+），膝腱反射亢进，面色㿠白，舌苔白腻，脉象沉缓。脉沉主里，脉缓主湿，患者较胖，素体湿盛，又被风寒、风湿相搏，闭塞经络、气血瘀阻，以致半身不遂、寒凉如冰。治宜祛风散湿，活血通络。方用《金匮要略》古今录验续命汤加味。

处方：麻黄 6 克，桂枝 9 克，生石膏（先煎）4.5 克，桃仁 10 克，太子参 4.5 克，干姜 6 克，杏仁 10 克，红花 10 克，甘草 6 克，当归 10 克，川芎 6 克，全蝎 3 条，蜈蚣 2 条，每日煎服 1 剂。

配合针灸，患侧虽强刺激无反应，酸、麻、胀、痛一无所知。先针健侧，取穴：百会、风府、风池、太阳、肩髃、曲池、合谷、环跳、阳陵泉、足三里、绝骨、昆仑等。后针患侧，取穴同健侧，予强刺激，服药 3 剂。

三日后右半身渐温，患者能下地扶桌走动，七日后服药 7 剂，即可独立行动、生活自理、遛弯散步。但患侧尚有麻木感，右半身与左半身温度相同，继服上药，隔日针灸一次，左右取穴同前，20 剂后血压降至 150/100 mmHg，又改用补阳还五汤加龙骨（先煎）24 克，牡蛎（先煎）24 克，生黄芪 30 克，川芎 6 克，当归 15 克，白芍 12 克，桃仁 10 克，红花 10 克，地龙 12 克。此方又服 20 剂，并隔日针灸一次，取穴同前。于 11 月 1 日已痊愈上班。

［王占玺 . 临床验集 [M]. 北京：科学技术文献出版社，1980.］

【评析】 邪之所凑，其气必虚，该案患者素体脾虚湿盛，复受风邪，形成风湿相搏，阻滞经络之证。急则治其标，缓则治其本，以古今录验续命汤，疏风散湿、活血通络治其标；后以补阳还五汤，以滋养血益气、活血通络治其本。标本有先后，治之有序，而获痊愈。

（二）痰（湿）证中风

1. 气郁痰阻

【案例】李聪甫理气涤痰法治疗中经络案

陈某，男，52岁。

病史：躯体肥胖，常感眩晕。近忽口眼㖞斜，舌强语涩，眼角流泪，口角流涎，手足麻木无力。脉弦滑，苔白腻。据了解因情绪抑郁而发。李杲有言："凡人年逾四十气衰之际，或因忧思忿怒伤其气者多有此疾，若肥盛则间有之，亦是形盛气衰而如此。"今患者形体既盛，又值忧伤其气，肝郁生风，脾虚困湿，风痰内动，首中经络。李杲主气，朱丹溪主痰，互有因果。法当达郁调气，郁舒则风息，气和则痰消。

处方：朱茯神10克，制半夏10克，炒瓜蒌子10克，姜竹茹10克，双钩藤（后下）10克，旋覆花（包煎）7克，川郁金7克，秦艽7克，胆南星5克，明天麻7克，远志（水炙）5克，九节菖蒲3克，炒枳实3克。

二诊：连服4剂，呕吐痰涎如丝，遂能语言，但不甚清晰，自诉头侧掣痛，面肌痉挛，手足麻木，极感不适。法当濡血息风，"血行风自灭"，按上方去九节菖蒲、枳实，加当归身10克，豨莶草10克。

三诊：口眼牵正，语言清晰，但仍头晕，虚风夹湿，上扰清空，再拟涤痰定风法。按复诊方改远志为3克，去瓜蒌子、郁金，加枸杞子10克，滁菊花7克。

四诊：眩晕平定，舌能辨味，胃气渐复。三诊方去胆南星，加酸枣仁10克，服至数十剂而安。

［李聪甫．李聪甫医案[M]．长沙：湖南科学技术出版社，1979.］

【评析】 形体肥胖，素体痰湿内盛，加之肝气郁结，肝郁化火，肝火夹痰上扰，蒙蔽清窍而发病。当以化痰解郁，平肝息风。初诊虽有手足麻木等血不濡筋之症，但急于补气养血有壅滞之弊不利化痰息风。二诊气和痰消之时，加以养血濡筋甚妥。

【案例】王鸿士化痰息风，宣痹达络法治疗中经络案

邓某，女，66 岁。1972 年 8 月 7 日初诊。

病史：据家属代述，患者因生气恼怒后眩仆倒地，现右侧半身不遂，言语不清，痰涎较多，精神疲乏，不思纳食。病已一周，未有转机。舌苔白，脉象弦滑。辨证：年迈体衰，痰凝气结，络道痹阻。治法：化痰息风，宣痹达络。

处方：珍珠母（先煎）31 克，菊花 9 克，生石膏（先煎）18 克，桑寄生 25 克，牛膝 9 克，石菖蒲 9 克，杏仁 9 克，橘红 9 克，丹参 15 克，红花 9 克，鸡血藤 31 克，桑枝 31 克，丝瓜络 12 克，炒麦芽 15 克，炒稻芽 15 克。

二诊：药服 7 剂，患者已能持杖行走，右臂举动欠利。苔薄白，脉象弦滑。守前法，去菊花，加制乳香、制没药各 9 克，地龙 9 克，续进 7 剂。

三诊：患肢持杖行走较前灵活，右臂也觉有力，尚易疲乏，食纳欠振。脉舌同前。拟前方去生石膏、桑寄生，加补气之品，生黄芪、党参各 12 克，砂仁（后下）5 克，服用 7 剂。

四诊：肢体活动显著进步，言语比较清楚，患者恢复几近正常，宗前议，仍以益气养血宣痹通络法调理巩固之。处方：生黄芪 18 克，党参 12 克，当归 12 克，丹参 15 克，桑枝 31 克，鸡血藤 31 克，桂枝 9 克，苏木 5 克，地龙 9 克，淫羊藿 15 克，炒山甲 9 克，丝瓜络 12 克，珍珠母（先煎）31 克，牛膝 9 克，制乳香 9 克，制没药 9 克。

［《北京市老中医医案选编》编委会．北京市老中医医案选编 [M]. 北京：北京出版社，1980.］

【评析】 患者年近七十，气血虚衰，平素多郁善怒，最易生湿郁痰，化火生风。今恼怒气逆，血随气乱，风痰上扰，络阻窍闭，形成气血亏虚为本，窍闭络阻为标之本虚标实证。急则治其本，缓则治其标。当务之急为化痰开窍。以珍珠母、菊花、生石膏、牛膝、桑寄生等清热息风，有利于宣痹开窍；石菖蒲、杏仁、橘红化痰宣窍；桂枝、丝瓜络、地龙、鸡血藤、穿山甲、桑枝、乳香、没药、苏木、丹参、红花等活血化瘀、通经达络。络闭窍阻之证缓解后，加生黄芪、党参、淫羊藿等大力补虚，益气有助于宣痹达络。

2. 痰湿阻络

【案例】张琪豁痰通络祛风法治疗复中风案

肖某，女，54岁。1974年4月3日初诊。

病史：于1973年2月患右侧半身不遂，当时诊断为脑血栓形成。经治疗上下肢功能已恢复。突于1974年4月1日睡醒后舌强，语言不清，舌胖大，进食觉费力。痰涎多，黏稠，随时咯吐。左右上下肢活动如常，体质稍瘦。血压170/100 mmHg。脉左弦滑、右沉滑有力，舌体肥大，苔白腻。此为风痰阻于舌本，宜豁痰通络祛风之法治之。

处方：天南星15克，半夏20克，橘红15克，茯苓20克，甘草10克，党参15克，石菖蒲15克，竹茹15克，枳实15克。

4月6日二诊：服前方3剂，舌强见柔，舌大见缩，言语较前稍清，饮食亦较顺利。但仍痰多稠黏，以前方增减治之。处方：天南星15克，半夏15克，橘红15克，茯苓20克，甘草10克，沙参15克，竹茹15克，麦冬15克，石菖蒲15克，枳实15克。

4月11日三诊：继服前方3剂，舌强明显好转，舌体见小，语言较前流利，痰涎减少。舌苔较薄，脉象沉滑，风痰大减，仍以前方续服。

4月15日四诊：又服前方3剂，痰涎显著减少，舌明显缩短，吃饭亦不费力，但舌仍稍硬，言语尚未完全恢复正常，仍时吐涎，舌苔已退，质稍紫，脉滑，沉取见缓。宜前方加活血通络之品。处方：沙参15克，半夏15克，天南星15克，橘红15克，茯苓15克，竹茹15克，枳实15克，桃仁15克，赤芍15克，麦冬15克，石菖蒲15克。

4月26日五诊：服前方6剂，除舌稍硬外，他症俱消失，血压150/100 mmHg。暂停药观察。随访3年余，病情稳定。

［史宇广，单书健.当代名医临证精华：中风专辑[M].北京：中医古籍出版社，1992.］

【评析】 本例患者属湿痰壅盛、风痰阻络之中经络证。“脾脉络胃，夹咽，连舌本，散舌下”“心之别脉系舌本”。湿痰壅聚，困脾伤胃，加之痰湿蒙蔽心包，风痰中于二经，壅塞经络，阻于舌本，则见舌强不语；痰涎多、黏稠，舌体胖大、苔白腻，脉左弦滑、右沉滑有力均系痰湿壅盛之象，故治以利湿化痰为主，兼以息风通络。方中以半夏、橘红、茯苓、竹茹、枳实祛湿化痰，辅以天南星、菖蒲豁痰息风，佐以党参益气健脾。服药3剂即舌强见柔、言语稍清，此后始终围绕利湿化痰为主加减治疗，终获痊愈。说明舌强言謇一症，多系风痰阻于舌本所致，临床无论发病早期还是后遗症期，均可投入大剂化痰利湿药物，痰祛湿清方可舌柔言畅。

【案例】屠金城化痰利湿，平肝潜阳法治疗中经络案

邹某，男，68岁。

刻下症见：形体盛实，头晕而昏，舌謇不语，口角流涎，面目红赤，四肢麻木，行路不稳，口淡苔黄腻，脉弦硬。辨证：痰湿壅盛，肝阳上亢。治法：化痰利湿，平肝潜阳。

处方：灵磁石（先煎）15克，钩藤（后下）9克，刺蒺藜9克，僵蚕9克，明天麻9克，茯神木12克，制半夏9克，白术9克，石菖蒲9克，决明子15克，7剂。

二诊：服药后，头昏好转，唯大便欲解时失禁，呃逆频作。上药加川黄连6克、广木香9克、紫苏梗9克、紫苏叶9克、炒山药9克，7剂。

三诊：服药后，四肢和利，大便下止，上方减磁石、刺蒺藜、广木香，加桃仁12克、红花9克、鸡血藤30克、杜仲炭15克。前后又进二十余剂而病愈。

［金宇安.屠金城临床经验集萃[M].北京：中国中医药出版社，1994.］

【评析】　该案为痰浊壅盛、肝阳上亢之证，肝旺痰壅，痰浊壅塞廉泉，则舌謇不语；阻滞经络，经脉失养，则四肢麻木；肝阳亢盛于上则面红目赤。以灵磁石、决明子平肝潜阳；钩藤、刺蒺藜、明天麻平肝息风；僵蚕通络息风止痉；茯神木健脾宁神；制半夏、白术、石菖蒲健脾化痰。二诊胃气上逆，呃逆频作，大便失禁，以黄连、木香、紫苏梗、紫苏叶理气化湿和胃。三诊加强通络活血之力而收功。

3. *痰热壅盛*

【案例】清热燥湿，祛痰通络法治疗中经络案

陈某，男，58岁。1979年8月27日初诊。

病史：素有烟酒嗜好，患高血压9年。于8月19日看电影时，突然剧烈头痛，

继而言语不清，肢体软弱，左半身活动障碍，手不能握，腿不能行，需人搀扶到家。近八日来心烦口苦，腹胀纳差，大便溏泄，小便频数，尿色深黄，大便失禁，舌质红，舌苔黄腻且厚，脉弦滑。血压 150/110 mmHg。患者素喜饮酒，酒性多湿。湿热蕴结，久酿成痰，化火生风，瘀阻脉络，一遇万一，则发偏废。法当清热燥湿，祛痰通络，拟芩连温胆汤加味。

处方：黄连 5 克，黄芩 10 克，竹茹 10 克，枳壳 10 克，茯苓 12 克，陈皮 6 克，甘草 3 克，法半夏 10 克，薏苡仁 20 克，丹参 12 克，厚朴 10 克，石菖蒲 10 克，地龙 6 克，6 剂。

9 月 3 日二诊：左侧肢体稍觉有力，语言謇涩，口苦心烦，二便依然，舌苔黄厚，中心灰黑。此湿浊甚重，原方去地龙、厚朴，加藿香 10 克，佩兰 10 克，继进 4 剂。

9 月 7 日三诊：精神转佳，左上肢运动灵活，下肢亦觉有力，并能扶杖慢步，言语涩滞，头晕口苦，渴不欲饮，纳差便溏，溲频色黄，苔仍黑黄厚腻，脉仍弦滑。此湿浊仍重，胶固难化。原方再服 4 剂。

9 月 11 日四诊：病情继续减轻，语言稍清晰，左上肢握力增强，步履稳健，能独自前来就诊。食纳增加，二便同前，苔脉未变。血压正常。此湿热纠缠，痰浊胶结，再宗原方加减。处方：黄芩 10 克，黄柏 10 克，苍术 10 克，法半夏 10 克，竹茹 6 克，陈皮 6 克，枳壳 10 克，石菖蒲 10 克，藿香 10 克，佩兰 10 克，茯苓 12 克，薏苡仁 20 克，甘草 3 克，4 剂。

9 月 16 日五诊：活动自如，言语清晰，舌苔骤退，脉弦稍滑。仅有头晕，记忆力下降。恐湿浊未尽，宗上方去黄柏、苍术，继服 4 剂。

此后连续就诊 4 次，共服上方 16 剂，肢体活动正常，临床获愈。

［王足明 . 疑难病证中医治验 [M]. 长沙：湖南科学技术出版社，1983.］

【评析】　痰热为该案病机要点，也是治疗的关键所在。患者素喜饮酒，酒者痰热之源也，该案治疗过程中始终以祛痰为宗旨，初诊即以芩连温胆汤加减清热燥湿、祛痰通络。芩连温胆汤本方主治脾胃不和，痰热内扰证，以清胆和胃，理气化痰为法。方中半夏燥湿化痰，降逆和胃；竹茹清胆和胃，止呕除烦；陈皮、枳壳理气化痰，治痰阻气滞，使气顺痰消；茯苓健脾渗湿，使脾健湿不留，湿去痰不生。该方名曰温胆，实为清胆，有和胃豁痰、破积开郁之功，能除三焦壅塞之痰，清胆经郁蒸之热，使少阳生发之气调畅。加黄连、黄芩加强清热燥湿，化痰之力。二诊更加入藿香、佩兰芳香化浊，清热开胃。四诊时仍有痰热胶结难化，故加入苍术、黄柏以加强清热燥湿之力。苍术、黄柏伍用名曰二妙散，苍术辛温燥烈、可升可降，功善燥湿健脾；黄柏苦寒沉降，善清热燥湿、泻火解毒。二药配伍使湿热之邪从三焦分化，服后则舌苔骤减，疾病向愈，最终仍以温胆汤善后。整个治疗过程围绕化痰燥湿这一主线，逐渐加强燥湿祛痰之力，黄厚之苔骤减之时，中病即止，减二妙散以防燥而伤阴，仍以健脾化痰善后。

【案例】姚树堂清火化痰，息风活血法治疗脑血管痉挛案

尚某，女，46 岁。1974 年 3 月 25 日就诊。

主诉：患半身不遂已半个月。病史：患高血压已 3 年，半月前，在家做饭时，突然昏倒，不省人事，牙关紧闭，气粗痰鸣。当即送入某军医大学附属医院，进行抢救。诊断为脑血管痉挛。经抢救后脱险。但仍口眼㖞斜，言謇，半身不遂，步履艰难，要求中医药治疗。检查：口眼㖞斜，舌謇语涩，左半身不遂。但痛觉、冷热感存在。划足底试验阳性。血压 160/100 mmHg。舌质红，苔黄腻。脉弦滑。西医诊断：脑血管痉挛。中医辨证：痰火内扰，上蔽清窍。治法：清火化痰，息风开窍，活血通络。

处方：僵蚕 12 克，天竺黄 15 克，鸡内金 15 克，桃仁 15 克，丹参 20 克，胆南星 9 克，川黄连 6 克，天麻 9 克，豨莶草 30 克，牡丹皮 9 克。水煎，每日 1 剂，早晚各温服 1 次。连服 3 剂。

3 月 30 日二诊：服药后，稍有好转，效果不大。舌质黯，脉弦。上方加全蝎 6 克，石决明（先煎）30 克。6 剂，水煎服。

4 月 8 日三诊：血压 140/90 mmHg。口眼归正，语言稍清，已能下床扶墙行走。上方加焦酸枣仁 30 克，白芷 9 克。6 剂，水煎服。

4 月 15 日四诊：服药后，语言清楚，配合锻炼已能下床活动。舌质淡，苔薄白。脉弦。更方如下。处方：黄芪 30 克，豨莶草 30 克，菊花 12 克，钩藤（后下）15 克，木瓜 15 克，川牛膝 15 克，桃仁 12 克，丹参 30 克。6 剂，水煎服。

4 月 22 日五诊：诸症均安，舌脉正常。为巩固疗效，处方如下。处方：鸡内金 9 克，白术 15 克，砂仁（后下）9 克，天麻 15 克，钩藤（后下）12 克，僵蚕 12 克，乌梢蛇 9 克，当归 15 克，桃仁 12 克，豨莶草 30 克。3 剂，水煎服。

［姚树棠．太和医案选 [M]．西安：陕西科学技术出版社，1988.］

【评析】 脑血管痉挛属于短暂脑缺血发作，是缺血性脑血管疾病常见的类型之一，临床表现为反复发作的运动或感觉障碍、失语等症状，一般持续 10 分钟至数十分钟，并在 24 小时之内缓解，无任何后遗症，脑血管痉挛是其发病原因之一。该案患者半身不遂已半个月，应为脑梗死或脑出血，属中风范畴。证属痰火内扰，上蔽清窍，宜清火化痰，息风开窍，活血通络。僵蚕息风止痉，泄热化痰；胆南星辛而不守，为“开涤风痰之专药”，善走经络，开结闭，散风痰；天麻味甘性平，息风止痉作用较强，最宜于虚风内动、风痰上扰之证。三药合用，有清热化痰、息风止痉之功效。天竺黄清热化痰；豨莶草清热解毒，通经活络；牡丹皮清热活血；川黄连清热燥湿，厚肠胃，尤善清中焦及心经实火；桃仁、丹参活血化瘀；鸡内金消食健胃，固护后天之本。二诊加强息风通络之力。三诊以后病情逐渐好转。四诊时痰热渐消，随证加减，以益气健脾、活血通络兼以息风止痉，标本兼治而善后。

【案例】焦树德祛风化痰，清热通腑法治疗中风之中经络证

刘某，男，57 岁。

病史：突然头晕，左侧偏瘫半天而入院。神志清楚，言语不利，头晕，左半身不遂，面部有些㖞斜，大便秘结，舌苔黄腻，脉滑数有力。西医诊断为脑血栓形成。据其神志清楚，以半身不遂为主，诊为中风中经证。又据便秘、苔黄腻、脉滑数，知为痰热上扰证。

处方：菊花 10 克，钩藤（后下）15 克，全瓜蒌 30 克，赤芍 15 克，红花 15 克，桃仁泥 10 克，鸡血藤 30 克，生大黄 9 克。

服药 1 周，面部㖞斜已不明显。第 2 周即可搀扶下地行走，说话较前清楚，共服 30 剂，左手握力 26 kg，右手握力 30 kg。基本痊愈出院（曾配合使用 4% 碳酸氢钠，静脉滴注 9 次）。

［焦树德．焦树德临床经验辑要 [M]．北京：中国医药科技出版社，1998.］

【评析】 张仲景有“邪在于经，即重不胜”之说，后世医家又有邪中于经，必归于腑之论。该案患者除半身肢体不遂外，又有大便秘结，阳明经痰热结滞，积滞内停，燥屎内结，腑热上蒸，必然加重瘀热阻窍之病势。治疗时须同时通其

阳明腑气，使痰热、积滞得以降泄，半身不遂也常随腑气通利而随之好转。该案在祛风化痰同时，以大黄荡涤肠胃，下燥结除瘀热推陈致新；以全瓜蒌降气化痰，润肺滑肠；桃仁泥活血润燥，通大肠血秘；防风搜肝散风行滞气；菊花、钩藤平肝息风，舒筋活络；赤芍、红花、鸡血藤活血通脉。诸药相合，使痰消络通，病情基本痊愈。

4. 脾气亏虚，痰湿中阻

【案例】刘志明健脾化痰，开胸散结法治疗中经络案

赵某，女，53岁。1980年12月18日初诊。

病史：患者有风湿性心脏病病史，因脑栓塞而致右半身不遂。现感右侧头面部及肢体麻木，手足活动不灵便，手指有如带皮手套，下肢从足趾麻至膝盖，语言不利，舌体强，晨起面部水肿，胸闷气短，有时心慌，口干不饮，大便溏软，脉濡细滑，苔薄白。刘志明诊为脾阳不振，痰湿阻滞之中风。治以健脾温化痰饮，佐开胸散结，方用苓桂术甘汤合瓜蒌薤白汤化裁。

处方：茯苓12克，白术9克，桂枝3克，甘草3克，瓜蒌12克，薤白9克，太子参12克，生黄芪12克，生薏苡仁24克，防风9克。

服7剂后，面部水肿除，肢体麻感著减，语言较前流利，舌体稍觉灵活。嗣后以此方出入，服药2月余，右侧头面肢体麻木感完全消失，手足活动正常。

［史宇广，单书健.当代名医临证精华：中风专辑[M].北京：中医古籍出版社，1992.］

【评析】 患者脾气虚弱，中阳不足，脾失运化，则湿聚痰生，痰湿阻络，筋脉失养，故致肢体麻木，舌强语謇；脾阳不足，加之素有心疾，心阳不振，痰浊中阻，故胸闷、气短、心慌。面部水肿，口干不饮，大便溏软，脉濡细滑，苔薄白均系阳虚痰盛之象。故证属脾阳不振、痰湿阻络，脾虚为本，痰湿为标，刘志明给予苓桂术甘汤合瓜蒌薤白汤化裁。苓桂术甘汤温化痰饮、健脾利湿以治本，瓜蒌薤白汤通阳散结、祛痰宽胸以治标，标本兼顾，而获显效。

5. 肝阳夹痰浊上蒙

【案例】张忠选滋水平肝，涤痰开窍法治疗中风案

李某，男，60岁。

病史：患者形体肥胖，平素多痰，常头晕目眩。两天前劳动时，突然倒地，神志呆钝，四肢不遂，语言謇涩，面色红润。舌质红，苔白腻，脉弦滑带数，血压 160/100 mmHg。属高龄气阴亏损，肝阳亢盛，痰浊内蕴，因劳累过度，致肝风上旋，夹痰热蒙蔽清窍之症。治宜滋水平肝，涤痰开窍。

处方：生地黄 15 克，石斛 20 克，菊花 12 克，黄芩 9 克，茯神 15 克，栀子 9 克，半夏 9 克，竹沥 9 克，钩藤（后下）12 克，石菖蒲 12 克，牛膝 15 克，天竺黄 12 克。

二诊：服药 3 剂后，诸症俱减，语言逐渐清晰，下肢活动基本恢复。但脚步蹒跚，右上肢麻木，上举屈伸困难。舌质红，苔白腻，脉弦滑。原方加减。处方：生地黄 15 克，石斛 20 克，菊花 12 克，天竺黄 12 克，牛膝 15 克，竹沥 9 克，钩藤（后下）12 克，石菖蒲 12 克，龟甲（先煎）15 克，玄参 12 克，桑枝 20 克，牡蛎（先煎）15 克，水煎服，每日 1 剂，分 3 次服。

三诊：上方连服 5 剂后，说话清晰，步态正常。唯头痛，目眩未愈，右臂麻木乏力，舌淡红少苔，脉象弦滑。为气阴未复，肝气余波未息。宜益气养阴，平肝涤痰。处方：人参 9 克，石斛 20 克，生白芍 15 克，川楝子 12 克，麦冬 15 克，牡蛎（先煎）15 克，天竺黄 12 克，女贞子 12 克，龟甲（先煎）15 克，贝母 9 克，牛膝 15 克，上方进 6 剂，诸症皆消，休息两周后上班。

【按】 此例为肝肾阴虚，水不涵木，肝失条达，气郁化火，素体多痰，风痰相搏，泛滥横蹿，痹阻经脉。息风潜阳，清火涤痰，此正治也。盖中风一证前后有别，中前肝风化火鸱张，未扰神明，此为阳常有余，多实宜损。中之则"壮火食气"，经脉不通，正气何足？当虚宜论，治之当补。本例三诊，加人参之理也。

［甘肃人民出版社编辑．中医医案医话集锦 [M]. 兰州：甘肃人民出版社，1981.］

【评析】 虚实夹杂之证，或攻邪或扶正或攻邪扶正兼施，做到攻邪而不伤正，扶正而不留邪并非易事。患者既有多湿多痰之象，也有阴虚阳亢之征，补阴则有助湿生痰之嫌，燥湿有伤阴之弊，故该案攻防兼施。初诊以石菖蒲、竹沥、天竺黄、半夏化痰开窍；以钩藤、菊花轻清走上，清肝息风；生地黄、石斛养阴清热；黄芩、栀子清泻肝火。二诊之时肝风渐息，加入滋阴潜阳之龟甲。三诊加人参大补元气，益气养阴之谓也。

【案例】魏长春涤痰息风法治疗中经络证

贾某，男，67 岁。

刻下症见：形盛体胖，头晕而昏，舌謇，语言不灵，口吐涎沫，四肢麻，步态略不稳，舌淡苔黄腻，两目微赤，切脉弦硬。老年水亏木旺之体，痰湿内蕴，肝阳引动浊痰闭窍所致。治以补中气，化痰湿，息风镇静为主。半夏白术天麻汤加减。

处方：决明子 15 克，茯神 12 克，制半夏 9 克，白术 9 克，灵磁石（先煎）9 克，刺蒺藜 9 克，钩藤（后下）9 克，明天麻 6 克，僵蚕 9 克，石菖蒲 3 克。

复诊：服药 8 剂，头昏显瘥。但大便欲解时失禁，有呃逆等症，属中气不足，改用补中气和脾胃兼息风化痰药。

服 9 剂，四肢和，便下止。后加桃仁、红花及补肝肾活血方善后，共服药 25 剂病愈。

［余瀛鳌，高益民．现代名中医类案选 [M]. 北京：人民卫生出版社，1983.］

【评析】 胖人多痰，素体痰盛，肝郁化火，肝阳上亢，肝风夹痰上扰清空，闭阻清窍，故头晕而昏，舌謇，语言不灵；痰浊上泛故口吐涎沫；肝火上炎故两目微赤；脉弦硬为肝气有余之象。初诊以半夏白术天麻汤燥湿化痰，平肝息风。其中半夏燥湿化痰，降逆止呕；天麻化痰息风，而止头晕，二者合用，为治风痰眩晕头痛之要药。正如李杲所云："足太阴痰厥头痛，非半夏不能疗；眼黑头眩，非天麻不能除。"白术健脾燥湿，助半夏、天麻祛湿化痰；灵磁石平冲逆，纳肾气，平肝潜阳，镇惊安神；石菖蒲芳香化浊，宣痹开窍；磁石与菖蒲伍用，一开一补，开闭结合，益肾平肝；僵蚕化痰通络；刺蒺藜、决明子平肝潜阳；茯神健脾安神，固护后天之本，绝生痰之源。纵观全方，以平肝化痰，息风镇惊为主。二诊，大便失禁、时有呃逆，以息风化痰合补中益气治疗，脾胃和则清升浊降，呃逆、便下自止，浊痰不生。后以活血通络，补益肝肾，以潜虚浮之阳气善后而愈。

【案例】刘季文息风潜阳，化痰开窍法治疗蛛网膜下腔出血案

刘某，女，70 岁。1980 年 10 月 20 日就诊。

病史：患高血压病十余年。近几年，血压经常维持在 180/105 mmHg。10 月 14 日晚与人发生口角后突然头痛、胸闷、呕吐，次日早上，家人发现其说话不清，右侧肢体瘫痪，随即送入长沙市某医院住院治疗。入院后诊断为蛛网膜下腔出血，经用降颅内压、止血、镇静、利尿等西医治疗，病情仍十分危重。其家属因家庭经济困难而要求出院，出院后遂请先父诊治。诊之，意识时清时昧，言语謇涩，右侧肢体不仁不用，大便 7 日未解，小便深黄，舌绛、苔黄厚腻，脉弦滑有力。证属风阳暴张，夹痰浊上逆，壅阻清窍，横窜经隧。急拟息风潜阳、化痰开窍为治，佐以通腑泄浊之品。

处方：半夏 10 克，茯苓 12 克，胆南星 10 克，陈皮 10 克，枳实 9 克，竹茹 10 克，石菖蒲 10 克，生龙骨（先煎）20 克，生牡蛎（先煎）20 克，白芍 10 克，大黄 6 克，甘草 6 克。3 剂，每日 1 剂，煎服。

二诊：神志较前清楚，语言仍謇而不清，大便已通，舌上腻苔渐化。原方继服 3 剂。

三诊：神志已完全清楚，语言转清，右侧肢体已能活动，能撑身坐起。仍嗜睡，口渴，舌红苔净，脉转弦细，痰热积滞虽除，肾阴虚损未复，年高之体，真元早衰，投以滋肾育阴、养血活络之剂。处方：生地黄 24 克，麦冬 12 克，玄参 12 克，当归 10 克，白芍 10 克，地龙 10 克，三七（研末冲服）3 克，木瓜 12 克，桑寄生 12 克，珍珠母（先煎）24 克，夏枯草 12 克，甘草 6 克。10 剂，每日 1 剂，煎服。

四诊：右半身活动日见好转，可扶床下地缓行，舌上渐生薄白苔。原方续服 10 剂，诸症消失，右侧肢体活动完全恢复正常。

［刘季文，刘珊之．刘季文医论医案集 [M]. 长沙：湖南科学技术出版社，1993.］

【评析】　该案为恼怒而致肝阳暴张，阳化生风，风火相煽，气血逆乱，血随气逆，夹痰浊上蒙清窍，横窜经隧，兼有阳明腑实，中焦枢机不利，形成中腑闭证。以导痰汤加减治疗。方中半夏、胆南星、茯苓、陈皮、竹茹、石菖蒲涤痰开窍；白芍、甘草柔肝缓急；龙骨、牡蛎降逆潜阳；大黄荡涤肠胃，下燥结除瘀热推陈致新；枳实行气降痰，除痞消积，令腑气通利，则痰浊郁热得从下泄。痰热积滞既除，肾阴虚损为复，续以滋肾育阴、养血活络之法善后。

【案例】焦树德镇肝息风，化痰活络法治疗脑血栓形成案

冯某，男，59 岁。1986 年 4 月 24 日初诊。

病史：患者一天下午突然发现面部向右㖞斜，流涎，很快又感到左上下肢活动不灵活，随即卧床休息。次晨左上下肢不会自己活动，口面仍㖞斜，并且有时抽动，左下肢也有时抽动，并略有拘挛之象，面部略红，神情烦躁，即送往附近医院。经 CT 检查，右侧脑部有梗死灶，临床诊断为脑血栓形成。经输液、降血压等治疗，两天后病情未见好转，经家属坚决要求，同意请焦树德会诊。焦树德观患者面部发红，神志尚清楚，但夜间有时蒙眬嗜睡，左下肢和面部有时感到有抽动。血压 170/100 mmHg，左侧半身不遂，肌力 0 级，左面部及口角下垂，舌苔白腻，脉象弦滑有力，左手脉象大于右手。四诊合参，诊为中风之中经证，并有向中腑证转化之势。须急治以镇肝息风，化痰活络。以镇肝复遂汤加减治之。

处方：生石决明（先煎）30 克，生代赭石（先煎）30 克，胆南星 10 克，半夏 10 克，茯苓 20 克，化橘红 12 克，钩藤（后下）30 克，红花 10 克，桃仁 10 克，全蝎 9 克，蜈蚣 3 条，郁金 10 克，炒白芥子 6 克，桑枝 30 克，桑寄生 30 克，怀牛膝 15 克，羚羊角粉（分 2 次冲服）2 克，3 剂。

药后口面㖞斜好转，左下肢能抬离床面，用手屈腿后，能自己伸直，面红已退，神志清爽，血压 150/95 mmHg，又投上方 7 剂。药后口面已恢复正常，下肢已能自主屈伸，肌力Ⅳ级，上肢亦能活动，肌力Ⅲ～Ⅳ级，手能握，但握不紧。大便三日未行，舌苔仍白厚，脉象弦滑，重按有力。上方去郁金、白芥子、羚羊角粉，加全瓜蒌 30 克，枳实 12 克，酒大黄（大便泻下后可去掉或减半）3 克。又投 7 剂，大便通畅后，肢体活动恢复加快。7 剂服完后，左上下肢基本恢复正常，血压 148/88 mmHg，舌苔化薄，脉沉滑。上方去酒大黄，加地龙 9 克、炙山甲 6 克，又进 5 剂而痊愈出院。

［焦树德．焦树德临床经验辑要 [M]. 北京：中国医药科技出版社，1998.］

【评析】　该案为肝风内动，夹痰上扰之中经络证，并有向中腑转化之势，以安魂汤和导痰汤加减化裁治疗。以生代赭石镇肝降逆；生石决明、生牡蛎养肝阴，潜肝阳；天南星、半夏、钩藤、全蝎、羚羊角、白芥子化痰息风；牛膝（配代赭石）引风阳下行，以交于阴中；桑寄生既能祛风湿又能养血益肝肾；郁金舒郁化

风；橘红、茯苓健脾化湿；全蝎、蜈蚣为止痉散，搜风通络；红花、桃仁活血行瘀，以应血行风自灭之意；桑枝祛风活络，通达四肢；炙山甲通经活络直达病所。诸药合用，镇肝息风，化痰通络，药证相符，收效显著。

（三）火（热）证中风

1. 肝胆热盛，风痰阻络

【案例】王季儒清肝息风，活血通络法治疗中经络案

陈某，男，54 岁。1957 年 10 月 8 日初诊。

病史：素有高血压史。一日洗澡后，突然右半身不灵，阵发性颤抖，不能站立，言语不利，口向左㖞，10 月 8 日加重。血压 170/80 mmHg。神清合作，右半身不能活动。脉弦数，舌质红苔白腻。此为肝胆热盛，肝风内动，肝风夹痰上阻，横逆络道，属中经络实证。拟通络活血汤加味。

处方：生石决明（先煎）30 克，黛蛤粉（包煎）30 克，旋覆花（包煎）9 克，代赭石（先煎）9 克，桑寄生 30 克，威灵仙 10 克，地龙 10 克，生穿山甲 9 克，僵蚕 9 克，豨莶草 12 克，竹茹 12 克，鸡血藤 20 克，知母 9 克，黄柏 9 克，土鳖虫 3 克，全蝎 3 ～ 5 克，生石膏（先煎）30 克，龙胆草 9 克，牛黄清心丸 1 粒。

每日 1 剂，10 剂后病情大见好转，可以步履。至 11 月底痊愈出院，1957 年底恢复工作。

［史宇广，单书健. 当代名医临证精华：中风专辑 [M]. 北京：中医古籍出版社，1992.］

【评析】　中经络为中风证之较轻者。从现代医学观点来看，中经络多为脑血栓形成之类，其病势较缓，多在安静状态下发生，通常不出现意识障碍，而仅有肢体欠灵活，偏瘫，口眼㖞斜，舌强语謇等症状。王季儒认为可将中经络证分为虚证和实证两型。其中实证病因多因高血压病史，素体健壮，或湿痰壅盛，适值肝热风动，或因肝郁化热，灼津为痰，阻塞经络等。治宜平肝豁痰，活血通络。本例患者即属肝胆热盛、肝风夹痰阻络之中经络实证，急予王季儒自拟通络活血汤，方中桑寄生、威灵仙、豨莶草、鸡血藤可活血通络；加入穿山甲、地龙、土鳖虫以加强活血通经之力；石决明、旋覆花、代赭石可镇肝息

风，平肝降逆；龙胆草、黛蛤粉、知母、黄柏、生石膏、牛黄清心丸清肝泻火；全蝎、僵蚕息风通络；竹茹清热化痰。本方活血通络之味较多，正合“治风先治血，血行风自灭”之意。诸药相合，则肝热清，肝风息，瘀血去，经络通，诸症好转。

2. 肝阳上亢，痰热腑实

【案例】张伯臾平肝泻痰通腑法治疗实热中风案

叶某，女，49岁。1976年10月14日初诊。

病史：有高血压史十余年，晨起突感头晕痛，口唇向右㖞斜，左侧肢体麻木不遂，面红，口苦，便秘，脉细涩，苔黄腻。肝阳夹痰热为患，此乃中风属实热者，急拟平肝泻痰通腑。

处方：钩藤（后下）15克，牡蛎（先煎）30克，生石决明（先煎）30克，生大黄（后下）4.5克，枳实12克，黄芩9克，朱茯苓12克，天竺黄9克，粉牡丹皮9克，炒槐花9克，7剂。

1976年10月21日二诊：头晕痛已减，大便虽解但量少质干，寐不佳，左侧肢体稍利，苔黄腻未化，脉小弦。肝阳未平，痰热未清，再拟平肝清热通腑泻痰法。处方：钩藤（后下）15克，牡蛎（先煎）30克，生石决明（先煎）30克，当归9克，生大黄（后下）4.5克，芒硝（冲服）6克，枳实12克，黄芩9克，7剂。

1976年10月27日三诊：头晕痛已除，口唇㖞斜已瘥，左侧关节酸楚，活动较前好转，大便通畅，脉小滑，苔转薄黄。再拟平肝清化通络法。处方：生石决明（先煎）30克，炒黄芩9克，丹参15克，当归12克，生大黄（后下）4.5克，防己12克，忍冬藤12克，生熟薏苡仁各12克，指迷茯苓丸（包煎）12克，14剂。

1976年11月10日四诊：口唇㖞斜已复，左侧肢体活动亦利，能下床步行，苔薄黄已化，脉细。再拟养肝润肠以善后。处方：生地黄12克，北沙参12克，麦冬9克，甜苁蓉12克，当归12克，枳实9克，沙苑子、刺蒺藜各9克，牡蛎（先煎）30克，忍冬藤12克，指迷茯苓丸（包煎）12克，14剂，出院带回。

［郑平东.张伯臾医案[M].上海：上海科学技术出版社，1979.］

【评析】 中风之病，其病机多属本虚标实，本虚者都为肝肾阴亏、精血不足或脾胃升降失常；标实者都属风、火、痰、瘀相因而为患。阳明胃肠专司气机之通降，中风时机体气机逆乱，升降失调，则阳明通降失司，燥屎内结，积滞内

停，腑热上蒸，病势加重。平肝、潜阳、降逆诸法缓不济急，配合通腑攻下最为适宜。腑气通，则脾胃气机升降复常，气血逆乱得以改善，痰热、积滞得以降泄，神昏烦躁自除，釜底抽薪，亢盛之火下行，以防劫阴之变。腑气通畅后，痰瘀速下，风火上升之势得降，诸症即可缓解。此所谓“陈腐去而肠胃洁，肠胃洁而营卫畅，营卫畅而诸病愈”。现代研究表明，通腑法可改善血液循环，保证新陈代谢，降低颅内压，使脑水肿得以纠正，从而在抢救中起到重要作用，因此，通腑应是中风急性期的当务之急。该患者左侧肢体麻木不遂，面红，口苦，便秘，脉细涩，苔黄腻，为痰热壅滞阳明之证，故拟平肝潜阳、清泻痰热为治。二诊时，虽然头晕减轻，大便已解，然量少质干，苔黄腻未化，可见腹气未通，肝阳未平，痰热未清，故于原方去天竺黄、朱茯苓、粉牡丹皮、炒槐花之品，而加用芒硝以增强清热通腑之力。三诊时，腑热减轻，加丹参、忍冬藤、指迷茯苓丸等平肝清化通络。四诊时，诸症好转，痰热已化，故予养肝润肠法以善后。该案平肝通腑、化痰通络、养阴润肠，攻防有序，思路清晰，病情得以痊愈。

【案例】王鸿士清热息风，活血通络法治疗高血压脑病案

张某，女，52岁。1972年3月12日初诊。

病史：高血压已四五年，血压最高可至250/130 mmHg，未曾系统治疗。入院当日清晨，突然不能起床，右侧半身不遂，语言不清，尿失禁，大便秘，急诊就治。血压282/130 mmHg，神志清楚，颈似有抵抗，左鼻唇沟稍浅，舌伸右㖞，右膝反射亢进，右巴宾斯基征（±）。舌苔黄厚，脉象弦滑。西医诊断：脑血管意外（脑出血不除外），高血压。辨证：热结在腑，风阳上升，痰热痹阻络道。治法：清热息风，活血通络。

处方：菊花15克，钩藤（后下）15克，黄芩9克，生石膏（先煎）31克，牡丹皮9克，大黄6克，枳壳15克，桃仁15克，红花9克，王不留行15克，芒硝（分冲）9克。另外，西药以脱水降压为主（20%甘露醇、硫酸镁、利血平等）。

经治疗后病有好转，右侧肢体已能活动，言语较为清楚，进食时有呛咳。后因翻转活动增加，复加新感，病情再度恶化。患者昏睡，呼之偶尔睁眼，呼吸慢而不匀，鼾声作，吞咽动作缓慢，舌不能伸，瞳孔缩小，右侧肢体弛缓软瘫，巴宾斯基征（+）。血压150/80 mmHg。苔白，脉弦缓。再从前法无效，请

王鸿士诊治。考虑患者风痰未祛，气虚证象已现，改拟下方从治。处方：生石决明（先煎）31 克，珍珠母（先煎）31 克，远志 9 克，石菖蒲 9 克，天竺黄 9 克，胆南星 3 克，桂枝 5 克，川芎 6 克，鸡血藤 31 克，地龙 12 克，羌活 6 克，独活 6 克。

二诊：药进 4 剂，病情见复，神志清楚，已能对答，但言语尚不清晰，进食少许，多日未见大便。苔白有剥，舌质略红，脉沉细。窍宣可予补益。处方：生石决明（先煎）31 克，珍珠母（先煎）31 克，石菖蒲 9 克，天竺黄 9 克，羌活 6 克，独活 6 克，桂枝 5 克，川芎 6 克，鸡血藤 31 克，地龙 12 克，太子参 31 克，生黄芪 25 克，瓜蒌 31 克，王不留行 12 克，制乳香 5 克，制没药 5 克。

三诊：服药 2 周，言语清楚，精神见振，大便已畅，右侧肢体瘫痪，但肌张力增加（巴宾斯基征转阴性）。乃从补虚温通调治。处方：生黄芪 47 克，太子参 31 克，当归 31 克，桂枝 5 克，地龙 12 克，白芍 9 克，赤芍 9 克，川芎 9 克，天竺黄 9 克，羌活 9 克，独活 9 克，石菖蒲 9 克，珍珠母（先煎）31 克，瓜蒌 31 克。

［《北京市老中医医案选编》编委会．北京市老中医医案选编 [M]. 北京：北京出版社，1980.］

【评析】　患者年老肾亏加之生育过多，耗伤肾精，阴亏于下，抑郁恼怒，引动肝风，肝阳亢盛。机体气机逆乱，升降失调，则阳明通降之责失司。积滞内停，燥屎内结，腑热上蒸，加重瘀热阻窍之病势。一味平肝、潜阳、降逆均缓不济急，唯有配合通腑攻下最为适宜，腑气一通，痰瘀速下，风火上升之势得降，诸症自可缓解。故初诊在平肝潜阳，清热化痰之时，配伍大黄、枳实、芒硝通腑泄热，涤荡肠胃。二诊病情好转，改用化痰祛风、活血通络治疗，方以生石决明、珍珠母平肝息风；石菖蒲、远志、天竺黄、胆南星等豁痰宣窍；桂枝、川芎、地龙、羌活、独活、鸡血藤等养血温通经络，共收宣痹豁痰之功。而后诸症好转，邪退正虚，故重加生黄芪、太子参、当归、二芍等益气通脉，养血和营，使风痰祛，络道通，营卫和，诸症渐除。

【案例】崔文彬平肝潜阳，清热通腑法治疗脑血管动脉硬化案

张某，女，60 岁。1968 年 8 月 24 日初诊。

病史：患者素有高血压史，经常头痛、头晕，时有眼花耳鸣，近大便已数日不行，昨夜突然精神呆滞，舌强言涩，右半身偏瘫。急至某医院检查，血压为180/110 mmHg，诊断为脑血管动脉硬化，脑血管意外。该患者家属请求中医治疗。检查：神情呆滞，口眼向左斜。舌质红，苔黄腻，脉象弦而有力。辨证：风阳上扰，中于腑络。治法：平肝潜阳，清热通腑。

处方：玄参10克，生杭白芍10克，钩藤（后下）10克，明天麻6克，清半夏10克，大黄6克，全蝎10克，淡黄芩10克，怀牛膝15克，广郁金12克，煅龙牡（先煎）各30克，夏枯草12克。

8月30日二诊：服上药后，腑降便通，血压下降至160/100 mmHg，偏瘫肢体稍能活动，但不能自如，自觉无力运动，舌强语迟涩，脉见弦缓。风阳已有渐息之象。而此患者年近六旬，正气亦虚。气不运血，又当顾及，故以王清任法加减治之。处方：生黄芪30克，赤芍10克，川芎10克，当归尾12克，地龙10克，桃仁泥10克，南红花12克，钩藤（后下）10克，明天麻6克，全蝎10克，清半夏10克，大黄3克。

9月5日三诊：服药见效，稍能扶床步履，舌微强能言，口眼已正，血压下降为140/90 mmHg，唯觉疲乏无力，上肢有时筋急拘挛，此乃气血亏虚，不能养筋故也。再以原法出入治之。处方：生黄芪60克，赤芍10克，川芎6克，当归尾15克，地龙10克，土鳖虫10克，桃仁泥10克，南红花12克，嫩桂枝6克，桑枝10克，伸筋草10克，秦艽10克。

9月10日四诊：已能离床缓步行动，语言亦渐清晰，上肢抽搐消失，舌苔薄白润，脉沉缓。继宗上方再进10剂。

经治一月余，步履如常，语言已清，一切症状消失，病告痊愈。

［崔东祥. 崔文彬临证所得 [M]. 呼和浩特：内蒙古人民出版社，1982.］

【评析】　该案高龄患者，气衰之躯，精血衰耗之际，复因阳明热盛，煎灼阴津，致使阴亏于下，肝阳鸱张，阳化风动，阳扰风痰乘窍，故见猝然神呆，肢体瘫痪，口祸言謇等症。该案为本虚标实之证，当先以清息厥阴之风痰，制其内风鼓动，并佐以泄热通腑之剂，釜底抽薪，使阳明邪热下行治其标，风息阳戢之后，则以益气养血，活血化瘀之法而扶其正固本。

【案例】焦树德祛风化痰，通腑活络法治疗中风病中经案

李某，男，65岁。1978年5月10日会诊。

病史： 4天前感到右上下肢麻木，活动不利，但尚能活动，言语声音有些改变，说话较笨。诸症越来越重，即送来医院，经检查诊断为脑动脉血栓形成而收住院。经输液等治疗后，未见好转，半身不遂日渐加重，即邀请中医会诊。患者发育正常，营养中等，意识尚清，能回答问题，但蒙眬嗜睡，言语謇涩，勉强能听清楚，自诉头晕。右上肢完全瘫痪，右下肢能勉强抬离床面，不能屈伸活动。右侧面部下半部瘫软，口向左㖞，右侧口角下垂流涎。大便秘结，已数日不行。舌苔白厚略黄，脉弦滑有力，腹部切诊未见异常，四诊合参诊为中风中经证（已向中腑证转化）。治法：祛风化痰，通腑活络。以三化复遂汤随证加减。

处方： 防风6克，胆南星9克，半夏9克，化橘红12克，茯苓9克，炒枳实9克，生大黄3克，羌活6克，全瓜蒌30克，红花9克，片姜黄9克，桑枝30克，2剂。

上药进2剂后，大便已通畅，右上肢屈伸、抬起比上次又有明显恢复，右下肢屈、伸、抬、蹬等各种活动已近于正常。但大便又干结未行，头晕已除。舌上有瘀斑，舌苔化为薄白。脉象右手弦滑，左手略弦，右手脉大于左手脉。上方去僵蚕，加玄明粉（分2次冲服，嘱如服第1煎后大便通下，第2煎可不再冲服玄明粉）15克，大黄改为9克，1剂。服此药后，大便通畅，诸症均有好转，又去玄明粉、桃仁，进5剂后，患者口面㖞斜已完全恢复，言语清楚，下地可以自由行走，右半身不遂已基本恢复正常。舌苔正常，脉象略弦，病已基本治愈，又投以收功方如下。处方：胆南星9克，半夏9克，茯苓12克，生大黄6克，羌活6克，红花9克，桃仁9克，赤芍12克，刺蒺藜9克，桑枝30克，3剂。

患者于5月24日，自己高兴地走着出院，回家休养。

［焦树德．焦树德临床经验辑要[M]．北京：中国医药科技出版社，1998.］

【评析】 该案为阳明经痰热结滞，腑气不通之证。邪中于经，必归于腑，症状除半身肢体不遂以外，还可见大便秘结，此为阳明经痰热结滞、腑气不通之候。治疗在化痰通络之时，可同时通其阳明腑气，使大便通畅，半身不遂之情也随之好转，并逐渐恢复正常。本证不仅腑气不通，而且还有痰浊瘀血阻滞，经络血脉不通，故加入化痰降浊、活痹通络之品。方中以大黄荡涤肠胃，下燥结除瘀热，推陈致新。枳实行气降痰，除痞消积。二药一走血一走气，共为主药；以全

瓜蒌降气化痰，润肺滑肠；桃仁泥活血润燥，通大肠血秘；防风搜肝风行滞气，胆南星、半夏、化橘红、茯苓健脾化痰，红花、片姜黄、桑枝活血通络。药证相符，疗效显著。

3. 火逆上冲

【案例】刘渡舟泻火清热，息风活血法治疗左身偏废案

姜某，男，66岁。

刻下症见：左身偏废，左手拘急难伸，不能活动，血压200/120 mmHg，头目眩晕，心烦，不寐，性情急躁易怒，大便秘结，小便色黄。舌体向左㖞斜，舌质红绛少津，舌苔黄而干，脉来滑数。此火动伤阴，兼有动风之证。治当泻火清热，息风活血。

处方：大黄5克，黄芩10克，黄连10克。

服药5剂，大便畅通，头目清爽，心中烦乱顿释，血压降至170/100 mmHg。复诊时，不用家人搀扶，腿脚便利，然左手之挛急未解，转方用芍药甘草汤，加羚羊角粉1.8克，冲服而瘥。

【按】 本案为火动伤阴，血不柔肝，动风伤筋之证。《素问·生气通天论》有“阳强不能密，阴气乃绝”之说，本证大便秘结，小便色黄，舌苔黄，脉来滑数，说明阳热内盛；心烦不寐则为阴气内虚，水火不济之象。阴不胜阳，阳亢化风，故见血压升高，头目眩晕。火淫血脉，血被火煎耗，扇动内风，而见手挛舌㖞，半身不遂。《素问·至真要大论》说：“诸热瞀瘛，皆属于火。”本证之半身不遂形似中风，其实为“火中”之证，若误用燥药祛风，则失之千里。刘渡舟采用泻火清热，釜底抽薪之法，选用《金匮要略》三黄泻心汤苦寒之剂，用黄连泻心火，黄芩泻肺火，妙在大黄一味，既能通降胃中火热，又能活血逐瘀，推陈致新。若本证大便不燥而小便赤涩不利者，则改用黄连解毒汤为好。

目前临床，西医学所谓高血脂、脑血栓、脑栓塞、脑出血等病，均可使人肢体偏废，手足不仁，甚则突然昏倒，不省人事。据刘渡舟经验，大多为“火中”范围，治当通泻火热为主，用三黄泻心汤或黄连解毒汤为中肯，如滥用温燥祛风之品，则如火上浇油而越治越重。

［陈明．刘渡舟临证验案精选[M]. 北京：学苑出版社，1996.］

【评析】 一些医者认为中风急性期痰浊瘀血症状较为突出，主张应用化痰

通瘀法治疗脑梗死。研究显示，化瘀通络、通腑降逆法能明显改善全血黏度高切、血浆黏度、纤维蛋白原、活化部分凝血酶原时间值等。病理观察表明脑梗死 6 ～ 24 小时后有较明显脑水肿，3 ～ 5 天达到高峰。脑水肿如不及时有效治疗将使半暗带受到威胁，使脑损伤进一步加重，治疗上应根据急性梗死部位、病灶大小、病理类型、脑水肿颅内压高的程度和持续时间，决定是否采用脱水治疗及脱水时间。中医的通腑法可明显减轻脑水肿，本案给予通腑泻热之剂后，即头目清爽、心烦顿释，说明药证相应。

（四）寒证中风

【案例】王鸿士豁痰开窍，疏风通络法治疗寒邪伤络案

刘某，男，64 岁。1973 年 11 月初诊。

病史：病起一周前，患者等候上车之际适遇大风，形寒不舒，返家即感左臂笨重，动作不灵，阵阵拘急抽掣，言语不利，其后左下肢活动受限难以行走，迄今未愈。曾在医院观察一周，转赴我院门诊。舌苔薄白，脉象弦滑。诊断：脑血管痉挛，脑血栓形成。辨证：年迈气衰，血行不畅，适逢初冬，风寒外袭，以致寒邪伤络，血脉凝涩，风痰壅遏，机窍不宣。治法：豁痰开窍，疏风通络，益气活血。

处方：珍珠母（先煎）31 克，羌活 6 克，防风 9 克，石菖蒲 9 克，天竺黄 9 克，生黄芪 18 克，茯苓 18 克，橘络 9 克，橘红 9 克，莲子心 5 克，桃仁 9 克，红花 9 克，炒穿山甲 9 克，丝瓜络 12 克，鸡血藤 31 克，王不留行 12 克，另：活络丹二丸分吞。

二诊：服药一周，左侧上下肢体已能活动，动作尚显笨拙。苔薄白中心裂纹，脉象弦滑。拟前方去防风，加当归 12 克、丹参 15 克、杏仁 9 克、桑枝 31 克、桂枝 6 克，服 7 剂。

三诊：四肢活动较前灵活，活动稍多即感疲劳，左手指端和左下肢麻感，时有抽动。苔白浮黄，脉象弦滑。处方：生黄芪 31 克，当归 12 克，茯苓 15 克，桂枝 6 克，鸡血藤 31 克，生石决明（先煎）25 克，钩藤（后下）15 克，石斛 12 克，白芍 15 克，太子参 18 克，桑枝 31 克，红花 9 克，桃仁 9 克，石菖蒲 9 克，丝瓜络 12 克。

四诊：药进十余剂，左侧肢体活动基本恢复，续以原方调治。

［《北京市老中医医案选编》编委会 . 北京市老中医医案选编 [M]. 北京：北京出版社，1980.］

【评析】 患者年迈精气亏损，素体肥胖脾虚湿蕴，复为风邪所迫，脉络痹塞，机窍不利，而致痰蒙清窍证。药用羌活、防风祛风湿，利关节；石菖蒲、天竺黄、杏仁、橘红、茯苓健脾化痰胜湿；当归、丹参、丝瓜络、桑枝、桂枝、鸡血藤、桃仁、红花、穿山甲、王不留行等活血化瘀，通经达络；活络丹加强祛风活络宣痹之功；以珍珠母、生石决明镇肝息风；钩藤、菊花、莲子心等清心泄热，平肝息风；以生黄芪、太子参益气行血。二诊时诸症好转。患者年迈血枯不能濡润筋脉，改用益气养血、育阴平肝、温通经络为法，病情恢复较为满意。

【案例】言庚孚通利二便，活血通络法治疗蛛网膜下腔出血案

彭某，男，57 岁。1965 年 7 月 16 日初诊。

病史：先起双下肢及髋关节酸胀疼痛，为寒湿痹阻经络，气血运行不畅。因未及时治疗，乃致血凝而不畅，血濡而不和，气纵而不收，遂成下肢完全瘫痪，卧床难起，病延月余。邪气上乘入脑致头痛项强，内入脏腑，湿浊扰心，以致心悸不宁，心烦欲呕，寒湿困脾，久则化热，腑气不通，则见口渴不食，脘腹胀满，大便秘结之症。湿热下注，膀胱气化失司，则小便不利，甚而尿闭。病久气血亏虚，故形体消瘦，面色无华，少气懒言。脉细弦数，舌苔薄白，舌质淡红，法当益气和营，化瘀通络，可取补阳还五汤化裁施治。目下腹满、便结、尿闭等为其标急之症，根据急则治其标，缓则治其本的原则，急拟通利二便，佐以活血通络之品，双管齐下，因其势而导之。

处方：枳实 10 克，生大黄 10 克，川厚朴 10 克，生白芍 15 克，焯桃仁 10 克，杜红花 6 克，干地龙 10 克，土鳖虫 10 克，甘草梢 6 克，滑石粉（包煎）15 克，车前子（包煎）10 克。

二诊：投上方 2 剂，并配导尿术后，二便渐已通利，腹部胀痛亦减，进食甚少，心烦欲呕，头痛项强，下肢瘫痪如故，气短神疲，舌质淡，舌苔薄白，脉结代。标急之症渐瘥，正气虚惫，络脉瘀阻，改拟益气补血，祛瘀通络法施治。方选补阳还五汤加红参主之。处方：高丽参（另蒸兑）6 克，当归身 10 克，北黄芪 15 克，

赤芍 10 克，燀桃仁 10 克，藏红花 6 克，干地龙 10 克，川芎 3 克。

三诊： 连进上方 4 剂，脉转弦缓，精神见振，气短心悸已瘥，稍能进食，未作呕逆，头痛项强轻减，下肢疼痛亦减，但觉酸胀麻木，活动欠灵，舌苔如前，气血渐复，瘀阻未已，治宗前法出入治之。原方去高丽参，加粉葛根 15 克、淡黄芩 10 克、干地黄 12 克。

四诊： 续服上方 25 剂，病情大有进步，项强消失，头痛加剧，能下床活动，但步履不坚，下肢仍酸胀乏力，麻木感尚存，纳谷转馨，脉弦细缓，舌苔薄白。水不涵木，筋脉失养，肝阳偏亢之象，治转滋水涵木，育阴潜阳，养筋和络法，拟建瓴汤加减。处方：干地黄 15 克，杭白芍 10 克，生牡蛎（先煎）25 克，玉竹 15 克，嫩桑枝 30 克，生代赭石（先煎）15 克，怀牛膝 10 克，地龙 10 克，山茱萸 10 克。

五诊： 上方连进 10 剂，头痛消失，颈项转动自如，下肢肿胀酸痛减轻，腿力增加，步履稍坚，能弃杖行走，但仍不耐远行，纳食、二便如常。药至 18 剂，诸症悉愈，行走自如，脉平苔净，继以观察 4 天，痊愈出院。

［言庚孚．言庚孚医疗经验集 [M]. 长沙：湖南科学技术出版社，1980.］

【评析】 本案乃本虚标实之证。初诊二便不通为当务之急，故先以枳实、生大黄、川厚朴泻下通腑；甘草、滑石粉、车前子利其小便治其标；兼以桃仁、红花、地龙、土鳖虫活血通络；白芍养阴防泻下伤阴。而后投以益气补血、祛瘀通络之补阳还五汤和滋水涵木、育阴潜阳、养筋活络之建瓴汤加减治疗。纵观整个治疗过程，通腑泄下、活血通络、育阴潜阳先后有序，有条不紊，调治 81 天而愈。

（五）血瘀证中风

1. 肝阳偏亢，血瘀阻络

【案例】陈树森平肝息风，活血化瘀法治疗多发性脑梗死案

贾某，男，63 岁。1986 年 1 月 20 日入院。

主诉： 突发性右侧肢体弱，6 小时入院。病史：昨晚饭后打牌时自觉右手无力，继之右腿亦无力，行走拖地，无意识丧失、头痛、呕吐。既往史：糖尿病、高血压和冠心病病史。

查体： 血压 170/100 mmHg，心肺（-），意识清楚，语言流利，双侧瞳孔

同圆等大，对光反射存在，无中枢性面舌瘫，右侧上肢肌力Ⅴ－级，张力略低，左上肢肌力Ⅳ级，腱反射（+++），右侧痛觉强度减退，未引出病理反射，颈软。分析：右侧不完全瘫，右侧痛觉减退，定位在左大脑半球。起病急，既往有糖尿病、高血压及冠心病病史。诊断：缺血性脑卒中。CT：无出血征象，有陈旧脑梗死，脑萎缩。考虑为多发性脑梗死，位于两侧基底节区。

1 月 24 日中医会诊：右侧肢体力减弱，下肢为甚，感觉减退，右鼻唇沟略浅，神清，二便调。诊见舌正尖红，苔薄白，脉弦紧。辨证：肝阳偏亢，血瘀络阻。治法：平肝息风，活血化瘀。

处方：丹参 15 克，赤芍 15 克，川芎 15 克，桃仁 10 克，地龙 12 克，当归 10 克，海藻 15 克，菊花 15 克，黄芪 15 克，钩藤（后下）15 克，海风藤 15 克，每日 1 剂，煎 2 遍，每日 3 次分服，连服 6 剂。

1986 年 1 月 31 日二诊：右侧肢体较前有力，能下地活动，易困倦，嗜睡，血压 150/90 mmHg，舌脉同前，症情略有好转，肝阳略平络脉未宣，原方去当归，加桑寄生 15 克。

1986 年 2 月 7 日三诊：右侧偏瘫明显好转，能下地自己行走，血压 168/90 mmHg，症情渐趋好转。仍予原方服至 3 月 22 日，症情稳定，步履复常而出院。

［陈树森．陈树森医疗经验集粹 [M]. 北京：人民军医出版社，1989.］

【评析】 患者素有消渴、胸痹心痛、高血压等症。肾阴本虚，水不涵木，木少滋荣故肝阳偏亢，夹瘀阻于脑窍，发为中风偏枯，为本虚标实之证。急则治标，予平肝息风，活血化瘀治其标。肝风平息之后还当补益肝肾之阴以固其本。

【案例】吴输香活血化瘀，平肝息风法治疗脑血栓形成案

王某，男，55 岁。1979 年 9 月 22 日初诊。

主诉：左侧肢体活动障碍，伴流涎、伸舌困难已 5 天。病史：罹患高血压已 7 年，血压最高曾达 200/100 mmHg。5 天前起左上肢力弱，左下肢活动障碍、行走偏斜，伴右颞头痛、手抖，伸舌困难、流涎，神志清楚，但感胸闷。血压波动于（170 ～ 180）/（90 ～ 120）mmHg。曾检验血脂偏高（胆固醇 170 mg/dL、三酰甘油 164 mg/dL、β－脂蛋白 668 mg/dL）。望诊发现左口角下垂，舌苔微黄。切诊

脉管发硬，右手脉弦劲。诊断：中风（脑血栓形成）。辨证：内风扰动，瘀阻脉络。治法：活血化瘀，平肝息风。方以桃红四物汤合羚羊钩藤饮加减。

处方：石决明（先煎）30 克，丹参 30 克，钩藤（后下）15 克，豨莶草 15 克，刺蒺藜 15 克，桑寄生 15 克，赤芍 15 克，生地黄 15 克，全瓜蒌 15 克，茺蔚子 12 克，白芍 12 克，桃仁 9 克，当归 9 克，三棱 9 克，莪术 9 克，地龙 9 克，广郁金 9 克，红花 6 克，川芎 6 克，降香（后下）6 克，羚羊角粉（吞服）0.6 克。

服药 3 天，流涎减少，去羚羊角粉续服。7 天后伸舌转灵活，讲话清楚，左上肢握力恢复，2 周后瘫痪肢体已完全恢复，能自由活动；血压 170/90 mmHg。

此后，长期应用丹参，收缩压稳定在年龄数加 90 mmHg 左右，舒张压在 80 ～ 90 mmHg。观察至今已 10 年余，未见中风再发。

［史宇广，单书健. 当代名医临证精华：中风专辑 [M]. 北京：中医古籍出版社，1992.］

【评析】 临床所见的脑血栓形成，从中医辨证来说，以中经络多见，中脏腑者少见。凡有神志昏迷者，起病时多属闭证，由闭证转为脱证者少见，发病时即呈脱证者极为罕见。现代中医治疗脑血栓形成，已经跳出了内风引动痰火的藩篱，而着眼于血瘀。吴输香强调在脑血栓形成急性期（发病至 2 周内）应尽早予以活血化瘀之剂，越早应用，疗效越好，达到完全恢复的概率一般随着时间的延长而逐渐减小。本例即属高血压脑病引起脑血栓形成者，中医辨证为肝阳化风、瘀血阻络。来诊时已病发 5 天，急予活血息风通络之品。方以桃红四物汤养血活血、行血逐瘀；羚羊钩藤饮平肝潜阳，息风通络；更加入三棱、莪术破血祛瘀，以加强活血之力；又加入刺蒺藜、地龙以加强息风通络之力。诸药合用，则瘀去风息，脉络自通，诸症得愈。

【案例】王任之活血息风法治疗可逆性脑卒中案

刘某，男，成年。1980 年 6 月 12 日初诊。

病史：因拟诊可逆性脑卒中、高血压、动脉硬化于 5 日住入神经内科，笑时口角仍向左㖞，右侧上、下肢乏力，血压 180/110 mmHg，脉沉濡。姑以活血息风为治。

处方：珍珠母（先煎）24 克，生牡蛎（先煎）24 克，钩藤（后下）10 克，鸡血藤 15 克，羌活 3 克，葛根 30 克，全当归 10 克，炒五灵脂（包煎）10 克，干地龙 10 克，红花 4 克，秦艽 4.5 克，制豨莶草 10 克，绵黄芪 10 克。

6 月 26 日二诊： 血压恢复正常，右臂较前有力，脉濡弦。守原方出入。处方：珍珠母（先煎）24 克，生牡蛎（先煎）24 克，双钩藤（后下）10 克，桑寄生 10 克，绵黄芪 10 克，全当归 10 克，秦艽 4.5 克，鸡血藤 15 克，干地龙 10 克，红花 4 克，鹿衔草 10 克，制豨莶草 10 克，炒怀牛膝 10 克。

1981 年 1 月 31 日三诊： 患者 1979 年 6 月住院经治疗后已好转出院，但 1980 年 6 月 26 日又因脑出血再度入院，头巅仍感昏痛，目不喜睁，口角㖞斜，语音甚低，左侧上、下肢乏力少用，口干欲饮，脉弦稍数。水不涵木，风阳上扰，予以滋水柔木为治，用地黄饮子出入。处方：珍珠母（先煎）24 克，生牡蛎（先煎）24 克，钩藤（后下）10 克，生白芍 6 克，生地黄 10 克，玄参 6 克，金钗石斛 9 克，石菖蒲 3 克，炙远志 6 克，肉苁蓉 9 克，巴戟天 9 克，炒怀牛膝 10 克。

2 月 18 日四诊： 头脑昏痛减轻，语声略高，神识爽慧，左侧上、下肢仍感酸楚，左踵疼痛，活动有欠灵便，脉濡弦。守原方加减。处方：炙远志 6 克，石菖蒲 3 克，肉苁蓉 10 克，巴戟天 10 克，绵黄芪 10 克，全当归 10 克，干地龙 10 克，制豨莶草 10 克，桑枝 10 克，片姜黄 6 克，宣木瓜 6 克，炒怀牛膝 10 克。

3 月 25 日五诊： 头脑昏痛告戢，踵痛亦弭，左侧上、下肢酸楚减轻，已能坐起，脉濡弦。守原方加减。处方：绵黄芪 10 克，全当归 10 克，红花 4 克，炒五灵脂（包煎）10 克，桑枝 10 克，片姜黄 6 克，左秦艽 4.5 克，制豨莶草 10 克，炮川乌 3 克，制乳香、制没药各 4.5 克，锁阳 10 克，炒续断 6 克，炒怀牛膝 10 克。

4 月 1 日六诊： 左侧上、下肢酸楚已微，在搀扶下能够迈步，唯站立则下肢抖颤无力，脉濡弦。症药既合，仍宗原意出入治。上方减桑枝、片姜黄，加杜仲 10 克、桑寄生 10 克。

［王宏毅，王运长．王任之医案 [M]. 合肥：安徽科学技术出版社，1998.］

【评析】　该病例为一可逆性脑卒中，该病是指局灶性脑缺血症状持续 24 小时以上，3 周内完全缓解而不留后遗症者，也属中医中风范畴。多由于风、痰、瘀、虚等病理因素致病。该患者以肝阳上亢为主，兼有气虚血瘀，治疗宜平肝潜阳，益气活血通络。以珍珠母、牡蛎、钩藤平肝潜阳，黄芪补气行血，当归、红花、鸡血藤、豨莶草、地龙、秦艽等活血通络。复诊阳亢已平，加肉苁蓉、牛膝、桑寄生、续断等补肝肾、强筋骨以治本。

【案例】邢锡波治疗高血压脑病案

孟某，女，52 岁。

病史：患者于 1 个月前开始患高血压，血压 220/110 mmHg，曾服中西药治疗。3 月 6 日夜间突患左半身不遂，言语不清，当时无昏迷现象。服再造丸及针剂治疗，一般情况改善，住院进一步治疗。检查：血压 180/90 mmHg，口向右侧偏斜，舌向左㖞。心肺无异常，肝脾未触及，左侧肢体活动欠灵活。脉沉弦，苔薄白。证属肝阳上冲，脑海失养。治宜清肝潜阳，补气养血，活血通络。

处方：夏枯草 24 克，黄芩 24 克，钩藤（后下）24 克，黄芪 18 克，生代赭石（先煎）18 克，丹参 15 克，地龙 15 克，桑寄生 15 克，乳香 10 克，川芎 10 克，白附子 10 克，胆南星 10 克，血竭 1 克，安息香 0.6 克（后 2 味同研冲服）。

服药后一般情况较好，语言清楚，能下地自由活动。晨 3 时许，患者突然烦躁不安，不语自汗，左半身不遂，神志清醒，口有涎痰，喉中痰鸣，呼吸有浊声，血压 230/120 mmHg，两侧瞳孔等大，对光反射存在，脉弦数，舌红苔黄。此乃肝阳上逆，风热上冲，致血压突升，使脑海不能适应而痉挛，因神清知非脑出血。治宜镇肝息风，潜阳缓痉，通络启痹。处方：夏枯草 30 克，白芍 30 克，黄芩 24 克，钩藤（后下）24 克，桑枝 15 克，丹参 15 克，鸡血藤 15 克，茯神 15 克，乳香 10 克，郁金 10 克，僵蚕 6 克，蕲蛇 6 克，姜汁 1.5 克，羚羊角粉 1 克，苏合香 0.6 克（后 2 味研末同姜汁冲服）。

服药 2 剂，病情稳定，能语，左半身能活动，神识清楚。唯半身呆滞不仁，知饥思食，血压 160/90 mmHg，脉弦细，舌淡红无苔。证属肝热清解，气虚络闭。治宜补气活血，通络启痹。处方：黄芪 24 克，玄参 24 克，地龙 15 克，生代赭石（先煎）15 克，丹参 12 克，乳香 10 克，桃仁 10 克，川芎 10 克，胆南星 10 克，蕲蛇 6 克，蜈蚣 2 条，血竭 1 克，苏合香 0.6 克，麝香 0.15 克（后 3 味同研冲服）。

服药后自己能下地活动，语言清楚，饮食正常。脉弦虚，舌不红。继服原方帮助恢复。

【按】 脑痉挛因血压较高，脑血管受高压冲击，不能耐受，失去正常生理功能而痉挛，致神识昏惑，肢体一侧失灵，而现麻木不仁，然为时较短，半瘫不甚，经服药，可逐渐缓解，恢复正常状态。治疗措施，宜降血压为主，同时伴以缓痉息风之剂。如蕲蛇、蜈蚣、白芍、炙甘草之类。俟血压下降，痉挛缓解，再用补气活血通络启痿之法。

［邢锡波，邢汝雯，李妙雁，等．邢锡波医案集 [M]. 北京：人民军医出版社，1981.］

【评析】 本例患者自起病以来，变证丛生，但脉症合参，尚未入腑入脏，虽危重但仍属中经络之范畴，故急性期也宜以清肝潜阳、养血活血通络为主。药用夏枯草、钩藤、生代赭石、黄芩以平肝潜阳，清肝泄火；丹参、黄芪、桑寄生以养血补气育阴；安息香、地龙、胆南星、乳香、白附子、血竭，共用以奏行气活血通络之功。二诊出现肝阳上逆、风热上冲之危重变证，但无意识模糊等入脏入腑证候出现，治宜镇肝潜阳，缓痉通络。故仍守在一诊方义，重用白芍以缓痉，另配鸡血藤、桑枝、僵蚕、乳香、蕲蛇、茯神等以活血通络，并冲服羚羊角粉以加强其清肝平肝之力。后续治疗，仍防补阳还五汤之意，以补气，活血，通络。

2. 气虚血瘀

【案例】乔保钧治疗中经络案

郑某，男，70 岁。1990 年 10 月 13 日初诊。

主诉：右半身不遂 4 天。病史：4 天前无明显诱因突然右半身活动不遂，左下肢软弱无力，行走时向右偏斜，左上肢抬举受限，舌强言謇，口干欲饮，大小便调。查：舌质紫黯、苔白腻，脉弦劲有力，血压正常。证属气虚血瘀，痰湿阻滞，经气不通。治宜益气活血，化痰除湿，通经活络。

处方：生黄芪 30 克，当归尾 15 克，赤芍 10 克，石菖蒲 10 克，川芎 9 克，杏仁 9 克，佩兰 10 克，藿香 9 克，川牛膝 13 克，川木瓜 15 克，郁金 13 克，薏苡仁 15 克，鸡血藤 30 克，7 剂，水煎服。

2 年后患者复来诊治他疾时得知，上药后诸症即失，腿脚灵活，言语清晰，一直正常。

【按】 对中风发病，李杲有“正气自虚”之说。本案年高气虚，气虚无力推动血液运行，肢体失养，故上下肢瘫软无力；气虚可内生痰湿，痰湿内蒙，心窍不宣，故舌强言謇。脉证合参，症因气虚血瘀，痰湿阻络所致。治以补阳还五汤合三仁汤化裁，益气活血，化痰除湿，通经活络。药证相符，七剂而愈。本案之治说明：“中风”病名为“中风”，并非每例都由风邪所致，总得以证为凭；

“中风”虽顽病，但只要辨证准确，及早治疗亦不难获效于朝夕之间。

［乔振纲．乔保钧医案 [M]. 北京：北京科学技术出版社，1998.］

【评析】 补阳还五汤是王清任《医林改错》中的名方，由黄芪、当归、赤芍、川芎、桃仁、红花、地龙组成，本案方药是在补阳还五汤的基础上加减而成，黄芪、当归、赤芍、川芎是组成补阳还五汤的主要药物。本方主治中风后半身不遂、脉缓少力者。其主证病机要点为气虚血瘀。王清任认为人身之气有十分，少一分虚一分，少五分则偏瘫，治须还其五分之气。王清任在《医林改错·下卷》中说：“元气既虚，必不能达于血管，血管无气，必停留而瘀。”由于正气虚亏，脉络痰阻，经隧不通，气不能行，血不能荣，筋脉肌肉失养，故见半身不遂，口眼㖞斜；气虚血滞，舌本失养，约束无力，故语言謇涩，口角流涎。补阳还五汤重用黄芪益气为君，配伍当归可以补血、活血为臣。佐赤芍、川芎、桃仁、红花活血化瘀，地龙窜经通络为使，可以起到益气、补血、化瘀、通络作用，对中风后半身不遂，确有药到病除之功。本案以补阳还五汤为基础，配伍化痰除湿，通经活络之品而愈。

【案例】王任之治疗脑血栓形成案 2 例

案一

陈某，男，成年。11 月 29 日初诊。

病史：患者曾因脑血栓形成于 1977 年、1979 年两度住院，现又因拟诊高血压、动脉硬化、脑血栓形成于 11 月 17 日入院。刻下症见：自觉左侧面部麻木，左肢酸软乏力，不能持重，且血糖偏高，脉沉弦。拟以益气活血，息风降糖为治。

处方：绵黄芪 12 克，全当归 10 克，地龙 9 克，红花 4 克，秦艽 4.5 克，制豨莶草 10 克，鸡血藤 15 克，干地黄 12 克，怀山药 30 克，茯苓 10 克，炒泽泻 10 克，粉葛根 30 克。

12 月 6 日二诊：血糖略降，左侧面部麻木好转，唯左肢仍觉乏力，脉沉弦。守上方，减秦艽，加嫩桑枝 10 克，片姜黄 6 克。

12 月 20 日三诊：左侧面部麻木已轻，左上肢抬举时仍感筋掣受限，复查血糖已近正常，脉濡弦。药证能应，仍守原意。处方：绵黄芪 10 克，全当归 10 克，地龙 10 克，红花 4 克，嫩桑枝 10 克，片姜黄 6 克，葛根 30 克，鸡血藤 15 克，干地黄12克，怀山药30克，茯苓10克，炒泽泻10克，宣木瓜6克，伸筋草10克。

［王宏毅，王运长．王任之医案[M].合肥：安徽科学技术出版社，1998.］

【评析】 本例患者素有消渴，气阴亏虚，而津血同源，气虚不能推动血行，阴虚血燥，血脉空虚，瘀血阻络，发为偏枯。此二度发病，治宗王清任补阳还五汤化裁，以益气活血通络，黄芪味甘性微温，具有益气升阳的作用。患者气虚致瘀，以黄芪益气补中，俾气旺则血行，减量防止升阳太过，助热生火，变生他证；当归、地龙、桃仁、红花、鸡血藤等药养血活血化瘀通络；干地黄、怀山药、茯苓益气养阴；泽泻渗利湿热，防阳气升发太过；葛根辛甘，升腾胃气，滋阴生津，治疗患者消渴；秦艽祛风湿，舒筋络；制豨莶草祛风湿，通经络治疗肢体麻木。诸药共奏益气活血，化瘀通络之功。二诊因左肢仍麻木，去秦艽，防清利太过，加重津液亏虚，加桑枝通利关节，姜黄破血行气，通经止痛。三诊因左上肢不能抬举，故以木瓜平肝和胃，舒筋络，活筋骨，缓解筋挛；伸筋草舒筋活络。纵观其加减用药，多以通络之品为虑，以防“久病入络”，是其深意。

案二

陈某，女，成年。1979年8月2日初诊。

病史：1976年有脑出血病史，因拟诊脑血栓于1979年7月31日入院。刻下症见：左上肢瘫废不能动弹，左下肢尚可活动，上、下肢均觉酸楚麻木，脉濡弦。气血交阻，而不能濡养筋骨，拟以益气活血为治。

处方：绵黄芪10克，熟地黄10克，地龙4克，红花4克，桃仁（去皮尖、杵）6克，炒川芎3克，葛根30克，鸡血藤15克，秦艽4.5克，制豨莶草10克，川桂枝4.5克，天仙藤6克，鹿衔草10克。

8月16日二诊：左上肢略能上举，左下肢活动较前灵活，唯仍乏力不能任地，上、下肢酸胀感未弭，脉濡弦。守前法加减。处方：绵黄芪10克，全当归10克，地龙9克，红花4克，桃仁（去皮尖、杵）6克，炒川芎3克，葛根30克，鸡血藤15克，羌活3克，嫩桑枝10克，桑寄生10克，炒怀牛膝10克，鹿衔草10克。

8月30日三诊：左上肢已能上举过头，在扶持下左下肢可以站立，唯觉额颞乍痛，右侧较甚，后枕发胀，颈部活动欠利，脉濡弦。再以益气活血为治。处方：绵黄芪12克，全当归10克，地龙9克，红花4克，秦艽4.5克，制豨莶草9克，鹿衔草 9 克，鸡血藤 15 克，羌活 3 克，葛根 30 克，蜈蚣 2 条，钩藤（后下）10 克，炒怀牛膝 10 克。

9 月 6 日四诊：有人搀扶左下肢已能行走，额颞疼痛见轻，但觉作麻，后枕、手胀未已，脉濡弦。仍守原方加减。上方减蜈蚣、钩藤，加北细辛 1.5 克、炒川芎 3 克。

［王宏毅，王运长．王任之医案 [M]. 合肥：安徽科学技术出版社，1998.］

【评析】　本案患者原有脑出血病史，有肝风内动、脉络瘀阻在前，此又患脑血栓气虚血瘀在后，故出现肢体偏废失用之症。所以调理气血、畅通经络便成为治疗关键。初诊即以黄芪配熟地黄、鸡血藤益气补血养血；桃仁、红花、川芎活血化瘀；地龙通经活络；葛根升发阳明经气；秦艽、豨莶草、桂枝、天仙藤、鹿衔草祛风湿，通经络，利关节。二诊，症状减轻，乏力明显，此气虚血少筋骨失养之故。故去秦艽、豨莶草、桂枝、天仙藤，加当归补血养血；羌活、桑枝祛风湿，除痹痛；桑寄生、牛膝补肝肾，强筋骨。三诊，肢体功能明显改善，却有额颞乍痛、后枕发胀、颈部活动欠利症状，此太阳经气不畅之症，治疗仍以补气养血活血通络为主，兼以疏通经气、疏利关节。加黄芪之量仍伍以当归、鸡血藤益气补血，去桃仁但用红花活血，加蜈蚣、钩藤配合地龙息风止痉、通经活络，治疗额颞疼痛及颈部活动欠利，羌活引秦艽、制豨莶草、鹿衔草、牛膝祛风湿，强筋骨。四诊，疼痛减轻，故去蜈蚣、钩藤，后枕、手胀未已，此太阳经气不利，而少阴、厥阴亦经气不畅，故加北细辛、炒川芎，引经报使，使诸药得以直达病所。整个治疗过程主次分明、层次清晰、用药精当、配伍严谨，尤其善于使用使药，故而取效迅速。

【案例】高辉远益气通络，祛风化痰法治疗脑梗死案

周某，男，49 岁。1992 年 1 月 8 日初诊。

病史：患者平素体健，4 天前因赴外地出差过度劳累，忽感言语不利，说话费力，右半身沉重，右侧肢体无力，站立不稳，偶有饮食呛咳。当时神识清楚，测血压不高，故未作处理即由随员急护返京。解放军某医院脑 CT 扫描示左侧低节区内囊前角小灶性出血、多发性脑梗死。曾用路丁、甘露醇、酚磺乙胺、曲克芦丁等药物，治疗无明显好转，特邀高辉远诊治。症见头晕，右侧肢体软弱，行

动不便，神疲乏力，言语不清，喉间痰鸣，伸舌偏右，舌黯红，苔白中厚，脉沉弦。辨为气虚血瘀，风痰上扰之证。治拟益气通络，祛风化痰之法。

处方：生黄芪 15 克，赤芍 15 克，防风 10 克，石菖蒲 10 克，远志 10 克，川牛膝 10 克，白薇 10 克，荷叶 10 克，丹参 10 克，胆南星 8 克，羌活 8 克，炙甘草 5 克，大枣 5 枚。

药后 1 周症状日趋改善，依上方为基础稍加减出入治疗 1 个月，言语清晰如常，肢体活动明显好转，舌偏右纠正。复查脑 CT 示：与原片比较出血灶有明显吸收，但有残余断续环形及点状钙化。共治四十余天，病情稳定出院。嗣后以滋养肝肾、活血通络之剂，调治月余，头脑清爽，言语流利，肢体功能恢复正常，能正常上班，至今无反复。

［王发渭，于有山，薛长连．高辉远临证验案精选 [M]. 北京：学苑出版社，1995.］

【评析】 该案患者因出差奔波过劳，情绪激动，使风痰内动，瘀阻经络，真气不能周循于身，则舌转失灵，半身不遂。证属气虚血瘀，风痰上扰之证。宜益气通络，祛风化痰为主，取黄芪补气益血，使气旺血行；赤芍、丹参活血和营；防风、羌活祛风通络；石菖蒲、远志、胆南星开窍化痰，息风安神；白薇清热凉血；荷叶升清降浊；川牛膝引血下行；甘草、大枣补中益气，调和诸药。继以滋养肝肾善后，终使痰化瘀消，则真气渐复，脑络畅通，中风得瘳。

【案例】王任之治疗动脉硬化案

邵某，男，73 岁。1981 年 4 月 15 日初诊。

病史：因拟诊高血压、动脉硬化、可逆性卒中于 4 月 10 日入院。刻下症见：右侧肢体轻瘫渐有恢复，口齿亦较清楚，唯言语稍多时舌仍微謇，头时疼痛。有痛风旧恙，日来举发，左足拇指关节肿痛发红。治以兼及之方。

处方：绵黄芪 10 克，全当归 10 克，地龙 10 克，红花 4 克，漂苍术 6 克，炒黄柏 4.5 克，生薏苡仁 12 克，炒怀牛膝 10 克，地肤子 10 克，秦皮 6 克，鹿衔草 10 克，鸡血藤 15 克，桑寄生 10 克。

4 月 22 日二诊：头痛告弭，言多微謇好转，左足大趾疼痛发红见减，但肿胀未消，脉沉弦。仍以兼顾治法，前方损益。处方：绵黄芪 10 克，全当归 10 克，地龙 10 克，红花 4 克，漂苍术 6 克，炒黄柏 4.5 克，生薏苡仁 12 克，炒怀牛膝 10 克，地肤子 10 克，秦皮 6 克，晚蚕沙（包煎）10 克，汉防己 6 克，天仙藤 9 克。

［王宏毅，王运长．王任之医案 [M]. 合肥：安徽科学技术出版社，1998.］

【评析】 高血压、动脉硬化及可逆性中风，其中医病机多为气虚血瘀、经络瘀阻，从患者的症状分析，乃中风之中腑轻证。刻下肢体症状已减，言謇亦不明显，但适逢痛风旧恙复作，所以治疗应当两者兼顾。方中以黄芪配当归、鸡血藤以益气养血活血；地龙、红花通经活络，活血化瘀；漂苍术、炒黄柏、生薏苡仁、地肤子、秦皮清热利湿，除痹止痛；牛膝、桑寄生、鹿衔草补肝肾强筋骨。二诊，症状减轻，但痛风病情仍存，局部发红见减，而肿胀未消，此清热后热象已减，但是利湿效果未显之故。治疗仍应在兼顾两者的基础上进行药物加减，因主要病机是经脉瘀阻，故理气活血化瘀仍是主要治疗，在此基础上加祛风止痛、利水消肿之汉防己、蚕沙、天仙藤，以加强漂苍术、炒黄柏、生薏苡仁、地肤子、秦皮清热祛风，利湿除痹止痛的功效。本案的特点是标本兼治，清补兼施。血虚风动，则须益气补血以息风；经脉瘀阻，则应通经活络，活血化瘀；旧病痛风，乃湿热痹，故当清热祛风，利湿除痹。虽病情复杂，但本案处方遣药法度颇为适宜，值得借鉴。

【案例】邢锡波补气活血，化瘀通络法治疗脑血栓形成案

郝某，男，58 岁。

病史：患者素有头痛史，1 个月前觉右臂麻木，不甚注意，后日益加重。后突然口眼㖞斜，神识模糊，语言謇涩，半身不遂。检查：血压 150/90 mmHg，神识清楚，口眼㖞斜，右半身不遂，眼底视网膜动脉硬化，脑脊液正常，诊断为脑血栓形成。脉弦细涩，舌淡红，苔白滑。证属气虚血滞，瘀阻经络。治宜补气活血，化瘀通络。

处方：生黄芪 30 克，丹参 24 克，桃仁 15 克，红花 15 克，地龙 12 克，三棱 12 克，川芎 10 克，乳香 10 克，木香 10 克，生水蛭 10 克，血竭 6 克。外用马钱子末敷患侧脸。

连服 3 剂，语言清楚，右臂灵活，身觉有力，神识清楚，食欲正常，脉弦细

有力，舌本不强，是血瘀通畅、气行络通之象。宜补气化瘀，行血通络之剂。处方：生黄芪24克，丹参15克，赤芍15克，桃仁12克，三棱10克，乳香10克，川芎10克，地龙10克，没药10克，苏合香（冲服）0.6克。

连服5剂，右半身基本恢复，唯右臂不太灵活，饮食正常，身不倦，口眼㖞斜恢复，语言清晰，唯右臂不仁，须服药长期治疗。

【按】 脑血栓形成系脑血管壁病变，可使血行不畅，血流迟缓或血液黏稠度增加，而致血栓形成。发病前，自觉头部眩晕，头痛，记忆力减退或肢体酸软无力，语言不利。本证起病多缓，夜间和早晨发病较多。发病前顿觉神识模糊，健忘，甚至昏迷不醒，俟神识略好，则出现半身瘫痪，颜面麻痹，舌根强直等症，脉弦细或弦涩，舌质淡红或舌尖红，苔白腻或微黄。在神识不清阶段，以清痰醒神为主，辅以活血化瘀。服药后，俟神识清醒，精神恢复，知饥思食，仅半身麻木不仁，脉弦细，舌淡无苔时，可用补气活血，化痰通络法治之。

患者神志清醒，面色淡白，身倦无力，口眼㖞斜，呈中风证，但血压不高，身体不胖，显系非脑出血证。脉弦细涩，舌质淡红，苔白滑，系血运不畅，气虚血滞，瘀阻经络。治宜补气活血，化瘀活络法治疗。

［邢锡波，邢汝雯，李妙雁，等．邢锡波医案集[M]．北京：人民军医出版社，1981．］

【评析】 明代张三锡强调"中风症，必有先兆"。此患者月前觉右臂麻木，但不知调息，发为中风。气虚血瘀是该案的病机重点，治宜益气、活血、化瘀通络，方取王清任《医林改错》补阳还五汤加减。方中重用黄芪为君药，加以木香行气调中，使气旺而促血行，化瘀而不伤正，配以丹参、桃仁、红花、川芎、三棱、乳香、血竭养血活血、化瘀通络，并伍地龙、水蛭血肉有情之品，以增其逐瘀、通络之效，以期尽早恢复梗死部位之血供，促使机体功能恢复。此患者就诊后期，已趋本虚标实，当嘱其加强功能锻炼，并长期用药，以收完功，并防复中风。

【案例】王任之益气活血法治疗动脉硬化案

束某，男，成年。1979年7月19日初诊。

病史：因拟诊脑动脉硬化，7月9日住入神经内科病房，始则右侧上、下肢发抖惕动，继而出现偏瘫，头昏神烦，夜寐多梦，然口尚能言，不曾失语，脉濡弦。姑以益气活血，并佐解郁宁神为治。

处方：绵黄芪 10 克，全当归 10 克，干地龙 9 克，红花 4 克，羌活 3 克，葛根 30 克，炒川芎 3 克，鸡血藤 15 克，合欢皮 15 克，首乌藤 30 克，甘草 6 克，淮小麦 30 克，大枣 10 枚。

8 月 2 日二诊：右侧偏瘫好转，上、下肢能活动，唯右踝和足趾活动不灵便，头昏神烦逐渐向安，脉濡弦。守上方去甘草、小麦、大枣，加桑寄生 10 克、鹿衔草 10 克、炒怀牛膝 10 克。

8 月 23 日三诊：症情稳定，守原意带药出院续服。处方：绵黄芪 10 克，全当归 10 克，地龙 9 克，红花 4 克，锁阳 10 克，炒续断 6 克，鹿衔草 10 克，鸡血藤 15 克，炙金毛狗脊 10 克，炒怀牛膝 10 克，甘草 6 克，淮小麦 30 克，大枣 10 枚。

［王宏毅，王运长．王任之医案 [M]. 合肥：安徽科学技术出版社，1998.］

【评析】　本案患者为脑动脉硬化，在住院期间出现肢体瘫痪，属中医学中风、中经络范畴。中风的发生，与痰、瘀、虚、风、火（热）、气有关。本案患者以气虚血瘀为主，血脉运行不畅，清阳不能上荣脑窍，发为中风，症见肢体偏瘫，头昏神烦；邪扰心神引起夜寐多梦，辨证为气虚血瘀，心神失养。治以益气活血，解郁宁神，方用补阳还五汤加减。药用黄芪补气，当归养血，川芎、红花、鸡血藤、地龙活血通络，少佐羌活以祛头面之风，配合欢皮、首乌藤、淮小麦、大枣以宁心安神。二诊药后肢体活动好转，故守前方治法，上方去小麦、大枣，加桑寄生、鹿衔草、牛膝以补肝肾，强筋骨，活血通络。三诊时病情好转并稳定，上方加锁阳、续断、金毛狗脊以振奋肾阳，继续巩固治疗。本案王任之在疾病恢复期的治疗中加补肝肾、强筋骨和温补肾阳之品，以求“阳化气”的作用，推动气血的运行，筋脉得以荣养，而使疾病得以康复。

【案例】王任之益气活血法治疗脑血栓案

林某，男。9 月 6 日初诊。

病史：因拟诊脑血栓，于 8 月 31 日住入干部病房。刻下症见：笑时口角仍微㖞斜，左侧肢体偏废不用，关节微觉酸楚，且出现呃逆已有三日，脉濡弦。气

血交阻，拟以益气活血为治。

处方：绵黄芪 15 克，全当归 10 克，干地龙 10 克，红花 4 克，炒川芎 3 克，赤芍 6 克，葛根 30 克，鸡血藤 15 克，羌活 3 克，秦艽 4.5 克，桑寄生 10 克，炒怀牛膝 10 克，蜈蚣 2 条，另用熊胆（吞服）0.6 克。

9 月 13 日二诊：呃逆已止，左下肢已能伸缩，左上肢、左肩略能活动，脉濡弦。证药向安，守原方出入。上方去川芎、赤芍，加川桂枝 4.5 克、嫩桑枝 10 克。

9 月 20 日三诊：病情稳定，左侧肢体活动续有进步，仍守原意出入治。处方：绵黄芪 15 克，全当归 10 克，地龙 10 克，红花 4 克，秦艽 4.5 克，制豨莶草 10 克，片姜黄 5 克，嫩桑枝 10 克，锁阳 10 克，炒续断 10 克，鸡血藤 15 克，炒怀牛膝 10 克，葛根 30 克。

10 月 4 日四诊：左侧偏瘫明显好转，唯觉乏力，脉濡弦。日来大便干结难解，于前法中参以润导。处方：绵黄芪 15 克，全当归 10 克，地龙 10 克，红花 4 克，片姜黄 5 克，嫩桑枝 10 克，鸡血藤 15 克，葛根 30 克，锁阳 10 克，炒续断 10 克，炒怀牛膝 10 克，肉苁蓉 10 克，巴戟天 10 克，风化硝 4 克。

10 月 11 日五诊：左肩疼痛，活动略受影响，便结未润，脉濡弦。仍守原意出入。处方：绵黄芪 10 克，全当归 10 克，地龙 10 克，红花 4 克，羌活 3 克，嫩桑枝 10 克，片姜黄 6 克，秦艽 4.5 克，炮川乌 3 克，制乳香、制没药各 4.5 克，威灵仙 10 克，决明子 12 克，风化硝 4.5 克。

［王宏毅，王运长．王任之医案 [M]. 合肥：安徽科学技术出版社，1998.］

【评析】 患者正气亏虚，脉络瘀阻，筋脉失于荣养，故发为中风，半身偏枯不遂，口角㖞斜；中气亏虚，清阳不升，胃气失和而不降，故发为呃逆。治疗当以补气为主，兼以活血通络，俾气旺血行，祛瘀而不伤正，瘀血去而新血生，且清阳得升，胃气得降。全方以黄芪益气补中；当归、桃仁、红花、赤芍、鸡血藤、牛膝等药养血活血，化瘀通络；地龙、蜈蚣祛风通络止痛；葛根辛甘，滋阴生津，升阳止陷；秦艽祛风湿，舒筋络；桑寄生补肝肾，通经络，加用熊胆清肝经风热，清心平肝，防阳气升发太过。二诊患者肢体活动好转，减活血化瘀之品，加用通络药物。五诊患者便结未润，以决明子清肝润肠，风化硝软坚清热通便，使腑气得通，胃气不致失于和降。

【案例】马光辉补气活络，祛瘀宁血法治疗脑出血中风证

周某，女，75岁。

病史：于1983年3月20日，突然昏倒，不省人事，二便失禁。经某医院确诊为脑出血中风，右侧偏瘫。刻下症见：头昏头晕，右侧半身不能动，同侧上、下肢麻木疼痛，口中无味，二便如常。神志清晰，语言謇涩，右侧半身偏瘫，舌质淡而紫黯，苔薄白，脉缓无力而涩。辨证：患者由于阴虚阳亢，引动肝风，风阳相搏，损伤脑络，迫血妄行，遂成脑衄，故半身偏瘫，言语不利。"壮火之气衰"，致使气虚血瘀。盖因"旧血不去，新血不生"，筋脉失养，故患侧上、下肢麻木疼痛。舌质淡而紫黯，苔薄白，脉缓涩无力，均为气虚血瘀之证。治以补气活络，祛瘀宁血。方用补阳还五汤加味。

处方：黄芪30克，当归10克，熟地黄15克，红花10克，赤芍10克，桃仁10克，川芎10克，地龙6克，益母草15克，石决明（先煎）30克，钩藤（后下）12克，广三七（冲服）6克。

复诊3次，均以上方加减。如食欲不振加焦山楂10克、鸡内金6克，以增强食欲；心烦不眠加酸枣仁10克、丹参12克，以镇静安眠。在这3次治疗中，患者自述右侧活动量大大增加，睡眠亦很好，可以自行坐起。

4月29日复诊：患者不慎感冒，头痛、咳嗽、呕吐、腹泻、身痛，苔白，脉浮。遵"急则治标"的原则，拟藿香正气散加味。处方：藿香12克，紫苏12克，法半夏12克，白芷12克，陈皮12克，茯苓12克，白术12克，厚朴10克，桔梗10克，黄芪30克，党参15克，益母草15克。

5月9日复诊：感冒已愈。但出现右眼模糊不清，颈项强痛。拟以清肝明目，补气化瘀，活络镇痛法。处方：党参15克，黄芪30克，熟地黄15克，菊花12克，沙苑子12克，枸杞子12克，地龙6克，秦艽12克，没药6克，白术12克，茯苓12克，当归10克，川芎10克，甘草6克。

5月24日复诊：诸症悉愈，能自理日常生活。仍用上述方药加减巩固疗效。至6月19日，半身不遂完全恢复。随访至今尚好。

［史宇广，单书健.当代名医临证精华：中风专辑[M].北京：中医古籍出版社，1992.］

【评析】 本例患者年老体衰，气血阴阳亏虚，气虚运血无力，血行迟缓

而成瘀血，血瘀阻络，加之阴虚阳亢无制，化风扰动清窍，遂致络破血溢，发为中风。此正合李杲主张的“中风乃本气自病”之病机，《医学发明》云：“中风者，非外来风邪，乃本气病也。凡人年逾四旬，气衰者，多有此疾。壮岁之际，无有也。若肥盛，则间有之，亦形盛气衰如此。”既然病因气虚而发，治疗则当以补气为主。马光辉给予补气活络、祛瘀宁血之补阳还五汤加减，终至诸症悉愈。

【案例】陈树森益气活血，化瘀通络法治疗脑梗死案

颜某，男，61岁。1978年9月7日入院。

主诉：左侧肢体活动不灵，不伴意识障碍3天入院。病史：病前一般状况好。病前3天（9月4日）于走路中突感头昏，全身无力，但仍能坚持一般活动，次日无变化。1天前午睡后家人发现说话欠清楚，舌头发笨，短时即愈，但左侧肢体无力加重（下肢重于上肢），检查有面舌瘫，左侧偏瘫，诊为脑梗死，急诊入院。病后意识一直清楚，无头痛、眩晕，无恶心呕吐，既往有高血压病史十余年，血压一般为（130～160）/（80～100）mmHg，有冠心病、前列腺肥大及慢性前列腺炎病史。体检：血压（140～160）/（90～100）mmHg，脉搏60次/分，呼吸16次/分，体温36.8℃，意识清，无失语，双瞳孔等圆，对光反射好，眼球活动好，左侧眼裂稍小，左侧中枢性面舌瘫，左侧肢体不全瘫，上下肢肌力Ⅲ级，指趾皆可活动，左侧肢体痛触觉稍减退，双上肢深反射稍低，左>右，双腿腱反射偏低对称，双侧巴宾斯基征（－），左查多克征（+）。胸廓对称，除两肺底有少许湿啰音外，心肺（－），腹平软，肝脾未及。脑梗死（右颈内动脉系统）；高血压；冠心病、心绞痛；前列腺肥大；慢性前列腺炎。

1978年9月8日初诊：9月7日入院，现在左侧肢体不全瘫痪，轻度面舌瘫，语言欠清晰，头晕乏力，时而烦躁。诊见左侧眼裂稍小，口角右㖞，伸舌偏右，舌红苔少，脉弦。辨证：气虚血瘀，络隧失宣，心神不宁。治法：益气活血，化瘀通络，佐以安神。

处方：黄芪30克，桃仁9克，红花9克，川芎12克，当归15克，赤芍15克，丹参30克，葛根15克，酸枣仁15克。4剂，每日1剂，煎2遍，每日3次分服。

1978年9月11日二诊：时而烦躁，昨日频发心前区闷痛，用扩张血管及

镇静药后缓解，左侧上下肢不全瘫痪同前。原方加广郁金 15 克，延胡索粉（分冲）4 克，三七片（分冲）6 片。4 剂。

1978 年 9 月 13 日三诊：服药约半小时后感上腹部不适，大便溏以前服中药也曾有此现象，可能系脾胃虚弱，不能耐受，症情无新变化，尚属稳定，舌脉同前，再予益气活血化瘀通络法。处方：黄芪 15 克，川芎 9 克，制黄精 15 克，丹参 9 克，玄参 9 克，鸡血藤 15 克，赤芍 15 克，海藻 9 克，三七片（分冲）6 片。6 剂。

1978 年 9 月 20 日四诊：药后无不适，左侧上下肢活动较前灵便，大便成形，每日 3 ～ 4 次，苔薄脉弦。原方加赤石脂（先煎）15 克。8 剂。

1978 年 9 月 27 日五诊：肢体较前有力，下地活动增多，能在走廊来回走动两趟，大便如前。原方加炒白术 12 克。6 剂。

1978 年 10 月 4 日六诊：活动增多，能起床自动行走，但下午较软弱，胃纳睡眠尚可，大便成形，每日 2 次，苔薄，脉微弦。症情渐好转，原方去玄参、赤石脂，加葛根 15 克、制何首乌 15 克。8 剂。

1978 年 10 月 11 日七诊：精神、体力渐佳，活动增多，步态趋稳，大便成形，每日 1 ～ 2 次，无自觉不适，仍予原方。

1978 年 11 月 15 日八诊：上方连服 5 周，近来步履稳健，睡眠、胃纳、精神均佳，无任何不适感觉。症情稳定，恢复较好。仍予原方出入以善其后。处方：黄芪 15 克，丹参 15 克，赤芍 15 克，川芎 9 克，海藻 9 克，鸡血藤 15 克，黄精 15 克，葛根 15 克，制何首乌 15 克，炒白术 12 克，三七片（分冲）6 片。6 剂。

1978 年 11 月 22 日九诊：今日复查，一般情况好，未诉有何不适，左侧肢体活动基本恢复，查左鼻唇沟稍浅，伸舌基本不㖞，左上下肢肌力Ⅴ级，肌张力不高，痛觉左侧稍差，腱反射左＞右，未引出病理反射。症情稳定，无特殊治疗，带原方出院。

1986 年 4 月 23 日随访，肢体恢复正常，体力甚佳，血压稳定。

［陈树森．陈树森医疗经验集粹 [M]. 北京：人民军医出版社，1989.］

【评析】　本例系气虚血瘀，阻塞脑窍，致络隧失宣之中风。清代王清任提出气虚血瘀用补阳还五汤主治，以大量黄芪为君，补气兴血，使气旺血行，后人用之每多获效。本书医案中也不乏用该方而获良效者。根据医者经验凡符合此辨证者用之均有效，可以借鉴。

【案例】王任之治疗脑出血案 2 例

案一

沈某，男，成年。1981 年 8 月 20 日初诊。

病史：因拟诊脑出血于前日住入神经内科，神识已清，左上肢已能抬举，然左肘关节、左手手指、左踝关节及左足足趾均不能动弹，手足有麻木感，右侧面部亦觉麻。脉细弦。气血交阻，内风袭络，拟予益气活血、息风通络为治。

处方：绵黄芪 10 克，全当归 10 克，地龙 9 克，红花 4 克，秦艽 5 克，制豨莶草 10 克，鹿衔草 10 克，鸡血藤 15 克，嫩桑枝 10 克，片姜黄 6 克，桑寄生 10 克，炒怀牛膝 10 克。

8 月 27 日二诊：右侧面部作麻较轻，左肘关节稍能活动，左腕、左踝、左手指和左足趾仍不能动弹，且作麻如前，有时头筋觉胀，脉濡弦。续以原意。处方：绵黄芪 10 克，全当归 10 克，地龙 9 克，红花 4 克，秦艽 5 克，制豨莶草 10 克，鹿衔草 10 克，鸡血藤 15 克，片姜黄 6 克，桑寄生 10 克，炒怀牛膝 10 克，锁阳 9 克，炒续断 6 克，葛根 30 克。

［王宏毅，王运长．王任之医案 [M]. 合肥：安徽科学技术出版社，1998.］

【评析】 气不能行，血不能荣，气血瘀滞，脉络痹阻，而致肢废不能用，手足麻木，但本例以脉参证，尚有内风未息，气虚之象不甚明显，故虽守补阳还五汤之义而不拘。黄芪用量不大，而又以锁阳、续断之平温之品以助气行，又秦艽、鹿衔草、豨莶草、桑寄生等祛风舒筋通络，牛膝引血下行，葛根辛甘，升腾胃气，滋阴生津，以防祛风升发之药伤阴。综观遣方加减，诸药平和，缓图以收完功。

案二

傅某，男，58 岁。1982 年 4 月 1 日初诊。

病史：3 月 19 日因拟诊脑出血住入神经内科，经治疗后好转，仍见口角右㖞，语謇不清，左侧上、下肢虽已能活动，却仍乏力，手指活动欠便，吐语缓慢，快即謇涩，日来且食欲弗馨，大便不畅，脉细弦。气血交阻，络脉瘀滞，姑以益气活血，祛痰宣络为治。

处方：生黄芪10克，全当归10克，地龙10克，红花4克，秦艽4.5克，制豨莶草10克，葛根24克，鸡血藤15克，炙远志6克，石菖蒲3克，炒怀牛膝10克，制白附子3克，漂全蝎3克。

4月8日二诊：言语较前好转，但尚微謇，左手指能握摄，左足趾略能动，左足仍不能上翘，食欲见启，登圊亦畅，脉濡弦。证药既合，守原加减。处方：生黄芪10克，全当归10克，地龙10克，红花4克，秦艽4.5克，制豨莶草10克，粉葛根24克，鸡血藤15克，炒怀牛膝10克，炙金毛狗脊10克，桑寄生10克，炒续断6克，漂全蝎3克。

［王宏毅，王运长．王任之医案[M]．合肥：安徽科学技术出版社，1998.］

【评析】 《黄帝内经》云："血之与气，并走于上，则为大厥。"就症状和病机而言，脑出血雷同于中医古籍中的厥证。本案患者出现的口角㖞斜、言謇不利、肢体活动不灵等症状均是因肝风内动，扰引血气并走于上，致经络闭阻、脑窍失用，故治疗应当祛除痰涎以通畅经络，益气活血以荣养清窍百骸。方中以当归、红花活血化瘀；黄芪、鸡血藤益气补血；远志、石菖蒲通窍化痰；地龙、全蝎、白附子通络祛风化痰；用秦艽、豨莶草意在祛风，利关节；用葛根者，意在升发阳明胃经之气，配以怀牛膝补肝肾。二诊时症状减轻，故仍以原方加减。以黄芪、当归、鸡血藤补气养血；地龙、全蝎、红花通经活络，活血化瘀。因痰涎得减经络得通，故去通窍化痰之远志、石菖蒲。肝主筋，肾主骨，肝藏血，肾藏精，精血枯槁，则不能滋养筋骨，故肢体偏废不用，所以加狗脊、桑寄生、川续断以配怀牛膝增强补肝肾、强筋骨功效，伍以秦艽、豨莶草祛风湿利关节加强疗效。全方有补有通，标本兼顾，故可取效。

3. *痰瘀阻络*

【案例】王任之宁神、祛痰、宣络法治疗可逆性脑卒中案

黄某，男，68岁。1981年9月1日初诊。

病史：因拟诊脑动脉缺血一过性发作于8月26日住入干部病房，经治疗后已有好转，神志清楚，四肢活动如常，唯口仍微㖞，言语謇涩不清，睡眠欠安，脉濡弦。痰瘀阻络，心神失宁，姑以宁神、祛痰、宣络为治。

处方：制灵磁石（先煎）18克，煅龙齿（先煎）12克，炙远志6克，石菖蒲3克，炒酸枣仁18克，丹参10克，合欢花15克，首乌藤30克，陈胆南星4.5克，天

竺黄 4.5 克，制白附子 3 克，制豨莶草 10 克，茯神 12 克。

9 月 10 日二诊：夜寐略安，言语较利，然头皮觉麻，食欲不振，纳后脘胀，脉濡弦。守原方加减。处方：制灵磁石（先煎）18 克，煅龙齿（先煎）12 克，炙远志 6 克，石菖蒲 3 克，炒酸枣仁 18 克，丹参 10 克，首乌藤 30 克，合欢花 15 克，制豨莶草 10 克，法半夏 4.5 克，北秫米（包煎）12 克，炙鸡内金 10 克，川厚朴花 4 克，茯神 12 克。

［王宏毅，王运长．王任之医案 [M]. 合肥：安徽科学技术出版社，1998.］

【评析】 灵磁石味辛性寒，重坠安神，平肝潜阳，又能平冲逆，纳肾气；龙齿质重味涩、性凉，镇心安魂，除烦热。两药合用，功专镇肝潜阳，安神定魄。远志、酸枣仁、首乌藤、合欢花、茯神安神定志；白附子、天竺黄、胆南星、石菖蒲化痰开窍；豨莶草、丹参、首乌藤疏通经络，以镇肝宁神，祛痰，宣络。二诊加入调和脾胃之品，使生化有源。

（六）气（逆）证中风

1. 肝气郁滞

【案例】吕继端治疗风阳夹痰、上闭清窍案

潘某，男，51 岁。

病史：3 天前因积郁恼怒，凌晨家属发现其神识时清时昧，语言难出，口角流涎，左半身不遂，诊断为高血压、脑血栓形成。刻下症见：阵发性手足抽搐颤抖，口唇掣动不已，饮水作呛，面红如醉，舌红光亮，脉弦大数。患者肥胖之躯，痰湿尚盛，复积怒伤肝，肝阳化热，上攻清窍。虽神志时清，但肝风内动，热耗胃阴，须平息旺风，清养胃阴。

处方：羚羊角粉 6 克，钩藤（后下）、生地黄、白芍、石斛、麦冬、生龙齿（研细）各 15 克，玉竹 10 克，珍珠粉（冲服）3 克。

药后一昼夜，手足颤抖，口唇掣动已止，流涎减半，饮水作呛转好，但痰中带血。此内风宁静，然热邪搏击阻络，肺失清肃。于上方去羚羊角粉、珍珠粉、钩藤、竹沥，加瓜蒌子 12 克、川贝母 10 克、白及粉 15 克，以清热肃肺，宁络止血。

1 周后患者独自就诊谓：咳呛和痰中带血消失，舌体不偏斜，仅左侧肢体无力。

嘱交替服六味地黄丸、大活络丸善后。

［邱德文，沙凤桐．中国名老中医药专家学术经验集 [M]. 贵阳：贵州科技出版社，1994.］

【评析】 患者郁怒伤肝，肝郁化火，阳亢无制，浮越于上，急以平肝潜阳。以羚羊角粉息风止痉，珍珠粉、生龙齿镇肝息风，天麻平肝息风，生地黄、白芍、石斛、麦冬、玉竹固护真阴。一昼夜则虚风内动之证缓解，肝火犯肺，灼伤脉络，故以瓜蒌子、川贝母、白及粉清热肃肺，宁络止血。后期以六味地黄丸补肾阴之本，大活络丸祛风通络善后。

2. 肝气上逆

【案例】刘春圃平肝清热，滋阴凉血法治疗蛛网膜下腔出血案

冯某，男，40 岁。1974 年 4 月 28 日初诊。

病史：7 日前突然头痛，继之昏迷，清醒后头痛剧烈，夜寐不安，烦躁，身热，体温 38 ℃左右，神情委顿呆滞，左半身不利，食纳减少，每日 2 ～ 3 两，大便秘结 7 日未下，小便时时不能控制。苔黄燥，舌体胖，质干，脉左弦滑，右较滑大。脑脊液检查：外观血性，红细胞 0.88×10^{12}/L。西医诊断：自发性蛛网膜下腔出血。辨证：肝郁气逆，热迫血出，蒙闭清窍（根据西医的脑脊液检查，脑脊液为血性，按中医的辨证分析为热迫血出）。治法：平肝清热，滋阴凉血。

处方：生地黄 31 克，大蓟 25 克，广木香 10 克，苦丁茶 15 克，知母 10 克，黄柏 10 克，白茅根 31 克，杭白芍 12 克，藕节 15 克，玄明粉 3 克，黄芩 12 克，决明子 31 克，汉三七 3 克，犀角粉（分冲）3 克。

服药 3 剂大便已下，神志渐清，又于此方加减，连服 20 剂，可见左半身活动较前灵活，扶持桌椅可以迈步；已能说简单的话，但语言的准确性尚未完全恢复，继在原方基础上改用清滋达络之法。处方：鲜石斛 31 克，地骨皮 31 克，知母 10 克，黄柏 10 克，天竺黄 12 克，钩藤（后下）31 克，生地黄 12 克，瓜蒌 31 克，鸡血藤 12 克，木瓜 12 克，生石决明（先煎）31 克。

以上方加减连服数剂，共治疗 3 个多月，神志已清，语言如常，左半身活动佳，功能逐渐恢复，动作亦较灵利，临床治愈，回原籍疗养。

［《北京市老中医医案选编》编委会．北京市老中医医案选编 [M]. 北京：北京出版社，1980.］

【评析】 患者头痛剧烈，夜寐不安，烦躁，发热，神情委顿呆滞，左半身不利，大便秘结，苔黄燥，舌体胖，质干，脉左弦滑，右较滑大，为肝郁气逆，热迫血行，痰热蒙蔽清窍，腑气不通之候。治疗宜平肝清热，滋阴凉血，兼以通腑。腑气通畅，痰热、积滞得以降泄。二诊腑气通畅，神志渐清，连服二十余剂，各症状均明显好转，以养阴清热通络调理善后。

【案例】邢锡波治疗高血压脑病

李某，男，63岁。

病史：素有高血压约7年之久，一般血压为190/110 mmHg。因情绪激动，忽然昏仆于地，头眩痛，恶心作呕，神识模糊，不能起立。历半小时许，经家人扶持至床上，已现半身不仁，两目失明，对面站立不见人影，后经家人背负就诊。检查：血压仍高为178/110 mmHg，神识尚清，左半身不仁，搀扶尚能活动，两目失明。脉左弦滑有力，右弦虚，舌质红，苔黄腻。证属阴虚阳亢，脉络失养。治宜育阴潜阳，舒痉挛，通经络。

处方：青葙子30克，玄参30克，夏枯草24克，白芍24克，茺蔚子24克，磁石（先煎）18克，川芎10克，胆南星10克，五味子10克，蕲蛇6克，琥珀1.2克，朱砂1克，安息香0.6克（后3味同研冲服）。

连服3剂，夜能入睡，血压下降，身觉灵活，目力恢复，能下地活动。脉左弦虚数，右脉弦数，舌质淡红，苔仍黄腻。是肝阴略复，肝热清降之象。仍须用清肝养阴降血压，缓痉通络明目法。处方：青葙子24克，夏枯草18克，刺蒺藜15克，谷精草15克，玄参15克，磁石（先煎）15克，白芍15克，川芎10克，地龙10克，蕲蛇6克，琥珀1克，朱砂1克，安息香0.6克（后3味冲服）。

连服3剂，血压下降至160/90 mmHg，精神清爽，左半身灵活，两目视力恢复，行动自如，食欲恢复，症状消失，恢复正常。嘱其安心静养，勿动肝气，以免复发。

【按】 据脉参证为血压过高，因情绪激动，血压上升，脑血管受过高的血压冲击，无法耐受，而发生一时的痉挛，使神经调节发生障碍，致两目失明，左侧半身不遂。宜清肝育阴潜阳，舒痉挛，通络法治疗。

［邢锡波，邢汝雯，李妙雁，等．邢锡波医案集[M]．北京：人民军医出版社，1981.］

【评析】《金匮要略》云："邪在于络，肌肤不仁；邪在于经，即重不胜。"脉证合参，本例病位在于经络，总以阴虚阳亢，经络失养、失充所致，治宜育阴潜阳，舒痉挛，通经络。药用青葙子、夏枯草、茺蔚子清肝泄火以明目；磁石潜阳安神以明目；玄参、白芍、五味子滋阴清热，舒筋和络；再配以胆南星、蕲蛇、安息香以增祛风和络之功；伍以朱砂、琥珀镇心安神。诸药合用使上盛得清，下虚得补，经络得养。二诊病机仍在，证药既合，故仍守原意，去胆南星减苦燥伤阴，加用刺蒺藜、谷精草以增明目之力。同是阴虚阳亢这一病机，可见证候繁多，本例就有两目失明这一特点，故选用青葙子、茺蔚子这类既能清肝又能明目之品。邢锡波既重一般又重特例的这一临证思想值得学习。

【案例】廖先齐治疗蛛网膜下腔出血案

邱某，女，9岁。1978年11月29日入院。

病史：患儿于入院前2天晚上，突叫头痛剧烈，随即频繁呕吐，不发热。门诊以"头痛待诊"收入院。检查：神志清楚，面色潮红，头项强直，精神疲惫，懒言。脑脊液：血性，未见皱缩细胞，未找到细菌。细胞数：123个，淋巴细胞比例48%，单核细胞比例52%。二氧化碳结合力39.38%，血压100/60 mmHg。诊断：蛛网膜下腔出血。患儿前2天，因不愿洗澡，被父母痛斥，因而郁闷气极，睡后不久，突叫剧烈头痛。3日来未解大便，舌质正常，苔薄白，脉弦。病属肝阳暴动，气血奔并，血菀于上，证属薄厥。治以镇肝宁心，活血化瘀，导滞通下，和胃降逆。

处方：生代赭石（先煎）20克，珍珠母（先煎）20克，紫丹参10克，赤芍10克，姜半夏10克，怀牛膝20克，炒酸枣仁10克，黄连5克，茯神10克，郁金10克，钩藤（后下）15克，大黄10克，乳香3克，没药3克，广三七粉（冲服）3克，炒柏子仁10克。

12月2日：服药2剂，面色正常，头痛减轻，呕吐消失，大便已解。尚感头晕，神倦。本上方，以生地黄、天麻、刺蒺藜、金铃子炭、女贞子等加减，善其后。

12月25日：症状全部消失，复查脑脊液正常，住院26天痊愈出院。

［史宇广，单书健. 当代名医临证精华：中风专辑[M]. 北京：中医古籍出版社，1992.］

【评析】　本例患儿年仅 9 岁，因郁闷气极，怒则伤肝，肝气上逆，气血逆乱而发中风。病属肝阳暴动，气血妄行，正合《黄帝内经》“薄厥”之病机。《素问・生气通天论》云：“阳气者，大怒则形气绝，而血菀于上，使人薄厥。”骆龙吉注解说：“夫气和则血安，何薄厥之有，今怒则气上，况大怒乎，如此则身形之气，阻绝不通，而血菀上焦，使人薄厥，谓搏击而气逆也。”可见，肝主怒而藏血，怒则气上，血随气而上升，气血逆乱而妄行，则引发本病。廖先齐详审病机，急予镇肝宁心，活血导滞，和胃降逆之治，短时则药到病愈。

（七）虚证中风

1. 气虚证

【案例】邢锡波益气清肝，活血通络法治疗中经络案

冯某，女，55 岁。

病史：患者平素性刚喜怒，凡事稍不如意即终日抑郁，患高血压已有 3 年。曾服中西药治疗，时轻时重，突于 2 月 5 日夜间发现半身不遂，来院就诊。检查：右半身不遂，转侧须人扶持，言语謇涩不清，口眼㖞斜，舌体僵直，神识尚属清醒，血压 195/115 mmHg，脉沉弦，舌淡苔白腻。证属气虚肝热，脉络瘀阻。治宜益气清肝，活血通络。

处方：生黄芪 24 克，生代赭石（先煎）18 克，当归 12 克，乳香 10 克，没药 10 克，丹参 10 克，赤芍 10 克，红花 10 克，桃仁 10 克，僵蚕 10 克，白附子 10 克，清半夏 10 克，郁金 10 克，天竺黄 10 克，石菖蒲 10 克，活络丹（送服）1 丸。

连服 3 剂，病情好转，语言清楚，肢体仍觉灵活。突于第四日晚烦躁不安，闭目不语，虚汗淋漓，左半身又不能转动。自诉前日因感风而身觉不适，口有黏涎，喉中痰鸣，胸闷气短。血压为 225/120 mmHg，脉弦数，舌不能吐出。宜用开窍涤痰，清肝息风，通经活络之剂治之。处方：桑枝 24 克，钩藤（后下）24 克，代赭石（先煎）15 克，竹沥 15 克，石菖蒲 10 克，郁金 10 克，秦艽 10 克，天竺黄 10 克，夏枯草 10 克，僵蚕 10 克，姜汁（冲服）3 克，羚羊角粉（冲服）1.5 克，送服局方至宝丹 1 丸。

连服 3 剂，神识清醒，口涎减少，喉无痰鸣，血压稍低为 185/110 mmHg，

唯肢体不仁，不能屈伸。脉滑数。肝火稍退，痰浊略清，而经络仍有壅闭。宜清肝涤痰，宣窍通络法治之。处方：桑枝 24 克，代赭石（先煎）24 克，牡丹皮 12 克，清半夏 10 克，天竺黄 10 克，郁金 10 克，桃仁 10 克，白附子 10 克，胆南星 6 克，红花 6 克，蕲蛇 5 克，羚羊角粉 1.5 克，送服局方至宝丹 1 克，活络丹半丸。

连服 5 剂，精神恢复，能自解大、小便，肢体较前灵活，血压已降至 165/90 mmHg。肺热已清，痰涎涤荡，而经络瘀闭犹未通畅，宜补气镇肝，化郁通络。处方：生黄芪 24 克，生代赭石（先煎）15 克，生山药 15 克，桃仁 12 克，牛膝 12 克，红花 10 克，郁金 10 克，炒白术 10 克，乳香 6 克，羚羊角粉（冲服）1.2 克，送服启痹振痿散 3 克，每日 1 ～ 2 次。

附启痹振痿散方：蕲蛇 0.6 克，制马钱子 1 克，血竭 0.6 克，蜈蚣 0.3 克，苏合香 0.3 克，安息香 0.3 克，麝香 0.15 克（共研细末，1 次冲服）。

此方依据脉证略有加减，每日送服启痹振痿散 1 次，共服 8 周。四肢行动自如，身体恢复健康。

［邢锡波，邢汝雯，李妙雁，等 . 邢锡波医案集 [M]. 北京：人民军医出版社，1981.］

【评析】 该案属中医学类中风范畴。因为五志过极，造成机体生理的乖和。今患者脉象沉弦，舌淡无苔，是无郁热可知，治以补气镇肝、活血通络法而愈。

2. 气血两虚证

【案例】王季儒治疗气血两虚之中经络虚证案

李某，女，62 岁。1974 年 10 月 31 日入院。

主诉：患者说话不清，右半身活动不便约 4 小时。有痰。素有高血压、心脏病病史。查：血压 130/90 mmHg，神清，语言不清，瞳孔左大于右，对光反射存在。口角向左偏斜，右侧鼻唇沟变浅，颈软，有鼾声。未闻干湿啰音，心律齐。右上、下肢不能活动，右膝腱反射亢进，跟腱反射迟钝，巴宾斯基征（–），脉象弦细，舌苔薄白。西医诊断为脑血栓形成。证属气血两虚，运行无力，而致络道被阻。治予通络益气汤加味。

处方：黄芪 18 ～ 30 克，党参 18 ～ 30 克，鸡血藤 18 ～ 30 克，桑寄生 30 克，

威灵仙10克，豨莶草12克，当归9克，白术9克，地龙9克，僵蚕9克，熟地黄12克，杭白芍12克，全蝎3克，白附子2克，陈皮12克，半夏12克，生龙牡（先煎）各12克，大活络丹（分吞）1粒。

每日1剂。半个月后，右半身活动见好，至同年底痊愈出院。

［史宇广，单书健.当代名医临证精华：中风专辑[M].北京：中医古籍出版社，1992.］

【评析】 王季儒认为中经络证可为虚证和实证两型。其中虚证病因多为体质素弱，气血不足，血虚不能养筋，而致半身不遂。治宜益气养血，活血通络。本例患者即属气血两虚之中经络虚证，予王季儒自拟通络益气汤化裁。本方用党参、黄芪、白术补气以生血，健脾以滋化源；当归、熟地黄、白芍养血以柔肝；并配鸡血藤、地龙、全蝎以活血通络；豨莶草、桑寄生、威灵仙补肝肾，强筋骨，通经络；僵蚕、白附子息风通络；加大活络丹以祛风扶正，活络止痛。诸药相合，则正气充足，血行通畅，诸症恢复。

【案例】奚凤霖升阳补气，养血通络法治疗中经络案

王某，男，62岁。

病史： 高血压病史十余年。有高脂血症、冠心病病史。平时眩晕耳鸣，甚至倾倒欲仆，气短心慌，神倦懒言。1周前左肢偏枯，痿废不用，左手握力甚微，下肢不能移步，口舌微㖞，语言不清。初起神思昏愦，浅昏迷状，现已神清，讲话音低，气怯乏神，舌淡胖，脉细迟弱，血压106/64 mmHg。此上气不足，脑部缺血、血菀，斡旋无能。治以升阳补气为主，养血为辅，并以通活经络为使。

处方： 生黄芪60克，知母10克，升麻10克，柴胡10克，生晒参15克，当归10克，白芍10克，山茱萸10克，干地黄30克，地龙10克。

初服7剂，诸症好转，守方将芪、参、升、柴诸药剂量减半，再服14剂，左手已能握拳拿物，足能扶杖行走，精神、食欲大好。续方再予14剂，诸症消退，血压仍然偏低。

［史宇广，单书健.当代名医临证精华：中风专辑[M].北京：中医古籍出版社，1992.］

【评析】 本例患者素有高血压、高脂血症、冠心病病史，病久则心气不足、心脉瘀阻、胸阳不振、大气下陷，终致胸中心肺气虚，气虚无力运血，不能贯心脉助血上升，则脑中缺血，不能濡养脑髓，脑失所营，斡旋无能，因虚而瘀，故发为中风。奚凤霖给予《医学衷中参西录》之升陷汤化裁以益气升陷，并加人参以培气之本，更加山茱萸、干地黄滋阴补血，地龙、当归养血活血，诸药共奏升阳补气、养血通络之功。药后则气旺血行，收效迅速。

3. 气阴两虚证

【案例】李寿山平肝息风，化痰通络法治疗中经络案

张某，女，59 岁。

病史：素患高血压，经常头痛眩晕，手指麻木。近因家务纠纷，郁怒生气，翌日起床突感肢体软弱无力，头痛恶心，眩晕，两目模糊，口黏纳呆，二便不畅。又过一日，渐次出现右侧半身不遂，时有抽搐，遂急诊入院。经 CT 检查诊断为脑血栓形成。患者神志清楚，问话能答，但舌强板滞，语言不清，右侧偏瘫，诊脉弦劲有力而数，舌质红，苔薄黄，舌下络脉淡紫粗长。脉证合参，证属中经络，气阴两虚，肝风内动，痰瘀阻络。治以平肝息风，化痰通络，镇肝息风汤化裁。

处方：生代赭石（先煎）15 克，怀牛膝 15 克，夏枯草 15 克，天麻 10 克，石菖蒲 6 克，钩藤（后下）25 克，枸杞子 15 克，刺蒺藜 15 克，橘红 10 克，郁金 10 克，鸡血藤 25 克，生龙骨（先煎）30 克，生牡蛎（先煎）30 克。

旬日后，眩晕已平，抽搐止，语言自如，血压正常，但半身不遂如故，舌淡红无苔，舌下络脉淡紫细短，脉转弦缓。此风火已潜，证转气虚血滞之候，予补阳还五汤加减，并辅以针刺治疗。1 月余，已能生活自理，复查 CT 示大部分病灶吸收。遂出院调养 3 月余而康复。

[史宇广，单书健.当代名医临证精华：中风专辑 [M]. 北京：中医古籍出版社，1992.]

【评析】 本例患者属中风中经络证。由肝肾阴虚，肝阳上亢，肝风夹痰阻络所致。李寿山给予镇肝息风、化痰通络之镇肝息风汤化裁，颇合机宜，药后风息火清，遂给予补阳还五汤益气活血通络善其后，并配合针灸治疗，终获满意疗效。

4. 阴虚证

【案例】王任之治疗喑痱案

冯某，女，59岁。1980年12月6日初诊。

病史：患者因拟诊可逆性脑卒中、脑动脉硬化、高血压等，于11月25日住入神经内科。仍语言不清，仅能说单词短语，且吐字模糊，伸舌向右旁斜，饮水自口角流出，右半侧肢体酸麻乏力，活动欠灵，踝及足趾均不能动，食欲不启，数日一更衣，脉濡弦。此亦肝肾内亏，喑痱之例，用地黄饮子出入为治。

处方：干地黄12克，蒸山茱萸10克，麦冬6克，石斛9克，肉苁蓉10克，巴戟天10克，炙远志6克，石菖蒲3克，炙鸡内金10克，炒谷芽12克，鸡血藤15克，制豨莶草10克，葛根30克。

12月13日二诊：食欲见启，言语较利，右肩稍能抬起，然右踝及足趾仍不能活动，作麻如前，作酸见轻，四日未更衣，脉濡弦。守原方加减。处方：干地黄12克，金钗百斛9克，肉苁蓉10克，巴戟天10克，炙远志6克，石菖蒲3克，鸡血藤30克，制豨莶草10克，鹿衔草10克，葛根30克，决明子12克，玄明粉4克。

12月30日三诊：言语已渐清利，右肩可以抬举，右足趾略能动弹，而右足踝仍难活动，但已不再作麻、脉濡弦。前制尚合，再守原意出入治。处方：肉苁蓉10克，巴戟天10克，炙远志6克，石菖蒲3克，制豨莶草10克，鹿衔草10克，鸡血藤15克，熟地黄12克，炒怀牛膝10克，锁阳10克，炒续断6克，葛根30克，决明子12克。

［王宏毅，王运长．王任之医案[M]．合肥：安徽科学技术出版社，1998.］

【评析】　金元时期刘完素《黄帝素问宣明论方·卷二诸证门》以地黄饮子治“喑痱，肾气虚弱厥逆，语声不出，足软不用”。由于喑痱证的病机不仅是下元虚衰，筋骨失养，且与肺肾阴虚，舌本不荣有关。故喑痱证的治法，应以温补下元，润肺通心为宜。由于肾气内夺，筋骨失养，故用地黄、山茱萸、肉苁蓉益肾填精；巴戟天温肾助阳。二者相伍，使“阴得阳生而泉源不竭，阳得阴助而生化无穷”。下元得补，则筋骨得养而步履复常。且肾阳得补，又可蒸腾肾阴上潮于心肺，共为君药；石斛、麦冬润肺养阴，使肺脏得润则声音自出；

石菖蒲、远志开心窍，通舌本，交通心肾，使肾阴上承则舌本滋荣，共为臣药；炙鸡内金、炒谷芽健脾理气，消食化滞；鸡血藤养血通络；葛根辛甘，益气生津；豨莶草祛风湿，通经络，治疗肢体麻木，共为佐使药。诸药相合，滋而不腻，温而不燥，既可温补下元以强壮筋骨，又可益肺肾、通心窍而发声音，喑痱自除。

【案例】张琪治疗脑血栓形成案

曲某，男，57 岁。1970 年 4 月 10 日初诊。

病史： 脑动脉硬化多年。经常头眩、耳鸣，于 3 天前头眩加重，口唇麻如蚁走感，逐渐口眼㖞斜，舌强，语言不清，右侧半身瘫痪，血压 150/80 mmHg。经某医院诊断为脑血栓形成。舌红，根部有薄苔，脉象左右虚弦。辨证为肾元虚衰，虚风内动，痰浊上泛，堵塞窍道。治宜滋肾阴，温肾阳以固本，开窍豁痰以治标，上下兼顾，以治下为主。

处方： 熟地黄 30 克，山茱萸 15 克，石斛 15 克，麦冬 15 克，五味子 15 克，远志 15 克，肉苁蓉 20 克，巴戟天 15 克，甘菊（后下）15 克，石菖蒲 15 克，钩藤（后下）15 克。

4 月 24 日复诊： 连用前方 10 剂，口唇麻及眼斜明显好转，舌见软，语言较清，患侧上下肢比前有力，尤以下肢明显，能扶杖下地走几步，六脉稍有力。遵前方续进。

5 月 4 日复诊： 连用 6 剂，唇麻眼斜及语言基本恢复，半身不遂明显好转，脉左右渐有力，嘱继续用本方以善后。

［史宇广，单书健．当代名医临证精华：中风专辑 [M]．北京：中医古籍出版社，1992.］

【评析】 此例亦属喑痱证，下元虚衰、筋骨痿软无力，故足废不能用；痰浊上泛，堵塞窍道，故舌强不能言；气血亏虚，风痰阻络，筋脉失养，故口唇麻木。张琪仍给予地黄饮子加减以滋肾阴，温肾阳，开窍豁痰。因患者有蚁行感，属虚风内动之象，故在原方基础上加入菊花、钩藤，以加强平肝搜风之力；患者亦无阳虚寒象，故减去肉桂、附子，以防助热化风，如此则收效甚著。

5. 阴阳两虚

【案例】张琪滋阴补阳法治疗脑血栓形成案

刘某，男，47岁。1974年2月10日初诊。

病史：患者素有脑动脉硬化病史。2周前感觉右侧上肢酸麻软弱，不能持重物。1月28日夜间，睡眠醒后出现右侧上下肢瘫痪，口眼㖞斜，饮水呛、舌强、语言謇涩，血压160/100 mmHg，经某医院诊断为脑血栓形成。曾用芦丁、低分子右旋糖酐等，患侧肢体略有恢复，但不明显。2月10日邀余会诊，症状同前，舌质红无苔，脉象左虚弦、右细弱。此由心肾阴亏，肝风内动，夹痰浊上阻于廉泉，是以舌喑不能语，足废不能用，此为肾虚内夺之风痱证。以地黄饮子大补肾阴佐以温阳，使阴阳相济，以平内风。

处方：熟地黄40克，石斛15克，麦冬15克，五味子15克，石菖蒲10克，远志15克，肉苁蓉20克，巴戟天15克，枸杞子15克，菟丝子15克，肉桂（后下）7.5克，附子7.5克。

3月2日复诊：连服前方13剂后，患肢不遂明显好转，能扶杖走十余步。上肢可伸缩上下活动，但仍软弱无力，舌较笨重，语言吃力。左脉虚弦稍有力，右脉弦细。药已对症，继以前方治之。

3月28日复诊：继用前方20剂，患侧肢体功能进一步恢复，能扶杖行百余步。说话已基本恢复正常。饮水不呛，口眼已不㖞斜，唯头部时昏，健忘。血压140/95 mmHg。脉象左弦滑、右弦细无力。遵前法继续治疗。

4月30日复诊：服上方6剂，走路及说话大致同前。宗前方不变，继用若干剂，以巩固疗效。

［史宇广，单书健.当代名医临证精华：中风专辑[M].北京：中医古籍出版社，1992.］

【评析】 舌强不能言为“喑”，足废不能用为“痱”，本例患者属喑痱证，由下元虚衰，虚阳上浮，痰浊随之上泛，阻于廉泉，蒙蔽清窍所致。张琪给予滋肾阴、补肾阳、开窍化痰之地黄饮子加减。方中熟地黄、枸杞子滋补肾阴；肉苁蓉、巴戟天、菟丝子温壮肾阳；又配以辛热之附子、肉桂，以加强温养真元，摄纳浮阳之力；麦冬、石斛、五味子滋阴敛液；石菖蒲、远志交通心肾，开窍化痰。纵观全方，上下并治，标本兼顾，而总以治下、治本为主，如此，则水火相济，痰浊得化，喑痱得愈。本法从补肾入手，适于“阴亏于前，阳损于后，阴陷于下，而阳浮于上，以致阴阳相失，精气不交”之候，故在补肾时，又当兼顾肾中之阴阳，使其保持平衡，才能获效。

【案例】魏长春复脉通阳，调补气血法治疗中经络案

周某，男，46岁。1962年11月10日初诊。

病史：劳逸安排不当，一时兴起，负重过度，汗出遍体，肌腠不固，风寒外袭，血脉痹阻，气阴受损，经络失养，致右侧半身不遂，舌强言謇，口角流涎，面容呆木，脉沉迟，舌淡红。治拟炙甘草汤复脉通阳，调补气血。

处方：炙甘草9克，生地黄12克，麦冬9克，酸枣仁9克，生姜3克，肉桂粉（吞服）3克，大枣9克，阿胶（烊化兑服）9克，党参9克，加酒煎，4剂。

二诊：神清，目睛灵活，步履已稳，但两脚无力，右侧麻木，脉缓，舌淡红、黄苔满铺。拟苓桂五味姜辛汤加味。处方：肉桂粉（吞服）1.5克，五味子1.5克，干姜1.5克，北细辛0.9克，茯神1.5克，九节菖蒲3克，桑寄生15克，独活3克，酸枣仁9克，4剂。

三诊：言语微謇，口角尚有流涎，四肢无力，脉缓，舌淡、上铺黄白黏苔。治拟调和内脏，活血化痰。处方：生黄芪12克，防风3克，赤芍6克，茯神12克，陈皮3克，制半夏9克，九节菖蒲6克，酸枣仁9克，制天南星6克，琥珀粉（吞服）1.5克，4剂。

四诊：面容渐转红润，言语清楚，步行自如，唯感头胀，腰痛，耳鸣，脉左软、右弦大，舌淡、苔退。拟补虚通络。处方：生黄芪9克，黄精30克，桂枝3克，白芍6克，生姜3克，大枣9克，炙甘草6克，浮小麦30克，川续断9克，石楠叶9克，淫羊藿9克，4剂。

五诊：病症大势已平。脉软，舌淡红，继用上方调理半个月病愈。

［浙江省中医院．魏长春临床经验选辑[M]．杭州：浙江科学技术出版社，1984.］

【评析】　患者劳逸失度，汗出当风，气阴亏虚，风寒乘虚而入，闭阻经脉而致中经络之证。炙甘草汤主治阴血不足，阳气虚弱之心悸动、脉结代。证因汗吐下后气阴虚损，阳气虚弱，无力鼓动血脉，血行不畅，脉道不利。该案患者汗

出过多，则气阴俱损。以炙甘草汤通阳复脉，使真元得振，气血流通，以治其本。二诊时舌苔黄腻满铺，乃痰浊外达，改用苓桂五味姜辛汤鼓舞元阳，逐邪外出。三诊阳气得振，痰湿渐化，再以王清任之黄芪赤风汤合二陈汤加九节菖蒲、天南星、琥珀、酸枣仁等益气活血，化痰开郁。

6. 阳虚证

【案例】奚凤霖温阳行痹，养血通络法治疗中经络案

陈某，52岁。

病史：常有肢节酸痛，头晕、怕风，易汗，乏力，面晄白不华。半年来感右手足不灵活，麻木不仁，已多次发病治愈。近半个月来右侧肢体痿弱酸痛，近于偏枯，知觉、运动均现障碍，口语不清。血压120/82 mmHg。舌薄质淡红，脉沉细弱。显系气血衰弱，阳气不足，营卫不和。治以温阳行痹，养血通络。

处方：生黄芪30克，川桂枝10克，赤芍10克，白芍19克，生姜5克，大枣5枚，川芎6克，当归10克，干地黄20克，秦艽10克，僵蚕10克。

服药7剂，右肢握力、动作好转，酸痛麻木减轻。续方14剂，已基本复常。再予补中益气丸，每日服2次，每次6克；小活络丹，日服2次，每次3克。巩固1个月而愈。

［史宇广，单书健.当代名医临证精华：中风专辑[M].北京：中医古籍出版社，1992.］

【评析】　本例患者平素即营卫亏虚，气血不足，运血无力，血行不畅，阳气痹阻，故常有头晕、怕风、易汗、乏力、面色无华、手足麻木不仁、活动不灵等症；血脉痹阻日久，则发为偏枯，故见肢体活动不灵、言语謇涩。此病机正如《灵枢·刺节真邪》所云：“虚邪偏客于身半，其入深，内居营卫，营卫稍衰，则真气去，邪气独留，发为偏枯。”奚凤霖给予《金匮要略》之黄芪桂枝五物汤加减以益气养血，温经通络，颇合机宜，效果显著。

7. 阴虚阳亢，风痰阻络

【案例】孙允中镇肝息风，豁痰开窍法治疗中经络案

吴某，男，67岁。1964年9月1日初诊。

病史：一周之前，突发中风，右侧肢体不仁不用，言语謇涩，口角流涎，头

晕嗜睡，耳鸣目眩，舌质红苔腻，脉弦滑。此由年高肾亏，水不涵木，虚阳升腾，风动夹痰，上扰清窍，流窜经络，以致此证。治以镇肝息风，豁痰开窍。

处方：代赭石（先煎）50克，牛膝50克，龟甲（先煎）25克，生龙骨（先煎）35克，白芍25克，玄参20克，胆南星10克，生牡蛎（先煎）35克，天竺黄15克。6剂，水煎服。

9月10日二诊：头目觉清，口不流涎，语言好转，药已中病，再进6剂。

9月19日三诊：说话大见清晰，耳鸣目眩亦除，患侧肢体可以伸展，已能坐起，精神愉快，舌稍红，苔白滑，脉象平和。依原方出入。处方：代赭石（先煎）30克，牛膝35克，桑寄生20克，生龙骨（先煎）25克，龟甲（先煎）25克，白芍25克，胆南星10克，生牡蛎（先煎）25克，僵蚕15克，天竺黄15克。10剂，水煎服。

10月5日四诊：谈吐较流利，右腿可步履，右臂活动受限。以上方加桂枝15克，再予6剂。

10月14日五诊：患侧上下肢均显著进步，仍守上方10剂，近似常人。续为调理月余。

［孙英远，孙继先．孙允中临证实践录[M]．沈阳：辽宁人民出版社，1981.］

【评析】 该案患者年高肾亏，水不涵木，虚阳浮越，肝风夹痰上扰清窍，则头昏嗜睡，痰阻廉泉则语言謇涩，流窜经络则半身不遂，舌脉均为肝风夹痰之象。以镇肝息风汤化裁镇肝息风，育阴潜阳，牛膝归肝肾经，重用引血下行，并有补益肝肾之效；代赭石、龙牡降逆潜阳，镇肝息风；龟甲、玄参、白芍滋阴养液，以制阳亢；胆南星、天竺黄豁痰开窍，以利口舌，僵蚕息风通络解痉。

二、中脏腑

（一）闭证

1. 阳闭

【案例】刘铁菴平肝息风，降火涤痰法治疗中脏腑证

林某，50岁。

病史：猝然昏仆，不省人事，急扶入院请西医救治，醒后左肢不遂，病已12日，症状尚无好转。脉弦劲，头偏右痛，面红目赤，口眼㖞斜，舌苔厚腻，微黄，

口苦有火味，此病乃肝阳上亢，痰热蒙蔽清窍。治以平肝息风镇逆，降火涤痰通络。

处方：栀子 6 克，黄芩 6 克，陈皮 4.5 克，半夏 6 克，胆南星 6 克，牛膝 9 克，玄参 9 克，羚羊角汁一匙。又方：石决明 30 克，生牡蛎 30 克，磁石 30 克，龙骨 18 克，龟甲 18 克（先煎代水煎药）。

二诊：服 4 剂头痛已愈，面赤亦退，大便通畅，神情颇清，唯嗜食生果及橙汁，致胃胀不消，呃逆频繁，时带酸味。处方：陈皮 4.5 克，半夏 6 克，川黄连 2.1 克，黄芩 4.5 克，竹茹 6 克，枳壳 4.5 克，莱菔子 6 克，旋覆花（包煎）6 克，代赭石（先煎）18 克，柿蒂 6 克。

三诊：服 3 剂，呃逆已止，舌苔稍退，口苦亦减，手已能举，唯左脚不用，抚摸则诸筋抽痛，食后有时嗳酸，目多眵泪。处方：刺蒺藜 6 克，木瓜 6 克，甘菊 6 克，陈皮 4.5 克，半夏 6 克，枳壳 4.5 克，白芍 6 克，胆南星 6 克，川黄连 2.1 克，钩藤（后下）9 克，竹茹 6 克，麦芽 9 克，羚羊角汁一匙。又方：代赭石 18 克，龟甲 18 克，龙骨 18 克，磁石 30 克，石决明 30 克，生牡蛎 30 克（先煎代水煎药）。

四诊：服 4 剂，左肢稍能转动，原方加牛膝 9 克、川楝子 9 克，去竹茹、麦芽。

五诊：前方服 6 剂，近日能由床起，行数步至椅上坐，免人扶腋，目泪未愈。处方：熟地黄 12 克，怀山药 9 克，山茱萸 6 克，牛膝 9 克，枸杞子 9 克，甘菊 6 克，龟甲（先煎）15 克，磁石（先煎）18 克，石决明（先煎）18 克，白芍 6 克，清葙子 6 克，杜仲 9 克，续断 6 克。服 10 剂，已能扶杖而行。

［余瀛鳌，高益民．现代名中医类案选 [M]．北京：人民卫生出版社，1983.］

【评析】　本例证属肝阳上亢，痰热蒙蔽清窍。治以平肝息风镇逆，降火涤痰通络之法。先煎潜镇平肝之品以代水煎药，重镇潜降，平肝息风以治其标；配合羚羊角汁、黄芩、栀子、陈皮、半夏、天南星清肝降火涤痰；玄参养阴；牛膝则引厥逆之气血下行。总之以重镇潜降，平肝息风为主。二诊即见肝风初潜，头痛已愈，面赤已退。二诊、三诊在平肝潜阳、化痰息风基础之上，加以调理因饮食不慎而致之胃胀、呃逆，以及肝风上炎之目多眵泪。最后以补益肝肾之阴，及平肝潜阳标本兼治善后。

【案例】袁正瑶滋阴潜阳，豁痰开窍法治疗脑血栓形成案

马某，男，75岁。1978年3月12日初诊。

病史：患者爱人代述，患者于3月11日下午饮酒后休息，夜间2时家属发现患者说话吐字不清，渐渐言语謇涩，喉间有痰，头痛、头晕，下肢活动不灵进而瘫痪，并逐渐昏迷，不省人事，呼吸急促，鼻窍干燥，饮食不进，小便失禁，大便秘结。内科诊断为脑血栓形成，行中西医结合治疗。辨证：肝肾阴虚，风火上亢。治法：益气养血，滋阴潜阳，开窍豁痰。

处方：黄芪15克，当归9克，生地黄15克，赤芍9克，丹参15克，广地龙9克，麦冬12克，鸡血藤12克，石决明（先煎）30克，牛膝9克，石斛10克，桑寄生9克，丝瓜络9克，天竺黄9克，川贝母9克，夏枯草9克。水煎400 mL，分2次鼻饲。

方解：黄芪补中益气而固表；当归补血润燥；生地黄补阴养血而填益骨髓；赤芍泻肝火而散恶血；丹参补心生血祛瘀除痹；广地龙清热止痉通络治中风半身不遂；麦冬清心润肺，强阴益精；鸡血藤活血舒筋；石决明潜阳除肝经风热；牛膝益肝肾，强筋骨且有散恶血之用；石斛平补脾肾，益精强阴；丝瓜络除风化痰，通行经络；天竺黄祛风热利窍豁痰；桑寄生补肝肾，强筋骨，除风湿；川贝母润心肺清燥痰；夏枯草补肝血，解内热，散结气。

3月15日二诊：患者服上方3剂，神志渐清，能说简单话，但吐字不清，食欲较前增进，头痛、头晕减轻，但左侧肢体仍活动无力，喉间痰减少，小便已能控制。舌质黯红苔少，脉象沉而少弦。处方：以前方加阿胶（烊化兑服）9克，继服。

3月19日三诊：患者头痛、头晕已愈，言语较前清楚，神志渐复，下肢活动逐渐灵便，食欲可，二便调和。舌质淡苔白薄，脉象沉缓。处方：以前方加石菖蒲9克、郁金9克，带药出院继续服之，1年后随访痊愈。

［袁正瑶，袁兆荣．袁正瑶医术验案集锦[M]．北京：人民卫生出版社，1997.］

【评析】 本例患者系肝肾阴虚，水不涵木，肝风内动，夹痰上扰，蒙蔽清窍而发病。宜滋阴潜阳、豁痰开窍，兼以益气养血，补血润燥，增水行舟以通腑气。虽然三次诊治均未提及大便秘结的情况，想必养血育阴之后大便

应当通畅，否则应在潜阳豁痰开窍的同时予通腑泻热之剂，以利中焦枢机，使清升浊降，痰热、积滞得以降泄。阳明胃肠专司气机之通降，中风时机体气机逆乱，升降失调，则阳明通降之责失司。积滞内停，燥屎内结，腑热上蒸，必然加重瘀热阻窍之病势，因此，通降腑气，畅利中焦是治疗中风急性期有效措施之一。

【案例】王季儒育阴潜阳，清热豁痰法治疗脑血栓形成案

郝某，女，74 岁。1978 年 9 月 7 日入院。

病史：患者入院前两天，突然出现心慌，胸闷，恶心，曾呕吐 2 次，为胃内容物，吐时大汗淋漓，四肢发挺。持续 2 小时后，症状缓解，而左半身无力，尚能活动。语无伦次。大便 2 次，为稀便，小便正常。经用强心药和健胃药，症状好转。9 月 7 日晨发现左侧偏瘫，而来院就诊。既往无高血压病史，1976 年曾出现过心房纤颤。刻下症见：体温 36.7 ℃，血压 180/120 mmHg，神志蒙眬，答非所问，口角向右㖞斜，左鼻唇沟及左眼裂变浅，闭合欠佳，两眼闭不能睁，瞳孔等大等圆，对光反射尚好，牙关紧闭，颈有抵抗感，两肺呼吸音清晰，心率 84 次 / 分，肺动脉区可闻收缩期杂音Ⅱ级。左侧肢体呈弛缓性瘫痪，肌张力下降，感觉迟钝，左侧膝腱反射亢进。脉弦滑。西医诊断为脑血栓形成。

该患者年逾古稀，家务操劳，阴虚于内，肝阳妄动，扇动肝风，故猝然四肢强直，牙关紧闭，口㖞。此所谓“诸暴强直，皆属于风”；肝阳上犯心包，则心慌烦躁，语无伦次；犯胃则胸闷呕吐，且热能生痰，肝风夹痰横窜络道，故半身不遂。眼不能睁亦经络闭阻而为上眼睑麻痹。治以育阴潜阳，清热豁痰，佐以芳香开窍。

处方：生海蛤壳（先煎）30 克，生牡蛎（先煎）15 克，生龙骨（先煎）15 克，杭菊花 10 克，清半夏 10 克，陈皮 5 克，茯神 12 克，天竺黄 9 克，石菖蒲 9 克，知母 9 克，黄柏 9 克，郁金 9 克，十香丹（化服）1 粒，同时用脉通液 500 mL 静脉滴注，抗感染等治疗，并氧气吸入。

入院后，当天下午发现尿失禁，第 2 天上午嗜睡，神志半清，两侧瞳孔小，反射弱，颈有抵抗感，尿失禁。血压 150/100 mmHg，心率 84 次 / 分，左侧肌张力增强，至下午深度昏迷，病情加重。

9月9日复诊：体温 37. 4℃，深度昏迷，眼合，遗尿，颈有抵抗感，牙关紧，瞳孔左大于右，反射微弱，脉弦滑无力。已成中脏腑之闭脱兼见。腰椎穿刺脑脊液鲜血样，颅内压高。停用脉通液，改用降颅内压止血剂。中药以镇肝息风、清热凉血、醒脑开窍，稍事固脱止血之法。处方：生石决明（先煎）30 克，生龙骨（先煎）20 克，生牡蛎（先煎）20 克，天竺黄 9 克，石菖蒲 9 克，磁石（先煎）15 克，全蝎 5 克，钩藤（后下）10 克，牛膝 10 克，牡丹皮 9 克，杭菊花 12 克，生地黄 20 克，鲜白茅根 30 克，血余炭 9 克，党参 15 克，犀角粉（冲服）1 克，安宫牛黄丸（化入）1 粒，鼻饲。

9月10日复诊：体温 37.4 ℃，血压 110/70 mmHg，9 月 9 日下午及夜间吐咖啡样物 2 次，潜血（++++），颈略抵抗，瞳孔左大于右，夜间多汗。症见眼合，口开，遗尿，舌质红绛，舌苔微呈黄黑色，脉转虚大，沉取似无。听诊：两肺呼吸音粗，有湿性啰音，腹隆起，肠鸣音减弱。左侧肢体紧张力下降，痛觉消失。患者眼合、口开、遗尿，是五绝中已现其三，且汗出颇多，脉虚大无根，是阳气有外越之象，正气有暴脱之险，急宜改弦更张，用强心固脱，补气止血法。处方：炙黄芪 24 克，党参 20 克，熟地黄 20 克，生地黄炭 15 克，生龙骨（先煎）20 克，生牡蛎（先煎）20 克，枸杞子 15 克，菟丝子 15 克，茯神 12 克，石菖蒲 9 克，天竺黄 9 克，山茱萸 12 克，三七粉、白及粉（分 2 次冲服）各 3 克。

9月11日复诊：患者于凌晨 0 时 30 分出现抽搐 5 分钟，后呼吸表浅，时伴潮式呼吸，至 1 时 30 分又抽搐 1 次，血压 110/70 mmHg，体温 37.6 ℃，病情继续恶化，除有心肝肾三绝外，又加呼吸表浅及抽搐，是虚风内动，随时有厥脱之险。仍以强心补肾，益气固脱。处方：党参 15 克，麦冬 15 克，五味子 5 克，菟丝子 12 克，枸杞子 12 克，杭白芍 12 克，龙眼肉 5 克，生龙骨（先煎）20 克，生牡蛎（先煎）20 克，栀子 10 克，牡丹皮 10 克，生地黄 20 克，三七粉、白及粉（冲服）各 3 克。

9月12日复诊：服药后脉转滑数，是虚脱之象已得控制，口开已合，9 月 12 日早又抽搐 4 次。体温 37.8 ℃，血压 136/100 mmHg，昏迷虽然未减，而脉则大有转机，且血压回升，当舍证从脉，改用镇肝息风，清热祛痰，少加固正之本。处方：生石决明（先煎）30 克，龙胆草 9 克，生地黄 15 克，僵蚕 9 克，生龙骨（先煎）20 克，生牡蛎（先煎）20 克，知母 9 克，地龙 9 克，牡丹皮 9 克，忍冬藤 15 克，生石膏（先煎）24 克，竹茹 15 克，杭白芍 15 克，栀子 9 克，天竺黄 9 克，石菖蒲 9 克，党参 20 克，羚羊角粉（分冲）0.6 克，安宫牛黄丸 1 粒。

9 月 13 日复诊：仍深度昏迷，肌肤转灼热，脉转疾数，偶有间歇，呼吸平稳，右肺有少许啰音，舌质干乏津，眼睑偶有抽动，但抽搐已减，血压 180/110 mmHg。患者血压逐渐回升，脉转数疾而促，虽昏迷未减，而呼吸平稳，喉有痰声，肌肤灼热，舌干乏津，痰热虽然鸱张，正气已有来复之渐，再以祛邪扶正，虚实兼顾，以清热镇肝，养阴固正。处方：生石膏（先煎）30 克，石决明（先煎）30 克，天竺黄 9 克，石菖蒲 9 克，知母 9 克，黄柏 9 克，竹茹 12 克，党参 20 克，黛蛤粉（包煎）30 克，甘草 3 克，竹沥水（兑入）30 克，安宫牛黄丸（化入）1 粒。

9 月 14 日复诊：热退，体温 37.2 ℃，呼吸平稳，喉有痰声，两侧瞳孔等大，反射迟钝，脉象亦较缓和，因多日无大便，原方加火麻仁 15 克。

9 月 15 日复诊：夜间有时睁眼，右手亦偶有活动，呼吸平稳，痰减少，呼之有意识反应，脉弦滑。自 9 月 8 日起已昏迷 8 天，今日稍清醒，原方每日 1 剂。

9 月 18 日复诊：神志较清，能叫醒，有时领会精神，可简单回答问题，唯吐字不清，自言有饥饿感，血压 150/110 mmHg，脉缓和，再予育阴柔肝，豁痰通络。处方：生石决明（先煎）30 克，生龙骨（先煎）20 克，杭菊花 9 克，天竺黄 9 克，石菖蒲 9 克，郁金 9 克，知母 9 克，黄柏 9 克，竹茹 12 克，生地黄 15 克，桑寄生 30 克，威灵仙 9 克，清半夏 9 克，瓜蒌 30 克，黛蛤粉（包煎）30 克，竹沥水（冲入）30 克，十香丹（化入）1 粒。

9 月 19 日复诊：取出鼻饲。大便 1 次如柏油样便，潜血（++++），自病后 10 天无大便，其潜血是病后曾吐血，是蓄血之故。以后即按此方稍事增减，至 11 月 13 日步行出院。

患者入院后，在 1 周内病情急剧变化数次，皆抓紧时机，急改治疗方案。

第 1 次转变：患者入院时，诊为中脏腑之闭证，故用介类育阴潜阳兼以化痰。但第 2 天，病情急剧恶化，重度昏迷，出现眼合，遗尿，牙关紧闭，脑脊液呈鲜血样，证现闭脱兼见，随改镇肝息风，清热凉血稍事固正。

第 2 次转变：入院第 4 天，病情继续恶化，除眼合，遗尿外，又加口开，且汗出亦多，汗为心之液，心气不固则汗液外泄。何以知心气不固，以口开为心绝，又兼血压迅速下降，种种现象说明，由闭脱兼见转为完全脱证，又加抽搐，其抽搐并不剧烈，是虚风内动，与四肢强直不同，强直为实，此时抽搐为虚。当此生死存亡之际，如仍镇肝潜阳，清热息风则阳气立见消亡，故急强心固脱，补气止血法。

第3次转变：入院第6天，服强心固脱，脉由虚大无根转为数急，口开已合，血压逐渐回升。由其脉转数疾而论，原有之阴虚阳亢，又复呈现，斯时如继续补气强心，气能化火，则肝阳得助，将升腾莫制，故又急转直下。改用大剂清热镇肝，但又不能不顾其虚，故少加党参以助正，连服3剂，使昏迷8天之严重患者，渐渐清醒而获痊愈。可见病无定体，药无常规。此例闭脱交替出现，必须药随证变，灵活运用，故挽救于垂危之际，如稍有疏忽，未见其能愈。

［史宇广，单书健．当代名医临证精华：中风专辑[M]．北京：中医古籍出版社，1992.］

【评析】 一般认为中经络多为脑血栓形成之类，中脏腑多为脑出血之类，此不过言其常，脑出血之轻症亦可无神志改变而表现为中经络证；而脑血栓形成之重症亦可出现昏迷，表现为中脏腑证，此例即为脑血栓形成案，但却表现为中脏腑证，故临床应灵活掌握。另外，中风之中脏腑证可分为闭脱两型，但两者在临床中并不能截然分开，有的以闭证为主兼见脱证，有的以脱证为主兼见闭证，有时闭证与脱证交替出现，临床应随证变方，方可收效。本例发病之初为中脏腑之闭证，此后，由闭证出现闭脱兼见，后又转为脱证，闭脱交替出现，可谓病情凶险，幸得王季儒抓紧时机，随证急改治疗方案，闭证时给予育阴潜阳，清热豁痰，芳香开窍之品；闭脱兼见时又急改为镇肝息风、清热凉血、醒脑开窍，兼以固脱止血；由闭脱兼见转为完全脱证时，更急予强心补肾、益气固脱以救急；待脱证已固，脉有转机时，则改用镇肝息风，清热祛痰，少加固正之品；待神志清醒，正气来复后，再予育阴柔肝、豁痰通络之品善其后。纵观全程，步步为营，有条不紊，实乃大家所为。

【案例】万济舫开窍化痰法治疗痰热中风案

唐某，男，57岁。1959年7月6日入院。1959年12月10日出院。

主诉：突然昏倒1日。病史：7月5日晚8时，正在演奏中，突然从座位上昏倒在地，神志不清，不能言语，半身不遂。曾患过梅毒、膀胱炎、高血压等病。检查：舌苔黄厚，脉象弦实而数。血压：210/120 mmHg。《素问·调经论》

曰：“血之与气并走于上，则为大厥，厥则暴死，气复反则生，不反则死。”本案即属之。突然昏倒，不省人事，牙关紧闭，口眼㖞斜，半身不遂。脉象弦实而数，舌苔黄厚，痰热塞闭清窍，此中风实证也。治法：平肝息风，开窍化痰，养阴清心。

处方：冬桑叶 9 克，杭菊花 9 克，双钩藤（后下）30 克，生石膏（先煎）30 克，牡丹皮 9 克，生地黄 18 克，黑玄参 9 克，杭麦冬 9 克，川牛膝 18 克，生龙骨（先煎）30 克，生牡蛎（先煎）30 克，灵磁石（先煎）30 克，石决明（先煎）30 克。另加：犀黄至宝丹 1 粒，化水喂服。

二诊：服上方 3 剂，病情尚无明显变化。处方：仍按原方，加犀黄至宝丹，再服 3 剂。

三诊：服上方 3 剂后，神志略见清楚，能张口服药和进食但不能言语。处方：继以原方，配犀黄至宝丹，再服 3 剂。

四诊：服上方后，神志已清。但仍不能言语，偏瘫依旧。治以镇肝息风，舒筋活络，育阴潜阳。处方：生地黄 24 克，黑玄参 15 克，灵磁石（先煎）12 克，杭麦冬 12 克，牡丹皮 12 克，川牛膝 9 克，杭菊花 9 克，霜桑叶 9 克，石决明（先煎）15 克，生牡蛎（先煎）18 克，生石膏（先煎）30 克，生代赭石（先煎）30 克，嫩桑枝 18 克。另加：大活络丸 2 粒，每日服 2 次。

五诊：服上方 3 剂，患侧开始能动，下肢能伸缩，唯手指尚不能自如。再以镇肝通经活络为治。处方：嫩黄芪 15 克，天花粉 24 克，川牛膝 15 克，全当归 9 克，生代赭石（先煎）18 克，制乳香 12 克，制没药 12 克，净土鳖虫 9 克，怀山药 15 克，广地龙 9 克，丝瓜络 9 克。

六诊：服上方 3 剂后，症状平稳。处方：仍宗前方，再进 3 剂。

七诊：服上方 3 剂后，患侧恢复情况较好，神志已恢复正常，但血压偏高，有头昏、耳鸣现象。改用养阴补血，祛风活络为治。处方：熟地黄 12 克，酸枣皮 15 克，怀山药 12 克，何首乌 12 克，明天麻 15 克，双钩藤（后下）9 克，枸杞子 9 克，肉苁蓉 9 克，川牛膝 12 克，北条参 9 克，全当归 9 克，杭白芍 9 克。

八诊：服上方 5 剂，头晕、耳鸣已减大半，偏瘫恢复情况较好。仍宗前方加减。处方：生代赭石（先煎）45 克，川牛膝 30 克，杭白芍 15克，明天麻 15 克，双钩藤（后下）18 克，酸枣皮 15 克，熟地黄 12 克，何首乌 15 克，怀山药 9 克，枸杞子 15 克，肉苁蓉 9 克，菟丝子 12 克，牡丹皮 6 克。

服上方后，患者病情基本稳定，饮食睡眠逐渐好转，患侧下肢也能开步行走。后即按上列原方加减为治，共经 5 个月治疗，基本痊愈出院。

［万济舫 . 万济舫临证辑要 [M]. 武汉：湖北人民出版社，1982.］

【评析】 该案治疗过程中始终以化痰息风、平肝潜阳为治疗主线，在不同阶段结合不同的病理情况加减治疗各有侧重。疾病初期痰热塞闭清窍，以平肝息风、开窍化痰、养阴清心为治，重点侧重平肝息风，并配合犀黄至宝丹化痰开窍。中期神志已清，但仍不能言语，偏瘫，治以镇肝息风、舒筋活络、育阴潜阳，并加入大活络丸以舒筋活络。后期偏瘫恢复情况较好，以补益肝肾、育阴潜阳，兼以平肝息风善后。

【案例】黄一峯治疗中腑案

杨某，男，51 岁。

病史：肝厥已成类中，风火相煽，痰随气升，神蒙不语已 5 日，牙关紧闭，四末振动，脉促数无序，厥脱之忧，危在顷刻。勉拟平肝息风，豁痰开窍，以作背城一战。

处方：①羚羊角粉 1.2 克，珍珠粉 0.6 克，至宝丹 1 粒，分 3 次鼻饲。②杭菊花 6 克，钩藤（后下）9 克，天竺黄 12 克，制胆南星 1.5 克，生白芍 20 克，煅牡蛎（先煎）30 克，石菖蒲 6 克，茯苓 12 克。1 剂。

二诊：偏中为风、火、痰交阻，脏液空虚，左手足不用，药后神识略清，语言错杂，小溲自遗，大便不通，脉软弦数，舌糙尖绛。其风为浮游之风，其火为无根之火，无非系水不涵木使然也。病情仍在波中，殊虞药石难挽。处方：何首乌 30 克，杭菊花 6 克，钩藤（后下）9 克，天竺黄 9 克，白芍 15 克，龙齿（先煎）15 克，煅牡蛎（先煎）30 克，石菖蒲 6 克，僵蚕 6 克，茯苓、茯神各 12 克，陈皮 6 克。3 剂。

三诊：宜投息风豁痰开窍之剂，今晨神情较清，已能自己张口饮汤。至于舌强语謇，手足不仁，乃气虚痰阻于心脾之络。拟再平肝息风，化痰通络。处方：杭菊花 6 克，钩藤（后下）9 克，天竺黄 6 克，僵蚕 9 克，地龙 6 克，竹茹 9 克，陈皮 6 克，制半夏 9 克，白芍 15 克，石菖蒲 6 克，茯苓 12 克，珍珠母（先煎）

30克，全当归10克。5剂。

四诊：神识已清，左半身不遂，言语謇涩较前改善。左脉细软，右部弦滑。拟再息风涤痰，祛痰通络，略佐扶正之品以理之（同时配合针灸并治）。处方：台参须3克，全当归9克，首乌藤30克，杭菊花6克，钩藤（后下）9克，石菖蒲6克，制半夏9克，竹茹9克，陈皮6克，白芍15克，茯苓12克，僵蚕9克，地龙6克。5剂。

五诊：偏左口眼㖞斜，旬日来逐见改善，左半身不遂，麻木牵强，进步较慢，两脉细数。此系虚风夹痰湿痹络，偏废之症，理之非易。处方：羚羊角（另服）0.3克，制何首乌15克，杭菊花6克，防己、防风各9克，全当归9克，钩藤（后下）9克，白芍15克，豨莶草30克，白鲜皮15克，怀牛膝15克，秦艽9克，僵蚕9克，地龙6克，石菖蒲6克，陈皮6克。5剂。

六诊：口眼㖞斜，左手足不遂，麻木牵强，均已好转。唯仍眩晕、耳鸣、目糊。肾阴久虚，风阳上逆，拟再养阴以息风阳，化痰以调脾胃。处方：杭菊花6克，制何首乌20克，全当归9克，白芍15克，制半夏9克，竹茹9克，陈皮6克，钩藤（后下）9克，稽豆衣9克，珍珠母（先煎）30克，煅牡蛎（先煎）30克，鸡内金9克。7剂。

服此药时胃纳已振，神情已清，乃回上海服药调治。嗣后，每月由其爱人来苏转方调治。迄今已20年，患者已能持杖行走，管理家务。

［黄一峯．黄一峯医案医话集[M]．南京：江苏科学技术出版社，1979.］

【评析】　中风的发展过程中，病机转化迅速是中风的主要特点。如中风急性期表现为风痰瘀血痹阻脉络之证，可因痰瘀蕴久，从阳化热，而转化为痰热证；如发病时表现为痰热腑实，可因腑气不通，而清阳不升，浊气不降，导致痰浊蒙闭清窍，出现意识障碍。发病时即见神昏者，或为风火上扰、痰热内闭清窍的阳闭证；或为痰湿蒙塞心神的阴闭证。若治疗不当或邪气亢盛，可迅速耗伤正气，转化为内闭外脱、阴阳离决之证而危及生命。该案风火相煽，痰随气升，神蒙不语已5日，牙关紧闭，四末振动，脉促数无序，厥脱之忧，危在顷刻。为风火上扰、痰热内闭清窍之证，欲息其风，当先平肝。药用羚羊角、钩藤、僵蚕、地龙、杭菊花等品，此皆为平肝息风要药。开窍通络，必须化痰，盖痰浊内蒙心窍，则神识不清，而舌强语謇，口眼㖞斜，半身不遂，皆与痰浊壅阻于经络有关。风、火、痰相并为患，化痰实为要务，以至宝丹化痰开窍，以治其标，救其逆。后期以补肝益肾治其本。

【案例】全示雨治疗蛛网膜下腔出血之中腑之阳闭证

陈某，女，41 岁。

病史：患者平素血压偏高，常在（180 ～ 210）/（110 ～ 130） mmHg，并伴有头痛。近日意识欠清，逐渐转入昏迷。1976 年 7 月 29 日收住本院内科治疗。8 月 5 日中医诊治。检查：血压 130/80 mmHg，阵发性头痛，头晕，精神不振，呈嗜睡状态，两眼球胀痛，颈项强直，胸闷痛，心界稍扩张，但无杂音。7 月 30 日脑脊液检查呈粉红色，镜检可见大量红细胞。脉洪弦数，舌质红，苔白腻浮黄。西医诊断：蛛网膜下腔出血。中医辨证：阴虚阳亢，风火上扰，迫血妄行。属“中腑”的“阳闭”之候。治宜滋阴潜阳，凉血止血，息风解痉，佐以理气止痛。予以羚角钩藤汤合瓜蒌薤白汤加减。

处方：羚羊角粉（另煎兑入）3 克，钩藤（后下）9 克，大蓟炭 9 克，小蓟炭 9 克，瓜蒌 18 克，黄芩 9 克，薤白 12 克，黄连 6 克，知母 9 克，生石膏（先煎）30 克，藕节炭 9 克，防风 5 克，生地黄 15 克，菊花 9 克，阿胶（烊化兑服）9 克，玄参 24 克，甘草 3 克，三七粉（吞服）1.5 克。2 剂，水煎服。

二诊：服上药后，头痛减轻，尿呈浅褐色，在原方中加入滑石（先煎）18 克、竹茹 9 克、栀子 9 克。2 剂。

三诊：头痛消失，除有胃部不适外，其他尚好。舌苔薄白，脉现沉缓。用二诊方去生石膏、知母，加白术、枳实各 9 克，以恢复脾胃功能。

四诊：上方连服 6 剂，于 8 月 14 日脑症状完全消失，即投以清热和胃之剂，以善其后，于 9 月 1 日痊愈出院。

［史宇广，单书健.当代名医临证精华：中风专辑 [M]. 北京：中医古籍出版社，1992.］

【评析】　本例患者为中腑（蛛网膜下腔出血）之阳闭证，由阴虚于下，阳亢于上，风火上扰，迫血妄行所致。治以滋阴息风，凉血止血。方用羚角钩藤汤合瓜蒌薤白汤加减，并加用大蓟炭、小蓟炭、藕节炭、阿胶、三七粉等凉血止血之品而收效。临床对于蛛网膜下腔出血患者，因其来势急骤，故须用止血之品，以免出血不止而危及生命。

【案例】姜春华开窍醒脑，平肝息风法治疗昏蒙案

邵某，男，68岁。

病史：素有高血压病史，两天前因大便时努进突然昏倒，不省人事，送医院急救时瞳孔散大，对光反射消失，血压260/130 mmHg，脑脊液呈血样，压力增高。西医诊断为脑出血，急请会诊。诊查：症见神志昏迷，牙关紧咬，痰涎壅盛，声若拽锯，面赤气粗，躁动不安，大便秘结，苔黄厚，舌质红，脉弦滑。辨证：素体肝阳偏激，风火上炎，脑络受灼，努进后气血逆走于上，直冲犯脑，发为卒中。风火闭遏，灼津为痰，内蒙心窍，上阻廉泉，此为阳闭之证。

治法：急先开窍醒脑，平肝息风。

处方：羚羊角粉（冲服）3克，生石决明（先煎）30克，钩藤（后下）15克，怀牛膝15克，小蓟15克，牡丹皮12克，栀子9克，陈胆南星6克，天竺黄9克，石菖蒲12克，黄芩9克，生大黄9克，生地黄30克，竹沥（冲服）1支。上药煎水鼻饲。另用安宫牛黄丸2粒，分早晚2次研化鼻饲。3剂。

二诊：进上药3剂后大便得通，神志已清，喉痰仍多，左半身偏瘫，语言謇涩，口眼㖞斜，血压180/110 mmHg。苔黄腻，质红，舌底有青筋，边有瘀点。风火趋息，脑络已清，清窍渐开，瘀痰未化，脉络阻滞。续以清肝化痰，活血化瘀法为治。处方：石决明（先煎）30克，夏枯草15克，生地黄30克，丹参15克，牛膝15克，钩藤（后下）15克，牡丹皮9克，赤白芍各12克，小蓟15克，半夏9克，僵蚕9克，土鳖虫9克，炙鳖甲（先煎）12克，全蝎3克，大黄3克。

三诊：上方加减服药半个月后，口眼㖞斜渐复止，左半身能活动并起床行走；感眩晕腰酸，苔黄质红，舌下青筋色淡，尚有瘀点，脉细弦尺弱。拟调益肝肾之阴，以收全功。处方：生熟地黄各12克，何首乌12克，女贞子12克，枸杞子12克，赤白芍各9克，丹参12克，炙龟甲（先煎）9克，炙鳖甲（先煎）12克，石决明（先煎）15克，刺蒺藜9克，钩藤（后下）12克，杜仲9克，桑寄生9克，牛膝9克，牡蛎（先煎）30克。

［陈大舜．历代名医医案选讲[M]. 上海：上海中医药大学出版社，1996.］

【评析】　该案患者年事已高，肝肾亏虚，水不涵木，肝阳鸱张，夹痰火上蒙清窍，横窜经络，形成上盛下虚，阴阳不相维系之证，加之腑气不通，积滞内停，燥屎内结，腑热上蒸，必然加重瘀热阻窍之病势。急先开窍醒脑，平肝息风

兼以通腑泻热。二诊大便已通，诸症好转，痰热渐消以后，以育阴潜阳柔肝以治其本。综观整个治疗过程，标本治疗，次第有序，最终使病情逆转，疾病向愈。

【案例】王季儒清热镇肝，通窍豁痰法治疗中脏腑之闭证案

赵某，男，54 岁。1973 年 2 月 22 日入院。

病史：患者于 2 月 21 日晚 10 时劳动后，突然口眼㖞斜，左半身瘫痪，言语不清，头痛。来诊时，血压 170/120 mmHg，神志清，合作欠佳，左侧瞳孔缩小，右侧正常，对光反射存在，口眼㖞斜，心律齐，率不快，左侧半身瘫痪，克尼格征（+），巴宾斯基征（+）。于 11 时入院，至 13 时神志不清，处于昏迷状态，瞳孔继续缩小，深睡，有鼾声，脉弦滑有力，舌质胖大。既往有高血压及哮喘病史 15 年。西医诊断为脑出血。此系湿痰素盛，肝阳上亢，肝阳夹湿痰上冲，蒙蔽清窍，横阻络道所致，属中脏腑之闭证。治以清热镇肝，通窍豁痰。方用镇肝益阴汤去犀角、羚羊角（安宫牛黄丸用 2 粒）。

处方：生石膏（先煎）30 克，生石决明（先煎）30 克，黛蛤粉（包煎）30 克，龙胆草 9 克，天竺黄 9 克，九节菖蒲 9 克，旋覆花（先煎）9 克，代赭石（先煎）9 克，知母 9 克，黄柏 9 克，牛膝 9 克，川郁金 9 克，竹茹 12 克，滑石（先煎）12 克，磁石（先煎）12 克，安宫牛黄丸（化入）2 粒。

进 1 剂，神志渐清，乃于方内加桑寄生、威灵仙、地龙、穿山甲、竹沥水等。每日 1 剂，至 3 月 8 日，脉转缓滑，改用下方。处方：石决明（先煎）30 克，生龙骨（先煎）12 克，生牡蛎（先煎）12 克，桑寄生 30 克，威灵仙 10 克，豨莶草 12 克，地龙 10 克，生穿山甲 10 克，土鳖虫 3 克，鸡血藤 24 克，瓜蒌 30 克，牛膝 10 克，杭菊花 10 克，九节菖蒲 10 克，竹茹 12 克，竹沥水（兑入）30 克，再造丸（分吞）1 粒。

每日 1 剂，至 4 月 9 日，步行出院，至同年 12 月恢复工作。

［史宇广，单书健．当代名医临证精华：中风专辑 [M]. 北京：中医古籍出版社，1992.］

【评析】 脑出血疾病，其病势凶猛，常出现突然昏迷，呕吐，呼吸鼾声，大小便失禁，瘫痪等症，属中风之中脏腑证。正如张仲景所说："邪入于腑，即不识人，邪入于脏，舌即难言，口吐涎。"临床中脏中腑多同时出现，可将其合

为一型，但须辨别属闭证还是脱证。本例系湿痰素盛，肝阳上亢，肝阳夹痰湿上冲，蒙蔽清窍，横阻络道所致，属中脏腑之闭证。王季儒认为治疗此类病，可分两个阶段，第一阶段先以救急恢复神志为主；第二阶段神志已清，再以治疗偏瘫为主。此例初诊尚属第一阶段，邪正俱实，治宜清热镇肝，豁痰通窍。给予王季儒自拟镇肝益阴汤化裁。方中石决明、羚羊角、龙胆草镇肝息风，清肝泄胆；旋覆花、代赭石、磁石镇肝潜阳；牛膝引血下行，知母、黄柏滋阴清热；生石膏、栀子清热泻火；竹茹和胃祛湿化痰；黛蛤粉、天竺黄清热化痰，凉心安神；配合石菖蒲、安宫牛黄丸清热化痰，芳香通窍。诸药共奏清热豁痰，镇肝息风，通络开窍之功。药进 1 剂即神志渐轻，乃转入第二阶段，着重于偏瘫的治疗，于方内加桑寄生、威灵仙、地龙、穿山甲等以加强活血通络之力。待病情稳定后，又去掉安宫牛黄丸、黛蛤粉、生石膏、龙胆草、天竺黄、代赭石、旋覆花等清热镇肝，豁痰通窍之品，加用龙骨、牡蛎、豨莶草、土鳖虫、鸡血藤、再造丸等专以平肝潜阳，活血通络而收功。

【案例】来春茂治疗中脏腑闭证

胡，女，69 岁。

病史：患者于 1972 年 4 月 23 日早晨突然昏倒，不省人事，牙关紧闭，气粗面红，痰声如锯，二便闭阻，脉弦数。经多方抢救无效。第二天邀请会诊，脉证如上，家人已料理后事，当即先用针刺水沟、十宣、人中等穴以冀神清，并急处以搐鼻醒神散：猪牙皂、细辛各 9 克，研细成粉，用草管蘸药吹入鼻中，如此数次，即得喷嚏连声数个。随即撬开牙关，察看舌苔老黄，牙齿干黑污垢，此即肝阳暴张，心肝热盛，痰火上扰，蒙蔽清窍，拟急下存阴，通降泻火，用生大黄、芒硝各 9 克，浓煎灌下。另处羚角钩藤汤全方（羚羊角用山羊角 9 克，代，砍片一并入煎），局方至宝丹 1 丸，嘱如有转机得矢气，再煎服汤药。

处方：羚角钩藤汤。羚羊角 3 克，桑叶 9 克，川贝母 9 克，生地黄 15 克，钩藤（后下）30 克，杭菊花 9 克，茯神 12 克，白芍 9 克，甘草 3 克，竹茹一团。

4 小时后，腹鸣，大小便均通，此时口能张开，目睁眼动，舌能伸缩，唯右半边上下肢失灵。家人始煎上方调至宝丹与服。

4 月 24 日二诊：病情大有好转，大便又泻 2 次，色黑腥臭，已能说话，痰鸣气促均消失，能喝米汤，唯头痛胸闷，尚烦躁不宁，原方再进2剂，每剂仍调用至宝丹1丸。

4月27日三诊：测血压182/120 mmHg。仍用羚角钩藤汤加减，去山羊角、甘草，加生石决明（先煎）30克、黑玄参24克，以育阴清热。守服8剂，血压降至130/90 mmHg。

5月15日复诊：能撑架支持走路，为了恢复右侧功能，应填补肾阴，调营卫，和脾土，化痰通络，勿贪急功，服丸药徐徐图治，才能巩固疗效，是治本之法。方用二至丹（治健忘，养精神，定志和血，内安心神，外华腠理）。处方：丹参45克，朱砂（另研）15克，远志15克，熟地黄45克，茯神30克，人参（党参代）30克，石菖蒲15克，炙甘草30克，天冬45克，麦冬（去心）30克。合气血双补的八珍汤：白术30克，当归30克，川芎15克，杭白芍30克。上药碾细和匀蜂蜜合丸，每丸重15克，早晚各服1丸，开水送服。

患者于1973年1月丢掉撑架，自行走路，迄今健在，血压稳定，仍在合营旅社做轻便工作。

［史宇广，单书健.当代名医临证精华：中风专辑[M].北京：中医古籍出版社，1992.］

【评析】　此例属中脏腑闭证，已现人事不省、牙关紧闭、二便闭阻等邪实内闭之象；故来春茂急予针刺水沟、十宣、人中等穴，并予搐鼻醒神散以醒神取嚏开窍。见其气粗面红、痰声如锯、舌苔老黄、牙齿干黑污垢、脉弦数，说明系肝阳暴张、风痰火亢之阳闭证，随后予生大黄、芒硝浓煎灌下以急下存阴、通降泻火；待得矢气、二便通后再给予局方至宝丹、羚角钩藤汤以辛凉透窍、清肝息风，至此，险势已去，病情已渐趋稳定；最后给予《医学正传》之二至丹和《正体类要》之八珍汤碾细合匀为丸善其后。此例病势急迫、病情凶险，来春茂临证不乱、环环入扣，终至症消病愈，可见，古方妙法多有验，临证若应用得当，则效若桴鼓。

【案例】陆芷青治疗中脏腑闭证

李某，男，79岁。1980年9月18日初诊。

病史：素有高血压病史，9月17日起突然晕倒，神识不清，喉间痰鸣，右侧废用，

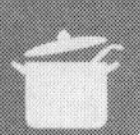

二便失禁，苔白而燥，脉弦。肝肾已亏，亢阳易逆，风阳上僭，痰火阻窍，瘀阻络脉。治当平肝息风，豁痰开窍，通络化瘀。

处方：胆南星9克，僵蚕9克，寒水石（先煎）12克，竹沥（冲服）1支，地龙9克，滑石（先煎）18克，钩藤（后下）18克，川芎3克，桂枝2克，羚羊角粉（调服）2克，红花5克，安宫牛黄丸1粒。2剂。

9月20日二诊：服药后神志已清，语言尚艰，右侧偏废，二便失禁，再进原方3剂。

9月23日三诊：9月22日下午突见神昏胸闷，移时即醒，苔白而燥，舌边瘀，仍平肝息风，豁痰通络。处方：胆南星9克，僵蚕9克，丹参30克，竹沥（冲服）1支，地龙9克，石菖蒲5克，钩藤（后下）18克，桂枝2克，红花6克，石决明（先煎）30克，橘红5克，橘络5克。4剂。另天麻丸（分服）1瓶。

9月27日四诊：语言尚艰，全身疼痛，二便略可控制，苔黄白厚腻，脉弦。仍化痰瘀，息肝风。处方：石决明（先煎）30克，胆南星9克，石菖蒲5克，橘红5克，橘络5克，竹沥（冲服）1支，红花9克，桑寄生15克，天竺黄9克，僵蚕9克，当归6克，赤芍9克，桑枝30克，川芎5克，生地黄12克。5剂。

10月2日五诊：语言已流利，以上方减石菖蒲、橘红、橘络、生地黄、僵蚕，加生何首乌12克。2剂。

10月4日六诊：二便已能控制，右上下肢瘫痪，舌红苔黄，脉弦劲略减，拟补阳还五汤出入。处方：炙黄芪15克，红花9克，桃仁9克，赤芍9克，当归6克，地龙9克，桑枝30克，橘红5克，橘络5克，竹沥（冲服）1支，胆南星9克。7剂。

10月11日七诊：右脚在扶持下已能开步，大便7天1次，量少，口干而腻，苔白，脉弦。拟前方加胆南星5克。15剂。

10月25日八诊：右肘关节屈伸不利，下肢已能步履，舌边紫苔灰白，脉弦。仍拟补阳还五汤加豁痰通络之品。处方：炙黄芪30克，桃仁9克，桑枝30克，当归9克，地龙9克，橘红6克，橘络6克，红花9克，牛膝9克，僵蚕9克，胆南星9克，甜苁蓉8克，赤芍9克。7剂。

11月2日九诊：右肘关节活动有进步，舌红苔黄，脉弦，仍拟原方减胆南星、甜苁蓉。7剂。

后以原方出入，调理半年余，右侧肢体活动完全恢复正常，已能从事木工劳动，虽年逾八旬，至今仍健在，行动自如。

［史宇广，单书健.当代名医临证精华：中风专辑[M].北京：中医古籍出版社，1992.］

【评析】 本例患者起病甚急、病情危重，症见神志昏迷、喉间痰鸣、半身不遂、二便失禁、苔白而燥、脉弦等，属阴虚风动、痰火蒙窍证。陆芷青急予息风通络、豁痰开窍之剂，辨证准确，方药对证，服药 2 剂神识已清，后连续宗平肝息风、豁痰通络之旨加减用药，至六诊时病情已大有起色，唯半身不遂明显，遂改为补阳还五汤加减，以益气活血，化瘀通络，调理半年而获痊愈。中风偏瘫的治疗较费时日，王清任的补阳还五汤对此疗效显著，然陆芷青主张补阳还五汤切忌早用，若初期即重用黄芪，则恐甘温助热，肝风更为鸱张，痰火愈加上壅，反致病情加重。

【案例】仝示雨治疗中脏之阳闭证

常某，61 岁。

病史：患者于 1976 年 4 月 9 日下午 7 时左右突然头昏头痛，呕吐（呕吐物为胃液，无血及食物），旋即跌倒在地，神志不清，进入昏迷，牙关紧闭，当即送我院急诊室观察，于 4 月 10 日收住本院内科治疗。4 月 14 日延余诊治。检查：体温 37℃，脉搏 70 次 / 分，血压 180/110 mmHg，神志不清，呈昏迷状态，被动体位，右侧肢体瘫痪，脑脊液呈粉红色，镜检见大量新鲜红细胞。瞳孔左＜右。脉芤弦，舌质红，苔黄腻。西医诊断：脑出血。中医辨证：风火相煽，痰迷清窍。属中脏的阳闭之候。治宜平肝息风，豁痰开窍，凉血止血。

处方：①安宫牛黄丸，每日 2 次，早晚各鼻饲 1 丸。②犀角地黄汤合菖蒲郁金汤加减。犀角（另煎，兑）3 克，生地黄 15 克，玄参 24 克，郁金 9 克，薄荷（后下）6 克，知母 9 克，石菖蒲 9 克，白芍 9 克，阿胶（烊化兑服）9 克，菊花 9 克，甘草 3 克，水煎，鼻饲。

4 月 14 日至 4 月 21 日复诊：以上方为主，出现痰鸣，加二陈汤和明矾；下肢伴有水肿，加四苓汤；大便数日未解，不进饮食，用紫雪丹同时用调胃承气汤。总之，根据临床病情变化，随证加减用药，直至神志清醒，胃纳好转，方转入恢复肢体的治疗。恢复肢体功能以祛瘀生新，活血通络为法。处方：黄芪 30 克，

当归9克，赤芍9克，桃仁9克，红花9克，鸡血藤15克，川芎6克，丝瓜络9克，甘草3克，地龙15克。

4月22日至5月13日复诊：以上方为主加减治疗。服药后患肢逐渐恢复，在家人扶持下，可以下床活动，语言清晰，但声音较低，故在原方中加入升麻5克，蝉蜕5克，诃子9克等药，以增强发音能力。连服汤药数剂后，语言也已好转，并能自己梳头，用汤匙吃饭。但患侧肢体仍软弱无力，继用4月22日方并加强锻炼，于5月22日出院。

［史宇广，单书健.当代名医临证精华：中风专辑[M].北京：中医古籍出版社，1992.］

【评析】 本例患者属中脏腑（脑出血）之阳闭证，由风火相煽、痰浊蒙窍所致，故急予安宫牛黄丸以清热开窍、豁痰解毒；同时兼用犀角地黄汤合菖蒲郁金汤以清热凉血，豁痰息风。及至大便数日未解，不进饮食时，又给予紫雪丹以祛浊，清热，开窍；同时予调胃承气汤以通调胃肠，缓下热结。开闭属单独治标的一种急救法，应中病即止，一旦神清，便当他图。故本例神志转清后，即转为活血通络法为主以重点恢复肢体的功能，由于辨证准确，用药井井有条，故取效迅速。

【案例】史沛棠清心泻肝，养阴退热法治疗中脏腑闭证

缪某，女，46岁。

病史：患者在家中午餐，忽然仆倒不语，即送某医院抢救，测得血压210/130 mmHg，但经2天治疗，病情并无好转。诊时体温39 ℃，扪之身热如灼，大便坚闭，小溲自遗，口噤不语，面赤气粗，头额汗出，但无鼻鼾声，唇焦舌干，舌苔厚黄灰燥，舌质红绛，脉弦大而数。证属阴虚，心肝阳亢，风火相煽，扰乱神明，痰因热起，堵塞心包，而成中风，速当清心泻肝，养阴退热，佐以豁痰利窍。

处方：羚羊角（先煎）2.4克，鲜生地黄30克，鲜铁皮石斛15克，钩藤（后下）15克，连翘9克，青蒿（后下）9克，天竺黄9克，郁金9克，甘菊9克，夏枯草9克，牡丹皮9克，川贝母6克，焦栀子6克，安宫牛黄丸（化入）2粒。

1剂后，血压降至168/124 mmHg，身热略瘥，余症如故，舌绛更甚，原方加犀角（磨汁冲饮）1.8克，以清心降火，凉血退热。再剂后，大便已下，神识略清，

能知饮水，小便已有知觉，血压 160/110 mmHg。上方加西洋参 4.5 克，玄参 9 克，鲜菖蒲 5 克，去安宫牛黄丸。

服 1 剂，血压已降至 150/120 mmHg，神识更清，已思汤水，但头昏明显，原方去犀角、郁金、鲜菖蒲，加天麻 6 克，石决明（先煎）24 克，决明子 12 克，以平肝息风。

2 剂后，神清、体温、血压恢复正常，唯言语謇涩，四肢瘫软，慎防半身不遂，原方去天竺黄、羚羊角、川贝母，加辰拌麦冬 9 克，橘红、橘络各 5 克，甘菊 6 克，5 剂后出院调理。其后，加用针灸治疗。

［史宇广，单书健. 当代名医临证精华：中风专辑 [M]. 北京：中医古籍出版社，1992.］

【评析】 本例患者属中风中脏腑证，发病急骤，症见猝然仆倒、神昏高热、面赤气粗、便闭溲遗、汗出、舌质红绛、苔厚黄灰燥，且血压明显升高，一派阴虚津亏、风阳亢逆、痰热蒙窍之候，故史沛棠速予清心泻肝、养阴退热、豁痰利窍之剂。方中羚羊角、钩藤平肝息风、清心泻肝为主，并配入天竺黄、川贝母清热化痰，以防痰火壅塞神机，使昏迷加深；夏枯草、郁金清肝火、降血压；牡丹皮、焦栀子清热凉血；更加服安宫牛黄丸以辛凉透窍。服 1 剂后即神清窍开，病有转机。再服 1 剂稳定后，祛开窍之品，加强清热养阴之力，后又续增清热凉血、平肝息风之功，终脱险境，转危为安。

【案例】邢锡波清肝潜镇，通络启痹法治疗脑溢血案

吕某，女，86 岁。

病史：患者因年迈，身体瘦弱，精神尚称矍铄，每日可扶杖缓步于庭，忽于 4 月 21 日头眩不能起立，右半身麻木不仁，经检查诊为脑出血。当即予以镇静药与降血压药，无明显效果，方改用中药。检查：神识不清，血压 195/115 mmHg，语言謇涩，右半身不仁。脉右弦细而数，左脉弦硬，舌绛而干，苔黄燥，唇有裂纹。证属肝热上冲，阴失潜敛，肝风内动。治宜清肝潜镇，通络启痹。

处方：黄芩 30 克，夏枯草 24 克，牛膝 24 克，生代赭石（先煎）24 克，钩藤（后下）24 克，生地黄 18 克，桑寄生 18 克，刺蒺藜 18 克，玄参 15 克，地龙 15 克，丹参 15 克，乳香 10 克，胆南星 10 克，桃仁 10 克，甘草 6 克，局方至宝丹 1 丸，

苏合香 1 克，送服。

连服 3 剂，神识清醒，头不眩晕，右肢亦渐活动，语言清楚，有时謇涩，肢体自觉麻木，血压 145/90 mmHg。左脉时现结代不整，舌红。是肝热清解，心气不足。宜原方去苦寒清肝之品，加炙甘草汤，以养心复脉，加活络丹宣通经络而治麻痹。处方：何首乌 30 克，麦冬 30 克，玉竹 24 克，生代赭石（先煎）15 克，丹参 15 克，赤芍 15 克，地龙 15 克，川芎 10 克，乳香 10 克，桃仁 10 克，人参（单煎兑服）6 克，阿胶（烊化兑服）6 克，炙甘草 6 克，安息香 1 克，朱砂 1 克，冰片 0.15 克（后 3 味同研冲服）。

连服 5 剂，精神清健，食欲恢复，肢体灵活，麻木不显，能扶床活动，脉象弦虚，无结代脉，是邪祛正衰。后以原方加鸡血藤 15 克、苏合香 1 克、麝香 0.12 克（后 2 味冲服）连续服用，以帮助肢体恢复。

［邢锡波，邢汝雯，李妙雁，等．邢锡波医案集 [M]. 北京：人民军医出版社，1981.］

【评析】　该案为中风之闭证，临床上亦颇为多见，表现为昏迷不省人事，该阶段应以醒神为主，安宫牛黄丸、局方至宝丹或紫血散，均可酌情使用。待神识清醒后，血压偏高者，宜先用清肝育阴之药以降血压，使血压稳定后，再用补气通络、活血振痿法。若脉弦大或弦数，舌红者，当佐以甘寒镇坠之品。黄芪温补升阳，治血压偏高者时，可用玄参、天花粉等防其温；代赭石、磁石之镇坠制其升，方不致有误。

【案例】王少华治疗中脏腑闭证

王某，女，63 岁。1982 年 2 月 3 日初诊。

病史：该患者因与人口角后而突然仆倒，不省人事。口眼㖞斜，喉中偶有痰鸣，右上下肢偏废不用。脉象弦劲而滑，舌尖红，苔黄白相兼而腻。辨证为中风（中脏腑），病机为风、火、痰内闭，投以羚角钩藤汤出入。

处方：羚羊角 3 克，黄连 3 克，生地黄 15 克，杭白芍 15 克，桑叶 9 克，石决明（先煎）15 克，代赭石（先煎）15 克，茯苓 15 克，菊花 9 克，夏枯草 9 克，钩藤（后下）9 克，另至宝丹 3 克，早晚分服，用竹沥一调羹过口。

二诊：翌晨即能启目视人，上方续进 2 剂。

三诊：神志又复沉迷，闭目昏睡，呼之不应，大便溏稀。察其舌尖虽偏红而舌体胖大，边有齿痕。当即考虑，可能因三进寒药而湿遏不化，酿为痰浊，上蒙清窍使然，于是改用温化之品，方取涤痰汤增损。处方：半夏9克，制天南星9克，枳实9克，九节菖蒲9克，郁金9克，僵蚕9克，钩藤（后下）9克，茯苓15克，石决明（先煎）15克，橘红3克，另苏合香丸4.5克，每日3次，每次1.5克。

服1剂症情平平，再进1剂，即能张目启齿，神志已清，但仍语言謇涩，右半身不遂，白腻苔已化十之有七。于上方中去枳实、苏合香丸，加参须（另煎冲服）6克，白术9克，以健脾扶正，从此日趋好转并康复。

［史宇广，单书健. 当代名医临证精华：中风专辑[M]. 北京：中医古籍出版社，1992.］

【评析】 本例患者为中风中脏腑证。症见喉中痰鸣、脉弦滑、舌红、苔腻等风火痰亢之象。给予清热息风豁痰之羚角钩藤汤合至宝丹1剂后，病有转机；但续服2剂后，反再度昏迷，且大便溏薄。王少华考虑系寒凉太过，耗气伤阳，湿痰被遏不化反增，遂改为温化寒痰之品，并加服苏合香丸以温开透窍，2剂后即神清窍开，病情转佳；后去枳实、苏合香丸，加益气扶正之参须、白术而获效。此案说明临证在清热息风、豁痰开窍之时，尚须注意有无气虚湿痰内伏之象，以免寒凉遏伏而加重病情。

【案例】周炳文治疗中风闭证案

张某，男，60岁。1972年12月5日初诊。

病史：高血压中风急诊入院2天，仍深度昏迷而邀诊。患者平素嗜酒，喜食荤肴。发病前头痛数日。现息粗痰鸣，口臭，4天未大便，舌红苔黄，腹绷急，右手足瘫痪，溲赤浊，脉弦硬。诊为中风闭证，予以凉肝息风，通腑开窍。

处方：羚羊角粉1克，生地黄8克，牡丹皮9克，白芍12克，石决明（先煎）12克，龟甲（先煎）15克，石菖蒲9克，栀子9克，大黄9克，枳实9克，另至宝丹1粒化服。

服上方2剂，大便数次，量多，尿转淡黄，神识顿清。尚语言不利，手足瘫软。原方去大黄、至宝丹，加黄芩6克。服2剂，大便通畅，咽吞顺利，唯胸闷痰鸣，遂改涤痰汤加瓜蒌子9克，川黄连3克，连进4剂，痰消胸开，语言清楚，肢瘫好转。

复诊数次，均守上方，约服 20 剂，另吞八虫散。处方：三七 30 克，炮甲珠 15 克，全蝎 15 克，地龙 15 克，水蛭 15 克，蝉蜕 15 克，土鳖虫 15 克，蜈蚣 20 条。用法：上药共研细末，胶囊装，每次服 3 克，每日服 2 次。

后以四物汤加黄芪、木瓜、牛膝、葛根、石菖蒲、远志、豨莶草及首乌延寿丹等交替服，配合针刺、功能锻炼，2 个月后可弃杖上下楼，行走而出院。

［史宇广，单书健. 当代名医临证精华：中风专辑 [M]. 北京：中医古籍出版社，1992.］

【评析】　本例患者为中脏腑闭证，系肝阳上亢、阳亢风动、风火痰热、壅结阳明、上蒙清窍所致。周炳文初诊先予凉肝息风、通腑开窍之剂，并予至宝丹清热开窍、化浊解毒；2 剂后即腑通神清，然至宝丹终属救急治标之品，内含多味芳香辛燥药，久服恐耗阴劫液，故病有转机后即去至宝丹，加用涤痰汤及黄芩、瓜蒌等专以清热化痰通络；待痰消胸开后，又转入活血通络调治，终获痊愈。

【案例】巫百康平肝潜阳，豁痰开窍法治疗中脏腑闭证

黄某，女，63 岁。1977 年 8 月 6 日急诊入院。

病史：患者 5 天来头晕，头痛，虽经服药，症乃未平。今日下午活动中突然昏倒，不省人事，口流涎水，语言不利，口眼㖞斜，半身不遂，小便失禁，大便秘结，舌质红赤白厚，脉弦滑。检查：急性病容，消瘦外观，神志恍惚，双目紧闭，双侧瞳孔明显缩小，对光反射迟钝，口向右侧㖞斜，左侧肢体偏瘫，心肺（－），腹软，肝脾未触及，腹壁反射迟钝，双下肢膝反射亢进，左巴宾斯基征（＋），血压 135/71 mmHg，体温 36.5 ℃。西医诊断：脑出血。中医诊断：中风，中脏腑。脉证合参，属肝阳上亢，风痰互结，气郁化火，蒙蔽清窍。治宜平肝潜阳，豁痰开窍。

处方：钩藤（后下）15 克，菊花 9 克，夏枯草 9 克，白芍 15 克，牛膝 15 克，代赭石（先煎）15 克，珍珠母（先煎）15 克，竹茹 3 粒，石菖蒲 6 克，茯苓 15 克，牡丹皮 9 克。2 剂煎服，安宫牛黄丸 2 粒调服。另用大黄粉灌肠，每日 1 次。同时予补液及甘露醇、激素等对症处理。

8 月 9 日二诊：药后神志清楚，问答尚可，痰多而黏，舌红苔厚腻，脉弦滑。

窍虽已开，但痰热未清，即投涤痰汤加减，清热涤痰，平肝通络。处方：葛根15克，陈皮6克，半夏6克，茯苓15克，石菖蒲6克，枳实6克，桑枝30克，丝瓜络9克，白芍9克，钩藤（后下）15克。

进药5剂，苔已转薄，精神较佳，食欲尚好，左肢体乏力活动失灵。痰浊虽化，年老体衰，气血亏虚，瘀阻脉络，经隧不通。宜益气和血，祛瘀通络，选用补阳还五汤加减。处方：葛根15克，生地黄9克，川草4.5克，地龙9克，牛膝15克，牡丹皮9克，丹参15克，桃仁6克，红花6克。随症加减，配合针灸、脑超声波治疗。

9月2日四诊：服上方后，左下肢已能下床行走，左上肢活动自如，舌质淡红苔薄白，脉虚弦。以补气养血，滋养肝肾以善其后，进6剂，诸症悉平，痊愈出院。

［吴小玲，戴舜珍．巫百康临床经验集[M]．厦门：厦门大学出版社，1997.］

【评析】 本案患者突然昏倒，不省人事，口流涎水，语言不利，口眼㖞斜，半身不遂，小便失禁，大便秘结，舌质红赤白厚，脉弦滑。为肝阳上亢、夹痰火上蒙清窍之中脏腑证，病情危重，急当豁痰开窍。以安宫牛黄丸中牛黄味苦而凉，具清心解毒，息风定惊，豁痰开窍之功；麝香辛温，通行十二经，长于开窍醒神，二药配伍体现清心开窍的立方之旨，共为君药。水牛角清心凉血解毒，黄芩、黄连、栀子苦寒，清热泻火解毒，助牛黄以清心包之热；冰片、郁金芳香辟秽，通窍开闭，以加强麝香开窍醒神之效。以上诸药共用，正如吴瑭所谓“使邪火随诸香一齐俱散也”。佐以朱砂、珍珠母镇心安神，以除烦躁不安；雄黄助牛黄豁痰解毒，既芳香开窍，又清心安神，豁痰解毒，为清热开窍的代表方剂。该案兼有阳明腑实大便秘结之证，宜予寒下并用，与大黄粉并用泻下阳明之实热，急下存阴，以防由闭转脱。以涤痰汤加减，清热涤痰，平肝通络。二诊窍已开，痰浊仍盛，即以涤痰汤加减治疗。三诊痰浊已化，以补阳还五汤益气活血通络调理而愈。该案开窍、豁痰、通络，医者胸有成竹，有条不紊，最终使窍开、痰化、络通而疾病向愈。

【案例】吕继端治疗肝阳暴张，血随气逆案

罗某，男，72岁。

病史：突然头昏欲倒，诊断为脑出血。是时神识恍惚，瞳孔左大于右，口眼㖞斜，左侧肢体纵缓，偏侧汗出，手足不温，面色较红，舌质红苔黄燥，脉弦劲实数。即《素问》谓血之与气，并走于上，则为大厥，血菀于上，使人薄厥之候。宜镇肝潜阳，平戢孤亢，冀能缓急剧之变化，防止由闭转脱。

处方：生龟甲（先煎）、生龙骨（先煎）、生牡蛎（先煎）、石决明（先煎）各 30 克，白芍、生地黄各 15 克，怀牛膝 24 克，鲜石菖蒲 10 克，竹沥 15 mL。另用安宫牛黄丸 1 颗（6 克）溶化，兑药频服。

上药 2 剂，神识转清，瞳孔等大，对答如常，偏侧纵缓转好，肢温汗和，面色稍红，脉弦细数。守方去石菖蒲、竹沥，加僵蚕 10 克，白薇 10 克，桑枝 15 克，共奏滋阴潜阳，祛风活络之功。服药 2 周，能由家属陪伴散步。

［邱德文，沙凤桐．中国名老中医药专家学术经验集 [M]. 贵阳：贵州科技出版社，1994.］

【评析】 该案为肝阳暴张，血随气逆之证。以安宫牛黄丸豁痰开窍，生龙骨、生牡蛎、石决明镇肝潜阳，平戢孤亢；白芍、生地黄、生龟甲育阴息风；怀牛膝引血下行，使浮越之阳下潜；鲜石菖蒲、竹沥去痰开窍。2 剂服后神识转清，病情逆转，后加入息风通络之品而愈。

【案例】杜勉之清热养阴，化痰活血法治疗脑出血案

熊某，女，58 岁。9 月 12 日初诊。

病史：患者有高血压病史十余年。8 月 18 日在厨房煮饭，突然昏倒，旋即昏迷，不省人事，急送某省级医院诊为脑出血，经抢救二十余天，意识欠清而出院求中医诊治。刻下症见：神志时清时昏，舌强语謇。心烦急躁，循衣摸床，右半身强硬，小便失禁，大便秘结。查体：舌红，苔白黄腻，脉滑数。辨证属痰邪内蕴，清窍被蒙，阳明燥热，经络受阻。治宜清热化痰，利清窍，养阴润燥，化瘀通络。

处方：丹参 30 克，粉牡丹皮 10 克，麦冬 10 克，生地黄 15 克，川芎 10 克，红花 10 克，桃仁 10 克，地龙 10 克，石菖蒲 10 克，胆南星 10 克，川贝母 10 克，生甘草 6 克，每日 1 剂，连服 7 天。

二诊：服药 7 剂后，神志较前稍清，有痰不易咳出，舌淡红，六脉弦滑有力，按上方加竹叶 10 克、葛根 15 克、茯苓 10 克，服 20 剂。

三诊：服药 20 剂后，神志基本正常，六亲可辨，对答如常，下肢知觉渐复。鉴于痰热已除，神志转清，再当以益气养血，通络活络为主。方用补阳还五汤加丹参 15 克、葛根、枳实、石菖蒲各 10 克，以利清心开窍，恢复脑功能。

40 剂后复诊病情好转，能言笑，应答自如，自能翻身，下肢已能移动下床。

【按】 此证不外痰、热、瘀为患，治宜清热养阴，化痰开窍，活血通络，待热清痰消，神志复常，转以益气活血通经活络为主。故中医不受脑出血束缚，贵在辨证立法为治。

［徐美春，熊忠昌 . 杜勉之教授治疗中风验案举隅 [C]. // 全国中风病理论与临床学术会议论文汇编，2005：38-39.］

【评析】 神昏、循衣摸床、小便失禁，大便秘结，舌红、苔白黄腻、脉滑数系痰热上蒙神窍之象。以石菖蒲、胆南星、川贝母、牡丹皮清热化痰、利清窍；麦冬、生地黄养阴润燥，丹参、川芎、红花、桃仁、地龙化瘀通络，生甘草清热和调和诸药。诸药相合，使热清、痰消、瘀去、神清。

【案例】任继学破血化瘀，醒神开窍，通腑泻浊法治疗脑出血

任某，女，52 岁。2005 年 3 月 20 日初诊。

病史：患者于 2 小时前去卫生间时，突然觉头晕目眩，仆倒，瞬间头痛如破，并伴左侧肢体强直不可屈伸，随后出现神志不清，遂由家属送至吉林某医院，经门诊急检头颅 CT 扫描（基底节区高密度灶，并破入侧脑室、第四脑室，出血量约 80 mL），诊断为脑出血。既往高血压病史 5 年，最高血压达 160/100 mmHg，未规律服用降压药物治疗，血压维持在（110 ～ 150）/（85 ～ 95）mmHg。头痛如破，躁动不安，谵语，2 小时内已呕吐 3 次，均为胃内容物，左侧肢体活动不利，不能翻身及转侧，言语不能，颜面潮红而青，呼吸气粗，不能进食水，嗜睡，大便秘结，小便失禁，舌质红，有瘀斑，苔厚腻，脉沉弦而滑。查：血压 240/140 mmHg。神经系统查体：嗜睡，言语不能，测智能不能配合，项强 2 横指。肌力查体不能配合，左侧肢体肌张力降低，左巴宾斯基征阳性。任继学教授经过详细查患者，确定中医诊断：出血性中风，络损血溢证。治法：破血化瘀，醒神开窍，通腑泻浊。

处方：①至宝丹 1 丸，真紫雪散 1 支，醒脑健神丹 0.2 克，西藏红花 1 克，

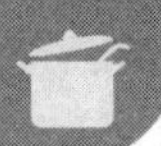

真天然牛黄 0.1 克，血竭粉 0.1 克，琥珀粉 0.1 克，珍珠粉 0.1 克。用真犀牛角尖加用羚羊角 5 克，玳瑁 15 克。煎水 50 mL 磨汁化上药，高位保留灌肠法给药，每次 5 mL，1 ～ 2 小时 1 次。②大黄（后下）10 克，赤芍 10 克，地肤子 15 克，胆南星 3 克，赤茯苓 15 克，生蒲黄 15 克，地龙 15 克，竹沥拌郁金 15 克，石菖蒲 15 克，羌活 15 克，羚羊角 10 克。1 剂两煎 100 mL，高位灌肠，2 小时 1 次。大便以通为度。③用②号方 3 小时后，大便未通，又方：酒炙大黄 7 克，烫水蛭 5 克，生蒲黄 15 克，枳实 10 克，厚朴 15 克，车前子 15 克，羌活 10 克，地龙 15 克，朴硝 5 克。兑入煎好的汤剂中，1 剂两煎 100 mL，高位灌肠 2 小时 1 次。以通为度。④醒脑静注射液 20 mL，入 0.9%氯化钠注射液 250 mL，每日 1 次，静脉滴注；清开灵注射液 50 mL，入 0.9%氯化钠注射液 250 mL，每日 1次，静脉滴注。在此间静脉滴注 20%甘露醇注射液 250 mL，每日 1 次。

2005 年 3 月 21 日二诊： 患者头痛减轻，头昏脑涨，仍躁动不安，时有谵语，左侧肢体活动不利，不能翻身及转侧，颜面色泽青黄少华，神志渐清，言语不能，呼吸气粗，已无项强，可以自己用吸管进饮食及汤散药物，口淡无味，小便黄赤，大便偏溏，日行 2 次。查：血压 150/100 mmHg。神经系统查体：嗜睡，言语不能，测智能不能配合，肌力查体不能配合，左侧肢体肌张力降低，左巴宾斯基征阳性。脑膜刺激征阴性。舌质黯，有瘀斑，苔微黄厚腻欠润，脉象沉弦而滑。处方：制豨莶草 20 克，生蒲黄（先煎）15 克，酒川芎 10 克，当归尾 15 克，胆南星 3 克，赤茯苓 20 克，生地黄 10 克，金钱白花蛇（打碎）2 条，秦艽 20 克，酒大黄（后下）3 克，石斛 15 克。1 剂水煎，每日 3 次口服。

2005 年 3 月 2 日三诊： 患者病情明显好转，神志清，问答反应灵敏，头痛明显减轻，仍面色青赤，觉头晕沉重，左侧肢体活动不利，心烦易怒，善太息，五心烦热，饮食正常，口淡无味，睡眠差，小便频，大便略干。查：血压 140/90 mmHg。神经系统查体：神志清楚，构音障碍，测智能正常，左侧肢体肌力Ⅲ级、肌张力降低，右侧肢体肌力Ⅴ级，肌张力正常，左巴宾斯基征阳性，脑膜刺激征阴性。舌质隐青，有瘀斑，苔白厚腻少津，脉沉弦无力。任继学指出：瘀血渐化，脑元神见聪，神志得清，腑气已通，正气来复。治法：化瘀通腑，涤痰醒脑，养阴清热。处方：生蒲黄（包煎）15 克，栀子 3 克，石菖蒲 15 克，竹沥拌郁金 15 克，当归尾 15 克，制豨莶草 30 克，白薇 15 克，生地黄 15 克，石斛 15 克，玄参 15 克，酒大黄 3 克，秦艽 15 克，厚朴 15 克，羚羊角 6 克，玳瑁 15 克。2 剂水煎，每日 3 次口服。

2005 年 3 月 25 日四诊：患者病情稳定，神清，问答反应灵敏，颜面青赤，已无头痛，头晕沉重明显好转，心烦易怒、善太息减少，五心烦热减轻，仍左侧肢体活动不利，饮食见增，寐安，小便正常，大便不畅。查：血压 140/95 mmHg。神经系统查体：神志清楚，构音障碍，测智能正常，左侧肢体肌力Ⅲ级、肌张力降低，右侧肢体肌力Ⅴ级，肌张力正常，左巴宾斯基征阳性，脑膜刺激征阴性。舌质隐青，有瘀斑，苔厚腻黄少津，脉沉弦而缓。患者病情趋于平稳，上方已收效，效不更方，治法同上。处方：玄参 15 克，生地黄 15 克，石斛 20 克，酒大黄 5 克，姜厚朴 15 克，白薇 15 克，赤芍 15 克，生蒲黄（先煎）15 克，石菖蒲 15 克，竹沥拌郁金 15 克，胆南星 3 克，水蛭 5 克，地龙 15 克。2 剂水煎，每日 3 次口服。

患者病情日趋平稳，继以中药汤剂调治 1 个月后，患者一般状态良好，生活质量显著提高，病情好转而出院。

【按】 任继学认为，出血性中风的急性期应以通为主，新暴之病，必宜“猛峻之药急去之”，邪去则通，故治法必以“破血化瘀、泄热醒神、豁痰开窍”为指导临床急救用药准绳。该患者初诊时腑气不通，致使风热痰毒内聚上壅加剧，故以至宝丹、真紫雪散、醒脑健神丹等清热开窍、化浊解毒药配合破血化瘀通腑之品治之。其取高位灌肠之法，思其取灌肠之由有二：一者，患者神志不清，不易进药，且容易误吸延误治疗时机；二者，可使药物直达病所，使通腑泄热之品更快、更佳发挥功效。以清开灵注射液、醒脑静注射液静脉滴注，增加泄热醒神，涤痰开窍之功。初诊用药后，腑气通，神志即有渐清之势，随后三诊则以破血化瘀、豁痰开窍为主导，佐以通腑泄热养阴而收功。可见“破血化瘀、泄热醒神、豁痰开窍”虽为治疗出血中风的有效之法，但也应视病情轻重缓急，在治疗时有所侧重，才能不失任继学应用该法的灵魂。

“见痰休治痰，见血休治血……明得其中趣，方为医中杰。”对于出血性中风的诊治，任继学首次提出“破血化瘀、泄热醒神、豁痰开窍”的治法，并以此为课题，对此进行了验证，其有效性、安全性得到了证实，为出血性中风的治疗提供了新的治疗思路。

［兰天野，任玺洁，王健．国医大师任继学教授治疗急性脑出血验案赏析[J]．中国中医药现代远程教育，2013，11（15）：100–101.］

【评析】 此患者初诊病情危重，无法口服汤药，予灌肠疗法配合输液清热开窍之品急下存阴、醒神开窍。二诊患者可少量进食，头昏脑涨，仍躁动不安，时有谵语，舌质黯，有瘀斑，苔微黄厚腻欠润，脉沉弦而滑为痰热瘀血阻滞之象，予生蒲黄、酒川芎、金钱白花蛇、当归尾破血化瘀，生地黄、酒大黄、石斛泄热醒神；秦艽、豨莶草、胆南星、赤茯苓豁痰开窍。三诊头晕沉重，左侧肢体活动不利，心烦易怒，善太息，五心烦热，舌质隐青，有瘀斑，苔白厚腻少津，脉沉弦无力，腑气已通，正气来复，故加大养阴清热、痰通腑、醒神之力，去酒川芎、胆南星、赤茯苓、金钱白花蛇，加栀子、石菖蒲、竹沥拌郁金、白薇、玄参、厚朴、羚羊角、玳瑁。四诊患者头晕头沉、五心烦热等进一步好转，守前法，加水蛭、地龙活血通络。

【案例】张琪治疗脑内囊出血 2 例

案一

刘某，男，46 岁。1970 年 4 月 14 日初诊。

病史：有高血压病史。于 1 周前突然昏迷跌倒，继则出现右侧上下肢瘫痪。经某医院诊断为脑内囊出血。患者意识不清，口眼向左㖞斜，牙关紧闭，右侧瞳孔散大，高热持续不退。血压 170/100 mmHg，病理反射阳性。虽用多种抗生素，其热不退。1970 年 4 月 14 日请中医会诊。病情如下：患者昏不知人，右侧肢体瘫痪，口角㖞斜，面颊赤，唇干，胸部烦热，牙关紧闭，喉中痰声拽锯，呼吸气粗，双手紧握，大便 7 日未行，遗尿，小便赤涩，腹部拒按，发热不退。舌红苔黄燥，脉象滑数有力。病属中腑，痰热内阻，腑实不通。以化痰清热，开窍通腑泻浊之剂。

处方：半夏 15 克，橘红 15 克，麦冬 20 克，玄参 20 克，生地黄 25 克，川黄连 10 克，黄芩 15 克，郁金 15 克，菖蒲 15 克，大黄 10 克，菊花（后下）20 克，刺蒺藜 20 克，甘草 10 克。

4 月 17 日二诊：服前方 2 剂，体温降至 37.2 ℃，患者意识稍清，但仍处于半昏迷状态，可对话一二句，烦热之象大减，牙关已开，大便仍未行，小便已知。舌苔厚而干，脉弦滑有力。此痰热及内结之实热稍减，清窍见利，但大便未通，以前方增减，加芒硝以软坚通便。处方：大黄 15 克，芒硝（冲服）15 克，橘红

15 克，枳实 15 克，郁金 15 克，川黄连 10 克，黄芩 15 克，菊花（后下）15 克，玄参 20 克，生地黄 20 克，麦冬 20 克，刺蒺藜 20 克。

4 月 20 日三诊：服药 2 剂，大便下行 3 次，量较多，坚硬成块，意识逐渐转清，已能对话，烦热已除。舌质鲜红，苔白干。体温 36.4 ℃，喉部痰声已减，从证候可知腑实已通，痰热得清，清窍已开，继续以前法治之。处方：半夏 15 克，胆南星 15 克，橘红 15 克，茯苓 15 克，石菖蒲 15 克，郁金 15 克，玄参 20 克，甘草 7.5 克，川黄连 10 克，黄芩 15 克，大黄 7.5 克，生地黄 20 克，麦冬 20 克。

4 月 27 日四诊: 服药 3 剂，舌强已明显好转，吞咽稍呛，右侧半身偏瘫。舌质红，苔已退，脉弦滑。宜清热养血活络。处方：秦艽 15 克，羌活 10 克，独活 15 克，防风 19 克，川芎 15 克，白芷 15 克，黄芩 15 克，生地黄 20 克，生石膏（打碎先煎）40 克，当归 20 克，白芍 20 克，苍术 15 克，茯苓 15 克。

5 月 3 日五诊：服前方 5 剂，诸症悉减，尤以患侧肢体功能恢复明显，血压 150/100 mmHg，舌脉同前。继服前方。

5 月 15 日六诊：服药 6 剂，肢体功能明显恢复，可扶杖下地走几十步，上肢稍能抬起，仍用上方加地龙 15 克。

5 月 27 日七诊：服上方 8 剂，肢体功能明显恢复，以前方增减续服。

患者连续服前方 20 剂后，肢体功能已基本恢复，可以自己料理生活。

案二

王某，女，72 岁。1971 年 12 月 27 日初诊。

病史：有高血压病史，常头痛，眩晕。于 1971 年 12 月 24 日突然昏迷，跌倒，意识不清，左半身偏瘫，病理反射阳性。某医院诊断为脑出血，定位在内囊内侧。患侧发热不退，体温 38.5 ～ 39.0 ℃，给庆大霉素、红霉素热不退。或一时下降，旋即又升。同时给维生素 K、硫酸镁等止血及降低颅内压药物。患者昏迷渐加深，于 12 月 27 日邀诊。患者昏迷不醒已 3 夜 4 天，面颊潮红，右眼瞳孔缩小，身热（体温 38.5 ℃），头额发热，手心热，大便 4 日未行。牙关紧闭，小便赤涩，遗尿，气促，口眼㖞斜，左侧上下肢偏瘫，舌绛苔黄燥，脉象弦劲滑数。血压 160/90 mmHg。此属中腑闭证。因肝阳暴张，痰火壅盛，清窍闭塞，实热内结所致。治宜清肝泻火，豁痰开窍。

处方：半夏 15 克，橘红 15 克，茯苓 15 克，郁金 15 克，黄芩 10 克，川黄

连7.5克，石菖蒲15克，生地黄20克，麦冬15克，大黄7.5克，菊花（后下）15克，刺蒺藜15克，甘草5克。

12月29日二诊：服前药2剂，体温下降至37℃，意识转清，呆滞、额痛、胸部烦热，扬手掷足，大便未行，下腹左侧拒按，小便黄。舌苔白厚而燥、质绛，六脉弦劲滑数。此清窍虽开，痰热稍轻，但腑实未通，宗前法加重滋阴泻下之力。处方：大黄15克，生地黄30克，玄参25克，天冬25克，黄芩15克，川黄连10克，半夏15克，橘红15克，石菖蒲15克，桃仁15克，刺蒺藜20克，甘菊（后下）15克。

1972年1月2日三诊：继服前方2剂，大便行2次，量多，大部如羊矢之状，坚硬奇臭，便后头额已不痛，体温降至36.4～36.5℃，烦躁畏热等症消失，意识清醒，睡眠好，饮食已知味，左侧上下肢瘫痪。血压140/80 mmHg。舌质转红、舌苔薄，脉象弦滑不数。此腑实已通，清窍开，痰热清，已脱离险境。再以清热化痰息风之法善其后。处方：半夏15克，橘红15克，茯苓20克，竹茹15克，甘草10克，石菖蒲15克，川黄连10克，黄芩15克，生地黄20克，麦冬20克，甘菊（后下）15克，钩藤（后下）15克。

1月6日四诊：用前方2剂后，食欲转佳，头已不痛，意识清醒，体温正常，舌苔退，脉弦无力。血压140/80 mmHg。但不欲言，右侧上下肢偏瘫。以养血疏风活络法治之，以改善肢体功能，但年迈之人，恢复非易。

［史宇广，单书健.当代名医临证精华：中风专辑[M].北京：中医古籍出版社，1992.］

【评析】 此2例患者均属中风中腑证（脑出血），症见高热神昏，为痰热闭窍、腑实不通之闭证，但前者以热结腑实为主，风痰阻络为辅；而后者以痰热蒙神为主，实热内结为辅。故张琪前者治以通腑泻热，兼以化痰息风，方用大黄10克，通腑泻热为主，辅以半夏、橘红化痰通络，黄芩、黄连清热泻火，石菖蒲、郁金豁痰开窍，生地黄、玄参、麦冬滋阴清热，佐以菊花、刺蒺藜清肝搜风；后者则治以豁痰清热，兼以通腑泻浊，方用半夏、橘红、茯苓、石菖蒲等豁痰开窍为主，大黄仅用7.5克，余药基本相同。前者服药2剂后热象大减，神志稍清，但大便仍未行，故加大大黄用量为15克，并加用软坚通便之芒硝15克，以加强泻热通腑之力，再服2剂后，大便得通，神志转清；后者服药2剂后热清痰除窍开则神志苏醒，但大便仍未行，故加大大黄用量为15克，再服2剂后，燥屎得下而诸症得减。随后两者待病情稳定后，均转入清热养血活络法调治而善其后。

据临床观察，脑出血属中腑证者，多因热迫血行而外溢，症多见大便不通，高热昏迷，脉弦滑数，舌红或绛苔黄燥，一派痰热腑实之象。此时投入大黄既可通腑泻浊，使便通窍开；又可协同他药泄热，使热清血止。上 2 例方中大黄一味甚为重要，用量足才能取效，加至 15 克，后方大便通利，神志随之而醒，他症也随之而减。临床若见中风属痰热腑实者均可重用大黄。

【案例】张琪化痰通腑，祛瘀醒神法治疗脑出血案

病史：患者为先天脑血管畸形、破裂导致脑出血，出血部位以内囊—基底节区为主，约 35 mL，因素患高血压病、冠心病，不宜手术，保守治疗。患者神昏，右半身瘫痪，口眼㖞斜，牙关紧闭，喉间痰声响亮如拽锯，小便自遗，颜色黄赤，大便 7 日未行，腹部拒按，舌红绛，苔黄厚而干，脉弦滑数而有力。诊断为中风，中脏腑。辨证为阳闭。病情特点为痰热内阻，腑实不通，清窍闭塞。治以化痰清热，通腑泻浊，活血祛瘀，开窍醒神。

处方：生大黄 10 克，姜半夏 20 克，胆南星 15 克，陈皮 20 克，黄连 20 克，黄芩 15 克，生栀子 15 克，石菖蒲 20 克，郁金 20 克，水蛭 5 克，生地黄 15 克，玄参 20 克，麦冬 20 克，菊花 15 克，刺蒺藜 15 克，甘草 10 克。水煎鼻饲，4 小时 1 次。

服药 3 剂，牙关已开，小便已基本正常，大便仍然未排，舌红，舌苔黄厚，脉弦滑数而有力。此为痰热与内结之实稍减，前方改生大黄为 15 克，加芒硝（烊化）15 克，加枳实 20 克，厚朴 15 克。又服 3 剂，大便行，下 3 次，意识逐渐转为清醒，能简单对话，舌红，舌苔黄白而干，喉中痰鸣基本消失。

一诊处方再进 3 剂，神志基本清楚，语言表达基本流利，但右侧半身不遂无明显变化，以大秦艽汤、补阳还五汤、地黄饮子交替加减化裁，又服药五十余剂而基本痊愈。

【按】 张琪临证时善用大黄，泻下攻积、清热泻火解毒，同时配以化痰之品。若大便得行，腑实得通，则患者即可转危为安。大黄用量可根据病情，一般 15～25 克为宜。腑实严重者，可加芒硝软坚散结，以增强泻下之功。阳闭者其病机多

因热伤血络。大黄既能泻下攻积，通腑祛热，又能化瘀止血，故大多收效满意。

［孙元莹，郭茂松，王暴魁，等．张琪教授治疗急症经验介绍 [J]. 时珍国医国药，2006（12）：2643-2645.］

【评析】 患者脑出血神昏，口眼歪斜、牙关紧闭，喉间痰声，小便自遗，大便7日未行，腹部拒按，舌红绛，苔黄厚而干，脉弦滑数而有力为痰热蒙窍、腑实不通之象。方中姜半夏、胆南星、陈皮、黄连、黄芩、生栀子、菊花化痰清热，生大黄、生地黄、玄参、麦冬通腑泻浊，水蛭、活血祛瘀，石菖蒲、郁金、刺蒺藜开窍醒神，甘草调和诸药，使痰热去、腑气通、神气清。

【案例】赵斌豁痰通腑，逐瘀开窍法治疗脑出血案

王某，男，38岁。

病史：因3小时前乘坐摩托车途中发生车祸致头部及全身软组织损伤伴昏迷3小时，于2011年7月27日收住我院。刻下症见：右侧瞳孔直径6 mm，对光反射消失、间接反射消失，左侧瞳孔直径约3 mm，对光反射、间接反射迟钝，局部痛觉敏感，呼之不应，左侧肢体时有躁扰，右侧肢体瘫痪，呼吸活动度较弱，右足第5趾掌侧基底部有一长约6 mm的弧形伤口，边缘不齐，渗血不止，深达骨质，可见骨碎片。胸部CT提示：右侧气胸、右侧胸腔积液、右肺挫裂伤。头部CT提示：额叶挫裂伤、蛛网膜下腔出血、脑水肿。右足X光片提示：右足拇指近节趾骨骨折。西医诊断为：重度脑挫裂伤；蛛网膜下腔出血；脑水肿；右肺损伤并血气胸；右足拇指开放性骨折；全身多处软组织伤。即予吸氧、心电监护、头置冰袋、留置导尿，同时降低颅内压、脱水、止血、抗炎、纠正酸碱平衡及电解质紊乱。经守方治疗5天，患者病情无明显改善。故于8月1日上午邀请赵斌主任医师会诊，查看患者并详阅病例后指出：根据患者主要表现为持续昏睡，喉间痰鸣，右侧肢体偏瘫，大便不通，舌红、苔黄腻，脉滑而大，同意西医诊断，并立中医诊断为外伤型脑中风（中脏腑），症属痰热瘀阻，蒙蔽清窍。治以豁痰通腑，逐瘀开窍为主，具体宜予中医综合疗法。

处方：①菖蒲郁金汤合黄连温胆汤加减（配方颗粒）行中医突击灌肠疗法。石菖蒲1袋，郁金1袋，半夏1袋，陈皮1袋，枳实1袋，大黄1袋，厚朴1袋，三七1袋，黄连1袋，吴茱萸1袋，柏子仁1袋，蝉蜕1袋，水蛭1袋，山茱萸

1 袋，竹茹 1 袋，胆南星 1 袋，天竺黄 1 袋。先将 1 剂溶入 200 mL 开水中，凉至 37 ～ 40 ℃，行直肠缓慢滴注，6 ～ 8 小时后依法再进，每日 2 次。②取吴茱萸 1 包，用祖师麻膏贴敷于双侧涌泉穴，2 天更换 1 次。③用浸透自制降痰宁神协定方的覆吸罩覆于患者口鼻部，行覆吸疗法。④继守西药脱水、抗感染、支持等治疗，另加清开灵 60 mL、醒脑静 10 mL、脉络宁 20 mL 分别稀释后静脉滴注。⑤局部伤口换药。另外，若患者烦躁不配合治疗，可给予安定或氯丙嗪、异丙嗪肌内注射以镇静安神，若体温升高，给予羚羊角注射液肌内注射。

8 月 4 日二诊：经以上法治疗 3 天，大便已通，神识稍苏，大声能唤醒，并发出简单的“啊”等声音，右侧上、下肢肌力约为Ⅱ级，能进饮少量稀饭等食物。故遵上法继续治疗。

8 月 9 日三诊：患者神识较前继有好转，唯叫醒后号哭不止，经安抚睡后安稳。复查 CT 报告：额叶挫裂伤、蛛网膜下腔出血已基本吸收，遗轻度脑水肿。故于原方基础上去胆南星、天竺黄、半夏、大黄，加苦杏仁、薄荷、灯心草、龟甲、青礞石各 1 袋，以增强逐痰安神、平肝镇惊、宣肺解郁之作用，其余宗前法。

8 月 15 日四诊：患者继续嗜睡，但较前易唤醒，醒后烦躁不安、号哭，能少进饮食，右侧上肢肌力同前，下肢肌力提升至Ⅲ级，右足拇指开放伤口已愈合，舌红、苔黄厚，脉滑。治守醒脑开窍、化瘀逐痰法。处方：石菖蒲 1 袋，郁金 1 袋，陈皮 1 袋，三七1袋，黄连 1 袋，吴茱萸 1 袋，蝉蜕 1 袋，山茱萸 1 袋，柏子仁 1 袋，青礞石 1 袋，龙骨 1 袋，姜黄 1 袋，百合 1 袋，柴胡 1 袋，直肠缓慢滴注。液体用西药常规营养、支持、抗感染外，同时配合天麻素、醒脑静、脉络宁稀释后静脉滴注，以加强醒脑开窍之力。

8 月 19 日五诊：近 3 日来，患者一反嗜睡之习，严重时昼夜不眠，情绪时好时坏，烦躁不安，打人毁物，不识家人，拒绝饮食，而患侧肢体力量亦较前增大，大便不通，小便黄赤不爽，舌红、苔黄厚腻，脉滑。细析其情，当属一派中风合并癫狂病状，证属痰热腑实，心火上炎，治当豁痰通腑、清心宁神，方选星蒌承气汤合礞石滚痰汤加减，为增强祛邪之力，今易剂型为汤剂。处方：大黄（后下）20 克，芒硝（冲服）20 克，枳实 10 克，厚朴 10 克，全瓜蒌 10 克，胆南星 10 克，石菖蒲 10 克，青礞石（先煎）60 克，黄芩 10 克，郁金 10 克，三棱 10 克，吴茱萸 5 克，白芍 10 克，柴胡 10 克，百合 30 克，青黛（冲服）10 克，天冬 10 克，生地黄 10 克，先取 1 剂，凉水浸煎，取 200 mL 直肠缓慢滴注，间隔 6 小时后，

再煎1次，用法同前。疑虑诸药混杂，痰火难清，故立嘱停掉所有西药液体，只用一组醒脑静稀释静脉滴注，以加强清心开窍之力。

8月21日六诊：经施前法，疗效明显，故次日守法再进。从昨日起，患者1日2次大便，小便通利，神识全清，瞳孔直径与视力复常，可与家人进行正常交流，食欲、睡眠尚可，肢体肌力继续改善，舌淡红、苔黄厚，脉滑。停输液体，仅守上方中药继续治疗，但也改前期的直肠滴注为每日6次口服。

8月28日七诊：患者神志清定，饮食增进，右侧上、下肢肌力已达到Ⅳ级，可自行下床活动，舌脉接近正常，唯感气短乏力。是属病邪已退，正气亦衰，遵除邪务尽、正复则邪去之旨，乃嘱8月29日出院，带药如下。处方：大黄（后下）10克，枳实10克，厚朴10克，黄连10克，青礞石（先煎）60克，胆南星10克，郁金10克，青黛（冲服）10克，地龙10克，熟地黄10克，墨旱莲15克，白术10克，茯苓10克，杜仲15克，桑寄生15克，鱼鳔胶10克，桑枝15克，牛膝10克，竹茹15克，3剂，凉水浸煎，口服，每日4次。

之后坚持门诊，续以清心开窍、补肝肾、强筋骨、活血化瘀、舒筋活络为大法继续门诊治疗，逾半年时随访，神识清楚，右侧肢体功能完全正常，仅觉轻度乏力，右足拇指骨折亦愈合。

【按】 治疗此患者，初期重在醒神开窍，中期合并癫狂时重在清心平狂，后期重在和调阴阳而宁神。在选方用药中，除屡施大承气汤类方以连续攻坚外，特别是将性味咸平、功擅清心豁痰、平肝定惊、软坚散结的青礞石用量最高达60克，立即起到斩关夺隘、力挽狂澜之效用；同时，也时时顾及正气养护，并能根据疗效进展逐渐加大养阴固本药物的药味和剂量，从而使整个病情变化随心而动。

［赵晓晖，赵斌．赵斌主任医师运用中医综合疗法救治外伤性中风验案1则[C].//甘肃省中医药学会．甘肃省中医药学会2013年学术年会论文集．甘肃省中医药学会，2013：24-26.］

【评析】 脑出血急性期患者无法口服药物时，灌肠疗法往往可以随证选用。此患者外伤后脑出血，病情急且危重，持续昏睡，喉间痰鸣，右侧肢体偏瘫，大便不通，舌红、苔黄腻，脉滑而大均为痰热瘀阻、蒙蔽清窍之象。方中石菖蒲、郁金、半夏、陈皮、枳实、大黄、厚朴、吴茱萸、柏子仁豁痰通腑，三七、水蛭逐瘀开窍，黄连、竹茹、胆南星、天竺黄清痰热。诸药合用，共奏醒神开窍之功。

2. 阴闭

【案例】史沛棠平肝息风，化痰利窍法治疗痰中风案

汪某，男，57 岁。

病史：患者喜膏粱厚味，体丰多湿，平素时有头昏。时值端午节，过饮暴食之后，突然呕吐昏晕，继即猝倒不省人事，身不发热，亦无气逆及眠鼾等症，小便自遗，脉弦滑有力，舌苔白腻。此系肝风夹痰堵塞神机，为痰中风无疑，拟平肝息风，化痰利窍为治。

处方：羚羊角（先煎）3 克，钩藤（后下）12 克，法半夏 9 克，天麻 9 克，黄芩 9 克，化橘红 5 克，石决明（先煎）20 克，姜汁竹沥（冲服）30 克，鲜石菖蒲 6 克，郁金 6 克，苏合香丸（化服）2 粒。

服 2 剂后，即能开声，神识转清，原方去苏合香丸，再服 6 剂而安。

［史宇广，单书健. 当代名医临证精华：中风专辑 [M]. 北京：中医古籍出版社，1992.］

【评析】 中风之因，刘完素力主“心火暴甚”；李杲主张“正气自虚”；朱丹溪强调“湿痰生热”。本例颇合朱丹溪之“半身不遂，大率多痰”（《金匮钩玄 · 中风》）病机。患者平素湿痰壅盛，蕴久生热，痰热郁久，则化火生风，风痰阻塞经络、蒙蔽清窍，故发为本病。治疗当以祛痰息风为主，故史沛棠给予大剂豁痰开窍、息风通络之品，药后病情很快得到改善。

【案例】郭可明治疗气虚脏寒、风邪入中案

魏某，男，72 岁。1958 年 4 月 23 日初诊。

病史：由其爱人代诉，患者昏迷，右侧半身不能动，水食不入 6 天。于 6 天前在田间劳作，忽然晕倒不省人事，呼之不应，四肢不用，呕吐痰涎和咖啡色物，痰声如锯，大小便失禁。随即抬回家中，查其神昏不语，口眼㖞斜，两目无光、闭而不睁，鼻有鼾声，张口呼吸，右侧上下肢瘫痪不用，左侧上下肢有时自动，四肢厥冷，脉象沉缓一息四至，舌淡微有白苔，此乃真中风。以其素日气虚脏寒，而今风邪中之也。

处方：生天南星三钱，川乌一钱，川附子一钱，广木香一钱，野台参一两。

水煎顿服。兼服苏合香丸，每日 2 次，一次半丸。

4 月 24 日二诊：服药 1 剂后病情即大有好转，神智较前清醒，已能识人，并能简单言语，但仍謇涩，给其饮食知道下咽，照原方服之。

4 月 25 日三诊：昨日服药后患者自已即能坐起，右侧上肢可以活动，但不灵活，右下肢稍能动，大小便仍失禁。仍以原方又加蜈蚣四条、全蝎一钱半。照方连服 3 剂。

4 月 29 日诸症已痊，上下肢运动自如，口眼㖞斜已除，饮食佳，大小便正常，原方去蜈蚣。进 1 剂以善其后。

［董建华．中医内科急症医案辑要 [M]. 太原：山西科学教育出版社，1988.］

【评析】　本例患者为中脏腑证。除神昏、偏瘫、不语以外，既可见痰声如锯、脉沉缓、舌淡苔白等寒闭之象，又可见大小便失禁、目合口张、鼻有鼾声、四肢厥冷等阳气欲脱之征，属闭脱并见，但脉尚有力，知此由闭证向脱证转化，仍以寒闭为主。故急予苏合香丸以温开透窍，并用天南星豁痰息风，川乌、附子温脏回阳，野台参益气固脱，佐以木香辛温通滞。药后则闭开脱固，病机转佳。三诊加蜈蚣、全蝎搜风活血通络，以全其功。

（二）脱证

【案例】孙鲁川温肾回阳，益气固脱法治疗中风脱证

刘某，男，40 岁。1966 年 12 月 21 日初诊。

病史：沉溺酒色，自恃饮食肥美，视眩晕为小疾，未予介意。今日晨起，突然跌仆神昏，举家惊惶，邀余往诊。症见神志恍惚，面色苍白，呼吸低微，畏寒肢冷，小便失遗，言语喃喃不清，左半身不遂，脉来沉细。辨证：沉脉主里，细为血少气衰，结合诸症分析，显系精气亏虚，肾气下脱之候。治以温肾回阳，益气固脱。方遵救脱汤加减。

处方：党参 30 克，附子 15 克，肉桂（后下）3 克，五味子 9 克，黄芪 25 克，白术 12 克，熟地黄 25 克，炙甘草 6 克，益智仁 12 克，水煎服。

12 月 22 日二诊：昨服上方，阳气来复，身温肢暖，精神好转，夜间安寐，脉来较前有力。上方去附子、肉桂继进。

12 月 25 日三诊：上方服 3 剂，脉来较前冲和，唯患侧肢仍感乏力。改服集灵膏（化为汤剂）。处方：生熟地黄各 30 克，天冬 25 克，麦冬 18 克，枸杞子 25 克，党参 12 克，怀牛膝 25 克，淫羊藿 12 克，当归 12 克，桑寄生 25 克，水煎服。

上方加减，服药二十余剂，诸症平复，恢复半日工作。

［孙朝宗 . 孙鲁川医案 [M]. 济南：山东科学技术出版社，1982.］

【评析】 元代葛可久在《十药神书》中说："虚劳之由，因人之壮年，气血完严，精神充满之际，不能保养生命，酒色嗜贪，日夜耽嗜，无有休息，以致耗散正气，虚败精液，则呕血吐痰，以致骨蒸体热，肾虚精竭，气力全无。"若肾中阴精为房事所耗损，则肾阳无所依附，必将浮升而上越，引发虚火为病。该案患者素不养慎，恋情纵欲，房事不节，暗耗真阴；加之嗜食肥甘厚味，酒食无度，损伤脾胃，水谷不化精微以充养先天，则致元气衰惫，甚则肾气下脱，故见跌仆神昏，面色无华，呼吸低微，肢冷尿遗诸症。治应固脱扶正，治本为先。肾气下脱，小便失遗者，收摄肾气尤为必要。故先拟服救脱汤益气回阳固脱，以附子、肉桂等温肾回阳；参、芪、术、草以补气健脾；五味子、益智仁以收摄肾气。二诊去桂附之燥热，以减耗阴之弊。三诊补益肝肾之阴调养善后。

【案例】王季儒治疗中脏腑之脱证案

王某，男，67 岁。1963 年 9 月 22 日入院。

病史：因突然神志昏迷，不语，左半身偏瘫，遗尿入院。刻下症见：眼合，遗尿，手撒，神昏，偏瘫，瞳孔缩小，对光反射消失。体温 38.5 ℃，脉弦大中空。属中脏腑之脱证。西医诊断为脑出血。入院第 2 天，突然呼吸困难，深度昏迷，不语，体温 39 ℃，头面多汗，有虚阳外脱之势。除吸氧外，急予固脱保元汤。

处方：黄芪 30 克，党参 30 克，熟地黄 30 克，山茱萸 18 ～ 30 克，龙眼肉 18 ～ 30 克，山药 30 克，枸杞子 15 克，茯神 12 克，酸枣仁 12 克，白术 10 克，生龙骨（先煎）12 ～ 30 克，生牡蛎（先煎）12 ～ 30 克，甘草 3 克。

服后精神好转，能说话，但语言不利，答非所问。此方每日 1 剂，至 9 月 29 日左半身略能活动，唯手指蠕动，撮空，昏睡，谵语，呈半昏迷状态。遂加十香丹 1 粒。至 10 月 7 日神清，去十香丹，直至痊愈。此方未事更改，休息半年恢复工作。

［史宇广，单书健.当代名医临证精华：中风专辑[M]. 北京：中医古籍出版社，1992.］

【评析】 本例除猝然昏仆不语、左半身偏瘫外，尚有遗尿、眼合、手撒、头面多汗、脉弦大中空等虚阳外脱之征，属中脏腑脱证。口开为心绝，眼合为肝绝，手撒为脾绝，遗尿为肾绝，头面多汗为阳欲绝，阴阳即将离决，五脏欲绝，病势危重，急宜补气救阴固脱。王季儒给予自拟固脱保元汤化裁。方中用党参、黄芪、甘草大补元气；熟地黄、枸杞子、山茱萸峻补肾阴；生龙牡敛阴固脱；龙眼肉、茯神、酸枣仁补心安神；山药、白术益气健脾。诸药合，则气固阴复，神志稍清；效不更方，服至 1 周后病情明显好转，唯神窍未清，遂予十香丹专以醒脑开窍，待神清窍通后，仍以上方收功。可见，固脱保元汤用于中脏腑之脱证，效显益彰，只要五脏尚未完全竭绝者，均可应用。

【案例】来春茂治疗中风脱证

王某，男，68 岁。

病史：人瘦体健，少患病痛，偶感小恙，亦不服药，自己抵抗而过，有时还参加集体生产劳动。于 1975 年 4 月 25 日进城探亲，忽然头晕呕吐，卧倒在女儿家里，逐渐病情转剧，呼之不应，气粗喘促，痰鸣似吼，口开眼合，目珠水肿，四肢抽搐，面赤身强，烦乱不安，小便失禁，手撒汗出等。邀我往诊，脉虚数，重按无力，舌苔干黄，质红，属中风脱证，阴阳离决，虚阳上越之证。应速回阳救脱，斟酌再三，立方两难，温之则燥，滋之亦碍。选用独参汤，切近病机，用昭通野生党参 90 克，浓煎并用竹沥 60 克，以回阳救脱，涤痰开窍，缓缓灌下约 5 小时，始回苏。后遗右半身不遂，不能言语，口渴，烦热，痰滞，面赤，舌苔老黄，舌心干黑，质赤，大便 5 天未解。处“千金竹沥汤”（原书云“治四肢不收，心神恍惚，不知人事，口不能言”）。

处方：竹沥 60 克，生葛根汁 60 克，生姜汁 15 克，日服 3 次，温热服。

如此服 3 剂，大便通，已能言，各情减轻。《外台秘要》亦载此方，原方曰：“此病多途，有失音不得语，精神如醉人，手足俱不得运用者，有能言语，手足不废，精神恍惚，不能对人者，有不能言语，手足废，精神昏乱者……此等诸风，形候虽别，寻其源也，俱失于养生，本气俱羸，偏有所损，既极于事，能无败乎？当量已所伤而舍割之，静养息事，兼助以药物亦有可复之理；风有因饮酒而过节，不能言语，手足不随，精神恍惚，得病经一两月，宜服此方。”张山雷说：“竹沥、生葛，皆凉润以清内热，姜汁以化痰壅，且亦兼制竹沥、葛汁之过于寒凉……此方虽未潜降一层，以治气血上菀，冲激脑经，或未必遽有捷效？然柔润清热，亦未尝不可少减其冲激之势。千金亦用此方，以治肢体不收，神情恍惚，及不识不言之证。更可见内热生风之病，本是古人所恒有，而似此清热凉润之方，亦是六朝隋唐通用之治法……”又说：“葛根气味俱薄，能鼓舞胃气，升举清阳，发泄肌表，故为伤寒阳明经主药，张仲景桂枝加葛根汤治太阳病项背强，汗出恶风，是风寒入络，经隧不利之病，则葛根有通络散邪之功也；葛根汤治项背强，无汗恶风，则葛根为升阳泄表之用也，葛根汤又治太阳阳明合病，自下利；葛根黄芩黄连汤治太阳病，误下而利遂不止，是葛根能升脾胃之下陷之清阳也……”有报道称葛根对高血压背项强痛有缓解的作用，葛根能降低胆固醇、血糖、血脂。

患者在恢复期用归芍六君子汤，当归芍药散加减调理，行动已能自主。

［史宇广，单书健.当代名医临证精华：中风专辑[M].北京：中医古籍出版社，1992.］

【评析】 患者突然昏仆，并见目合口开、手撒汗出、四肢抽搐、小便失禁、脉虚数等中脏腑脱证之象，属中风脱证，阴阳离决，虚阳上越之证。但患者又有气粗喘促、痰鸣似吼、面赤身强、烦乱不安、舌红苔黄等痰热蒙窍之征，若急予回阳救脱又恐温之过燥，来春茂斟酌再三，给予野生党参 90 克，浓煎灌服以益气回阳，配以竹沥 60 克，以涤痰开窍。随后又予千金竹沥汤以清热化痰，息风通络；恢复期则用归芍六君子汤和当归芍药散善其后。本例治法颇为巧妙，值得临床借鉴。

【案例】刘志明治疗中风脱证

谈某，女，50 岁。1955 年 3 月 25 日初诊。

病史：在赴田间途中，猝然昏仆于地，当即抬回家中，急邀刘志明往诊。患者昏迷，大汗淋漓，口微张，唇白舌淡而胖，体形肥胖，喉中痰声辘辘，呼吸微弱，肌肤稍有凉感，脉细滑。此属中风脱证，兼有痰浊闭窍，症情危笃，急宜回阳固脱，稍佐化痰。

处方： 人参 15 克，黄芪 24 克，制附子 15 克，生天南星 9 克，生姜 5 片。浓煎徐徐喂服。

服药 1 剂，痰声辘辘著减，汗出减轻，肌肤渐温。服 3 剂后，逐渐苏醒，但不能言语，右侧肢体偏瘫。盖肥人多痰，故从痰论治，以十味温胆汤加减，服药二十余剂，虽右侧肢体活动仍欠灵便，但已能扶杖独行，料理自己的日常生活。

［史宇广，单书健. 当代名医临证精华：中风专辑 [M]. 北京：中医古籍出版社，1992.］

【评析】 本例患者猝然昏仆，为中脏腑脱证，病情极为凶险，且患者体形肥胖、喉中痰声辘辘，兼有痰浊闭窍，故刘志明急予补气回阳固脱，兼以豁痰开窍为治。方中人参、附子峻补阳气以回阳固脱，倍加黄芪以益气固本，稍佐生南星、生姜以化痰开窍。病由痰生，当从痰治，故服上方 3 剂脱固阳回、神清窍通后，即以《证治准绳》之十味温胆汤调治，以祛痰通络为主，兼以益气养血、补心安神，标本并重，终获显效。

【案例】周炳文治疗中脏腑脱证案

陈某，男，71 岁。1978 年 3 月 2 日住院，3 月 6 日邀诊。

刻下症见： 神昏不语，目合口张，鼾息，痰鸣遗尿，舌咽不吞，苔灰厚腻滑，脉弦硬忽如雀啄一二至，左手足瘫痪，血压仍高。为元气衰微，阴竭于下，阳浮于上，痰蒙心窍之象。予以益气固脱，涤痰开窍。

处方： 涤痰汤加龟甲（先煎）、牡蛎（先煎）、白芍、远志。

服 2 剂痰鸣好转，神识渐清，脉象改善。首服 3 剂痰声消失，吞咽无阻，唯语謇且时蒙糊，小便失控。遂用地黄饮子，初进 4 剂即不遗尿，排禁自如，神更清，能睡梦多；再服 3 剂，食欲渐开，精神转好，可坐起，脉弦硬，原方加生牡蛎（先煎）30 克。5 剂后能下床移步，左臂稍可抬起。

嗣后以此方与补阳还五汤加杜仲、桑寄生及独活寄生汤轮服，每日化服人参再造丸 1 粒。感染发热时用小柴胡汤合四物汤加减；心悸不眠用归脾汤加减；手足水肿、骨节痛用北黄芪、薏苡仁、桑白皮、泽泻等；咳嗽、喉干或带血用拯阴理劳汤。住院100天中，未配合其他治疗，能走路，手臂伸展无障碍，仅端碗欠灵而出院。

[史宇广，单书健.当代名医临证精华：中风专辑[M].北京：中医古籍出版社，1992.]

【评析】 本例患者属中脏腑脱证。由年老体衰、肝肾阴虚、气血不足、肝阳上亢、肝风夹痰蒙窍所致。症见目合口张、遗尿、脉弦硬忽如雀啄一二至等脱证之象，且又可见痰鸣、鼾息、苔灰厚腻滑等痰浊阻络之征，证属阴虚阳亢、痰蒙心窍。虚中夹实，但标急为主，故周炳文先予涤痰汤加龟甲、牡蛎、白芍、远志豁痰开窍；待2剂痰消窍开后，继以地黄饮子壮水以制火，病情稳定后，加补阳还五汤善其后，终逾险境，疾病得愈。高龄患者，常虚实夹杂，纯实纯虚者均少见，临证务要辨清虚实轻重、标本缓急，标急者先治标，本急者先治本，灵活施治，方能取效。

【案例】孙允中益气固脱，回阳救逆法治疗中风脱证案

吕某，男，64岁。1975年12月30日初诊。

病史：一个月前，经常头胀，时或眩晕，心神飘摇，言语不利，右足麻木不遂，行走不稳，曾治罔效。3天前忽然昏仆，不省人事，目合口张，呼吸低微，四肢厥冷，二便自遗，右侧手足不用，舌痿，脉弱。此属中风脱证，急宜益气固脱，回阳救逆。

处方：人参15克，熟附子10克，生龙骨（先煎）25克，生牡蛎（先煎）25克。2剂，水煎服。

1976年1月2日二诊：药后阳回，今又见面赤足凉，大汗如洗，虚烦不宁，喘促异常，关前脉摇摇而动，两尺极弱似无。此为真阴亏损，阳无所附，虚阳欲脱之征。法当滋养真阴，回阳固脱。处方：熟地黄30克，山茱萸30克，山药25克，茯苓15克，生龙骨（先煎）25克，生牡蛎（先煎）25克，白芍20克，熟附子5克。4剂，水煎服。

1月8日三诊：头脑转清，心神安定，右上肢渐能抬举，拇指麻木，脉稍有神。仍宜养其水中之火，续进6剂。

1月17日四诊: 对话流利，目明耳聪，右上肢及右手活动自如，二便已能控制，右下肢如初，舌不痿，质红有裂纹，脉也有根。原方出入。处方：熟地黄15克，山茱萸25克，山药25克，茯苓10克，生龙骨（先煎）25克，生牡蛎（先煎）25克，丹参20克，乳香15克，没药15克。6剂，水煎服。

1月26日五诊： 已可扶杖行走，方不更变，再服6剂。

2月4日六诊: 能弃杖行走，自觉患侧下肢筋软，立久即迈步不遂，当强筋健骨，平补肝肾，活血通络。处方：川续断15克，山茱萸20克，杜仲15克，丹参20克，乳香15克，鸡血藤35克，没药15克。10剂，水煎服。

2月19日七诊： 患肢渐感力添，可一气行走四五里路，上方延用。

8月28日八诊： 活动近如常人，可做家务劳动，继服半月康复。随访两年良好。

［孙英远，孙继先. 孙允中临证实践录[M]. 沈阳：辽宁人民出版社，1981.］

【评析】 本例为中风暴脱之证。《黄帝内经》曰：“散者收之。”初诊元气衰惫，真阳外越，予大温大补之参附龙牡汤以回阳救脱。方中人参大补元气，附子温壮真阳，二药相伍，最能振奋阳气，益气固脱。二诊肾阴亏损，孤阳无所依附，继用张锡纯既济汤补肾敛阳，使阴阳交合，正气来复；后补肾活血收功。

【案例】李寿山治疗中脏腑闭脱相兼案

王某，男，60岁。

病史： 患脑出血急诊入院。刻下症见：大汗淋漓，手足厥冷，面色微红如戴阳证，喉中痰声辘辘，神志昏迷，二便失禁，口噤不开，两手握固，脉浮大而空，沉取欲绝。脉证合参，乃中风入脏，闭脱相兼，病属十分危急之候。诊后提议用大剂四逆加人参汤鼻饲急救。有医师怀疑患者喉中痰声辘辘，两手握固，口噤不开，一派闭窍证候，又是脑出血，畏惧大辛大热之剂，恐生意外。遂力排众议而决定先用参附煎以观动静，投红参、炮附子各50克，水煎浓汁徐徐鼻饲。至次晨，患者未见明显好转，当即决定投四逆加人参汤。

处方： 人参50克，干姜、附子、甘草各25克。

浓煎 1 剂，鼻饲后汗出已少。又服 1 剂，手足转温。昼夜连服 2 剂并不见燥热之象，医家及病家皆露喜色。继服 2 剂，厥回汗止，身转大热，体温 38 ℃，脉转洪大而数。此乃阴证转阳之佳兆，应予平肝息风，清心开窍，方用羚角钩藤汤加减，合服安宫牛黄丸等，约 1 周神志清醒，二便自如，痰声已平，体温正常，病情稳定。唯右侧偏瘫尚未恢复，予投补阳还五汤，配合针刺疗法，2 个月后已能扶杖行走，遂出院休养，针药并用而渐能生活自理。

［史宇广，单书健. 当代名医临证精华：中风专辑 [M]. 北京：中医古籍出版社，1992.］

【评析】 本例患者为中脏腑（脑出血）急性期，发病急骤，除神昏、偏瘫外，即可见口噤不开、两手握固、喉中痰声辘辘等闭证之象，又可见大汗淋漓、二便失禁、手足厥冷、脉浮大而空、沉取欲绝等阳脱之征，此为闭脱相兼之证，有阴阳离决之势，病情十分危急。李寿山欲予大剂四逆加人参汤鼻饲急救，又恐辛热之剂对闭窍之症不利，遂先予参附汤浓煎鼻饲，药后病见转机，说明药证相合，遂果断给予大剂四逆加人参汤以回阳救逆固脱。2 剂后即厥回汗止，阳脱转为闭证，继以安宫牛黄丸合羚角钩藤汤以息风透窍，待窍开神清、风息痰净、病情稳定后，再予补阳还五汤配合针灸调治，终得满意疗效。中脏腑急性期闭脱独现时，容易准确辨证、及时对证急救。但闭脱并见时，往往难以决断，治疗时一定要权衡主次、标本兼顾，果断施救，不可迟疑，否则危殆立至。此例辨证准确、用药果断、有条不紊，值得临床借鉴。

【案例】吕继端治疗邪陷正溃、阴竭阳亡案

张某，男，63 岁。

病史：前日夜半登厕，突然昏仆不语，单侧纵缓，某医院诊断为脑出血。治疗 2 天无效，遂转我院。诊时神志昏迷，气息若断若续，目合口开，汗出如油，肢厥，二便失禁，舌体短缩，脉象散大。患者花甲有余，阴虚内热，阳失潜藏，厥阴风阳交炽，机窍壅塞太甚而发病。时日几曾误延，致病势一溃再溃，阴液愈见大伤，终使阴不敛阳，出现阳亡欲脱。盖此气复则生，不复则死，宜急救阴敛阳，直进生脉、参附辈，俾阳回阴复，尚有生望。

处方：西洋参、麦冬各 10 克，五味子 6 克，制附子 3 克。浓煎 100 mL，频服。

另用人参注射液 8 mL，肌内注射，每日 3 次。

药后 10 时，气息渐匀，神志稍清，舌能略伸，面色转好，鼾声及肢厥汗出稍瘥，但二便仍失禁，口干，唇齿干燥，脉细数。斯阳回阴复，守方加山药 50 克，芡实 30 克，顾护脾胃。庶几中焦取资有望，下焦之肾约束有权。

上药 2 剂，神志转清，气息已匀，汗止厥回，二便失禁告愈。但语謇音低，肢体纵缓，舌虽伸而质红光亮，脉细数；此恶候已平，机窍得宣，不唯肾约束有权，且脾精亦见来复。然络虚风痰留滞，津伤气不注脉，拟益气养阴，祛风和络。予益胃汤合牵正散加减。处方：沙参 30 克，麦冬、玉竹、石斛、黄芪、山药、桑枝各 15 克，僵蚕 10 克，全蝎 6 克，竹沥水 50 mL。

上药 10 剂，纵缓之侧渐次乃起，扶之可慢步病榻周围，语謇日趋向愈，舌脉如平人。后调整方药，少佐大活络丸，住院月余，基本痊愈。

［邱德文，沙凤桐. 中国名老中医药专家学术经验集 [M]. 贵阳：贵州科技出版社，1994.］

【评析】　本案为邪陷正溃，阴竭阳亡之证，大有阴阳离决之势。“有形之血不能速生，无形之气所当急固”故急以参附之类，回阳救逆。汗止厥回之后，以益气养阴通络之品，标本兼治而愈。

（三）其他

1. 气逆痰阻

【案例】汪履秋理气降逆，化痰通络法治疗中脏腑证

王某，男，52 岁。1973 年 4 月 21 日初诊。

病史：患者于 1972 年 10 月因蛛网膜下腔出血而致右侧偏瘫，经治疗基本恢复健康。1973 年 4 月 8 日因与家人争吵后致病情复发加重，神志模糊，不能言语，吞咽困难，右侧肢体完全瘫痪。他医曾用补阳还五汤、地黄饮子等方治疗无效。诊查：右侧肢体瘫痪，苔薄白，脉细弦。辨证：肝气上逆，痰阻经络。治法：调理气机，化痰通络。

处方：乌药 10 克，沉香（后下）3 克，木瓜 10 克，青皮 5 克，紫苏梗 10 克，天麻 10 克，橘红 5 克，胆南星 10 克，酸枣仁 10 克，太子参 12 克。煎汤鼻饲，每日 1 剂。

上方共进三十余剂，神志转清，吞咽困难消失，右侧肢体瘫痪亦有所减轻。原方略增损继进半年余，右例肢体活动亦基本恢复。

［董建华．中国现代名中医医案精华 [M]. 北京：北京出版社，1990.］

【评析】 本案因情志刺激而发病，经云“大怒则形气绝，而血菀于上，使人薄厥”“怒则气上”“肝气上逆，痰火上扰而发病”。因此调气降气，调畅气机，使风阳痰火下泄是治疗之关键。予补阳还五汤、地黄饮子均不适合病机，难以取效，故用沉香、乌药、紫苏梗、青皮理气降气以平逆上亢之肝气。沉香味辛走散行而不泄，专于化气降气，诸气郁结不伸、逆而不顺者皆宜用；青皮入肝，长于疏肝破气；乌药辛温香窜，辛开温通，可通理上下诸气。以天麻、木瓜等平肝潜阳，息风通络；太子参、酸枣仁益气养血安神；橘红、胆南星化痰开窍。全方平肝降气为主，化痰开窍、养血安神为辅，标本兼治，而又重点突出，而获良效。

【案例】孙允中辛温开窍，顺气息风法治疗中脏腑之闭脱互见案

梁某，女，70 岁。1965 年 6 月 5 日初诊。

病史：患高血压数年，常赖西药维持。今晨口眼㖞斜，言语不清，右半身不遂，勉可步行，赴诊途中，猝然昏仆，面白唇背，四肢不温，静卧不烦，痰涎壅盛，两手握固，大小便闭，微汗出，舌质淡，苔白腻，脉沉弦而滑。素体丰腴，蕴结湿痰，阻遏气机，气逆痰升，上壅清窍，致发此证。法当辛温开窍，顺气息风。

处方：白术 15 克，乌药 10 克，沉香（后下）7.5 克，天麻 10 克，白芷 15 克，紫苏叶 10 克，青皮 15 克，木瓜 10 克，胆南星 10 克，甘草 5 克，白人参 10 克。3 剂，水煎服。

6 月 10 日二诊：症状大减，却汗多不止，二便自遗，但仍两手握固，脉细弱。此为正不胜邪，由闭转脱而闭脱互见，尚以原方加减。处方：白术 20 克，乌药 7.5 克，胆南星 10 克，白附子 5 克，白芷 10 克，青皮 10 克，白人参 15 克，熟附子 10 克。3 剂，水煎服。

6 月 15 日三诊：汗减，神志清醒，诸症均有显著改善，上方再服 2 剂。

6 月 18 日四诊：汗止，二便已能控制，讲话渐可听清，能够撑身坐起，手足

亦温，患肢屈伸自如，口眼尚㖞，有痰。宗上方减熟附子，加全蝎10克，蜈蚣7.5克。

五、六、七诊：处方未变。

7月29日八诊：口眼端正，语言若常，自行活动，无须扶持，唯感腰膝无力，足趾麻木。投以强肝肾、通经络之品，10剂而痊。

［孙英远，孙继先．孙允中临证实践录[M]．沈阳：辽宁人民出版社，1981.］

【评析】 该案中风，闭脱并存，“本皆内伤积损颓败而然”。初诊即有昏仆，面白唇青，四肢不温，痰涎壅盛，两手握固，大小便闭等闭证表现；尚有微汗出，有由闭转脱，闭脱并见之兆。盖以邪之所凑，其气必虚，偏枯㖞僻，或左或右，盖血脉不周，而气不匀也。予顺风匀气散化裁。方中以天麻、紫苏叶、白芷疏风气；乌药、青皮、沉香行滞气；人参、白术、炙甘草补正气；木瓜调荣卫而伸筋；胆南星祛痰涎。二诊闭脱兼见，故宜参附汤益气固脱，恰中病机，汗减神清。后加通络强肝肾之品调理而收功。

2. 痰浊闭窍

【案例】汪履秋平肝息风，化痰开窍法治疗脑出血案

石某，女，63岁。

病史：素有头昏头痛。两天前因恼怒，突然昏仆，不省人事。翌日神志稍清，但仍呆钝不能言语，右半身不遂，口角左㖞，在某医院急诊诊为高血压、脑出血。经用西药、针灸处理无明显好转，乃转我院治疗。患者高龄肥胖之躯，痰湿素盛，复因暴怒伤肝，肝阳化风，夹痰上扰清空，蒙蔽心包，以致突然昏仆，神迷嗜睡。风痰入络，络脉痹阻，则见半身不遂，口眼㖞斜，舌强不语。痰气闭阻，则胸膈闷塞，喉间痰多。舌苔白腻，脉象弦滑，均属痰浊偏盛之象。治拟予平肝息风，化痰开窍，方选半夏白术天麻汤合温胆汤加减。

处方：明天麻10克，钩藤（后下）12克，炙远志6克，炒竹茹6克，苍术10克，橘红5克，炒枳实6克，竹沥半夏10克，矾水郁金10克，川厚朴5克，石菖蒲5克，指迷茯苓丸（包煎）15克。

药进2剂，神志已清，语言渐利，喉间痰少，唯右手足仍然不用。原方略减开窍涤痰之品，配合针灸宣通经络。第5天右腿渐能活动，口㖞逐渐复正；第12天右臂渐渐有力，稍能抬举，但不能持重。继以原方参入归、芍养血和络，

共服药 30 剂，口能言，手能握，足能履，遂拟调摄方出院。

［史宇广，单书健. 当代名医临证精华：中风专辑 [M]. 北京：中医古籍出版社，1992.］

【评析】 本例患者为中风中脏腑证，属肝阳化风、风痰阻络，给予平肝息风、化痰开窍之半夏白术天麻汤合温胆汤化裁后，疗效显著。患者体形肥胖，肥人多湿多痰，中风后又见神迷嗜睡、胸膈闷塞、喉间痰多等痰涎壅盛之象，说明痰湿是患者发病的重要因素，并贯穿病理进程的始终。故汪履秋以祛痰为要，初以豁痰息风，后以化痰通络，祛痰贯穿始终，收效显著。

3. *阴虚风动*

【案例】邹云翔滋阴息风法治疗类中风案

罗某，男，60 岁。1960 年 1 月 7 日初诊。

病史：1955 年发现高血压，血压最高为 222/130 mmHg。常苦头痛，继之又思心悸怔忡，经某医院多次检查，诊断为房性期前收缩、心肌劳损。1960 年 1 月 7 日上午开会时，忽觉头昏胸闷，继则神志昏懵，左半身不能动弹，口眼㖞斜，舌偏向右，舌绛苔薄，血压 240/140 mmHg，当即住入某医院，并邀邹云翔会诊。左脉劲大，右部细数，并有结代。邹云翔认为是精血衰耗，液枯生风所致。主以滋养肝肾，息风潜阳，化痰安神之品。

处方：煨天麻 5 克，刺蒺藜 12 克，枸杞子 12 克，杜仲 15 克，怀牛膝 15 克，青龙齿（先煎）24 克，石决明（先煎）30 克，珍珠母（先煎）24 克，生白芍 9 克，麦冬 9 克，金钗石斛 12 克，川贝母（杵）9 克，炙远志 6 克，橘红、橘络各 5 克，茯苓、茯神各 9 克，炙甘草 5 克，羚羊角尖（磨冲）0.9 克。

1 月 9 日二诊：今晨起，病者神志已逐渐清楚，问话能答，但语言尚不清晰，左半身仍不能动弹，口眼㖞斜、怔忡有所好转，头昏痛，面赤阳越，口干苦，欲饮不多，舌稍向右偏斜，苔色黄糙，左脉劲大，右部较细，仍有结代，血压 160/110 mmHg，治从原制。原方加生地黄 9 克、炒竹茹 9 克，羚羊角尖（磨冲）改为 0.6 克。

1 月 14 日三诊：左上肢已能自主运动，能握手，左下肢稍能屈伸，口眼㖞斜基本消失，伸舌不再偏右，神志完全清楚，言语清晰自如，唯觉头昏头痛，小便次频，一昼夜达 20 次之多，肾虚不能摄纳。血压 190/110 mmHg，脉劲大，右小弦，有时仍有结代现象，舌色绛润。仍以柔肝滋肾，和络息风，生津养液为治。处方：明天麻4.5克，刺蒺藜12克，嫩钩藤（后下）9克，制何首乌12克，杜仲15克，怀牛膝9克，桑螵蛸12克，青龙齿（先煎）24克，生石决明（先煎）30克，蝎尾2只，炙远志6克，姜竹茹9克，生地黄9克，麦冬15克，川贝母（杵）9克，金钗石斛18克，橘络、橘红各4.5克，生白芍9克，炙甘草4.5克，羚羊角尖（磨冲）0.6克。

1月21日四诊：左上肢运动自如，左下肢运动欠灵活，语言清晰，小便次数减少，唯感头眩，面赤升火，性情急躁，脉弦劲，苔色花白。原方去蝎尾、桑螵蛸、羚羊角尖。加沙苑子9克、肉苁蓉9克。

2月1日五诊：左下肢运动已自如，面赤升火好转，头仍眩痛，血压仍高至200/124 mmHg，脉象劲大。原方去沙苑子，加珍珠母（先煎）30克、熟地黄9克。

2月12日六诊：左侧上下肢运动自如，除稍感头昏，夜寐欠佳，胃纳不旺外，无其他明显不适。脉弦大，苔薄，血压160/110 mmHg。精血阴液初复，肝风得平，再拟原意以巩固之。处方：煨天麻4.5克，刺蒺藜9克，枸杞子15克，杜仲15克，川续断9克，怀牛膝9克，青龙齿（先煎）15克，石决明（先煎）18克，生黄芪15克，炒当归9克，炒白芍9克，麦冬9克，炙远志6克，橘络、橘红各5克，竹沥半夏9克，潞党参12克，茯苓、茯神各9克，合欢皮15克，炙甘草3克。

上方隔日服1剂，至3月29日来诊时，已完全恢复正常，血压在（150～170）/（100～110）mmHg。嘱可停药怡情静养为宜。

［邹云翔．邹云翔医案选[M].南京：江苏科学技术出版社，1981.］

【评析】 老年天癸渐衰，肾元不足，肾阴者，真阴也，水也，水不涵木，则肝阳亢盛，阳亢化火，若遇怒气伤肝，则肝阳骤然亢盛之极，以致“血之与气，并走于上”，发为大厥。《河间六书》说；“中风瘫痪者……由于将息失宜，而心火暴甚，肾水虚衰，不能制之，则阴虚阳实，而热气怫郁，心神昏冒，筋骨不用，卒倒无知也。多因喜、怒、思、悲、恐之五志有所过极而卒中者……”本案肾水虚衰为病之本，为水不涵木，木火亢极，生风夹痰，上扰蒙蔽清窍之证。肝肾阴虚为本，痰热蒙蔽清窍为标，心火暴甚，五志过极为是病之诱因。以木得水涵则火降，火降则风息痰消。据此宜标本兼治，以天麻、刺蒺藜平肝息风；枸杞子、杜仲、牛膝、白芍、石斛、麦冬等滋养肝肾；羚羊角尖清泻肝火；龙齿、石决明、珍珠母重镇潜阳；川贝母、橘络、橘红、茯苓、茯神、远志、炙甘草化痰安神。

本病发生与高血压直接相关，情绪剧变为中风诱因，故嘱其怡情静养，但患者血压仍高，应继续服用养阴息风、平肝降逆之品，以免肝阳亢盛，而致复中风。

【案例】李斯炽治疗脑溢血案

王某，男，60 岁。1969 年 1 月初诊。

病史：患者素有腰膝酸痛，头晕失眠，耳鸣咽干等症。近因思想紧张，随时处于恐怖之中，遂致猝然昏倒，当即送厂医院抢救，诊断为脑出血。因病情危重，特请前去救治。见患者昏睡床上，面部发红，喉间痰鸣辘辘，牙关紧闭，由家属叙述既往病史。脉浮弦而大，左尺脉重按似有似无，撬开牙关，见舌质红赤，上有滑液。其人素禀肾阴亏损，肝肾同源，肾精愈亏，肝阳愈亢，肝阳愈亢则阳热上冲，热盛炼痰，阳亢生风，风痰交阻，故见猝然昏倒，面部发红，喉间痰涌，牙关紧闭等症。其脉浮弦而大，左尺脉重按似有似无，舌红苔滑，亦符肾阴不充，肝风夹痰之证。治当滋养肾阴为主，潜阳息风，豁痰开窍为辅。故以六味地黄丸养肾阴，加牡蛎、龙骨、白芍养肝潜阳息风；再加石菖蒲、远志、竹茹豁痰开窍。意使阴足阳潜，风静痰消，诸症可冀缓解。因病情危重，嘱以急煎，频频灌服。

处方：生地黄 12 克，牡丹皮 12 克，泽泻 12 克，茯苓 12 克，山药 15 克，山茱萸 12 克，牡蛎（先煎）12 克，龙骨（先煎）12 克，竹茹 12 克，白芍 12 克，石菖蒲 9 克，远志 6 克。

服完 3 剂后，神志稍清醒，吐痰黏稠，面红减退，已能开口讲话。但仍舌强语謇，右侧手足稍能伸展，左侧尚不能动，脉仍浮弦，但左尺脉已较明显，舌象同前。后即以上方增损，共服药二十余剂，即基本恢复正常。后遗左足微跛。

［史宇广，单书健. 当代名医临证精华：中风专辑 [M]. 北京：中医古籍出版社，1992.］

【评析】 患者素有腰酸、头晕、耳鸣、失眠等症，说明肾阴已亏。肾阴又称元阴或真阴，为脏腑阴液之根本，可滋润和濡养全身各脏腑组织器官，乙癸同源，肝肾之阴相通，肝阴有赖于肾阴的滋养，今肾阴不足，则水不涵木，肝阴亦亏，阴不敛阳，肝阳升浮无制，亢逆化风，肝风夹痰，闭阻脉络，蒙蔽清窍，终至猝然昏仆而发为中风。究其病机，虽因肝风夹痰致病，但肝肾阴虚为本，李斯炽紧扣病机之根本，设滋养肾阴为主，辅以潜阳息风、豁痰开窍。方予六味地黄

丸为主，以肾、肝、脾三阴并补而重在填补肾阴，以收补肾治本之功，亦即王冰所谓“壮水之主以制阳光”之义，再配入潜阳息风之牡蛎、龙骨，豁痰开窍之石菖蒲、远志、竹茹，更加滋阴养肝柔肝之白芍，如此，则阴足阳潜、风静痰消，诸症缓解。

【案例】魏长春养阴、息风、豁痰法治疗中脏腑案

平某，女，80岁。1972年1月29日初诊。

病史：久有手足抖动，近3日来，胃纳呆钝，昨日猝然昏仆，小便失禁，手足偏瘫，欲语不得。脉弦细，舌深红。老年阴亏，风阳上扰，痰阻窍络。治宜养阴，息风，豁痰。切忌误作外风，妄投辛温表散之剂。

处方：钩藤（后下）9克，玄参9克，僵蚕9克，蝉蜕9克，天竺黄6克，竹沥（冲服）1支，金银花9克，鲜梨汁（冲服）1杯，3剂。

二诊：药后，咯出黏痰，神识转清，口能言，足能步，胃纳亦馨。仍以甘凉润剂，平肝息风。处方：钩藤（后下）9克，茯神12克，天冬9克，玄参12克，生地黄12克，金银花9克，白菊花9克，牛蒡子9克，鲜梨汁（冲服）1杯，5剂。

病瘥停药。

［浙江省中医院．魏长春临床经验选辑[M]．杭州：浙江科学技术出版社，1984.］

【评析】　中风有外风、内风之别。外风因受风寒所致，多为实证，治宜祛邪为主；内风因内脏失和，气血亏虚，阴虚阳亢，痰火上壅，窍络阻塞所致。多虚实夹杂，本虚标实，以急则治其标，缓则治其本为原则。病机治法各异，须仔细分辨。本案高年液亏，水不涵木，久有虚风内动之证，今猝然发病，水不能涵木，肝阳暴升，夹痰火蒙蔽清窍所致。故初诊以涤痰宣窍，育阴息风为法。其中鲜梨汁有天生甘露饮之誉，甘寒润燥，清痰火，息内风，与竹沥、天竺黄、僵蚕配伍，祛痰息风解痉，3剂而神识清，口能言，足能步，效若桴鼓。后以养阴息风5剂而愈。

【案例】李斯炽养阴息风，豁痰开窍法治疗脑血栓形成案

赵某，男，老年。1976年3月13日初诊。

病史：患者于1976年2月底突发眩晕、呕吐，随即转入昏迷，经当地医院检查，诊断为脑血管意外、脑血栓形成。经抢救后，其眩晕、呕吐、昏迷症状均有改善，但仍神志不清，仅偶尔能认识亲人，痰涎较多，舌体僵硬，语言难出，有时亦能说话，但含糊不清，瞳孔散大，左侧瘫痪，每天仅能进一二两饮食。前几日大便先硬后溏，最近几天未解大便，小便黄少，舌黑有黄厚腻苔，脉浮滑微数。患者家住天津，其子曾随我学医，因此急将症状写信告诉我，求处方以救危急。据述症状，舌质发黑，颇似阴血虚极之象。肝其用在左，肝脏之阴血不足，则血不荣筋而成偏瘫。从现症推测，其人应为素禀肝阴不足之体，其发病之初为阴亏肝旺动风之象，气血并走于上，故见眩晕呕吐。再从其苔黄厚腻，小便黄少，前几日大便先硬后溏等分析，又知其素蕴湿热。湿热久羁则炼成痰浊，肝风夹痰，上蒙清窍则见神识昏迷，痰阻舌根则舌强语謇。气逆于上，湿阻中焦故饮食甚少，食少复加气不下降，故近几日不能大便，其脉象浮滑微数，亦符阴虚风痰交阻之象。综观诸症，应属素禀阴虚湿热，阳亢生风夹痰之候。此病病机复杂，颇难下手，养阴则碍湿，除湿则伤阴，且阴易耗而难养，大有远水难救近火之感。目前气血并逆于上，先救垂危为当务之急，勉用养肝潜阳豁痰开窍兼以除湿通络之法，并宜慎重选药，伺病机转化，再议治法。

处方：法半夏9克，茯苓9克，竹茹12克，牡蛎（先煎）12克，白芍12克，枳实9克，钩藤（后下）12克，桑枝30克，牛膝9克，石菖蒲9克，瓜蒌20克，琥珀（冲服）6克，冬瓜子12克，天花粉12克，郁金9克，甘草3克。

3月24日二诊：其子来信说，父亲于3月17日和18日两日服药2剂，病情已大有起色。目前神志、语言较前清楚，痰量大减，左手足原不能动，现左手已可摸到前额，双下肢能屈不能伸，尤其左腿稍伸则剧痛，已解出黑色溏便，小便转为淡黄，舌黑稍减，黄厚腻苔逐渐剥落，舌尚不能伸出口外，饮食仍少，脉象转为濡数。西医给服扩张血管药物，并注射青链霉素，以控制肺部感染。

前方已见效果，病情已有转机，看来湿热渐撤，积痰已稍开豁，阴液渐复，气亦有下行之势，故舌苔厚腻，小便黄少，舌强语謇，半身瘫痪，神识昏迷，大便不解等症均有缓解。但从脉象濡数，食少，大便黑溏等分析，应属湿热尚未退尽，且舌尚不能伸出口外，亦属积痰未清之象，其双下肢屈伸不利，左手足活动不灵，动则痛剧者，以肝主筋，肝阴尚亏，阴液不能柔润筋脉之故。治法除继续扫清湿热、荡涤顽痰外，重点以滋养肝阴为主。因湿热尚存，育阴又不得过于滋腻，并注意

饮食宜清淡，忌食肥腻物。处方：桑枝30克，白芍12克，天花粉15克，芦根9克，瓜蒌20克，牡蛎（先煎）15克，石菖蒲9克，牛膝9克，山药15克，茯苓12克，竹茹12克，女贞子12克，甘草3克，川贝母粉（冲服）9克。

患者服上方数剂后，其子来信说：父亲病情更有明显好转，神志更加清醒，已能认字，并能握笔写字；左上下肢已可活动，只是微有抖颤；舌头已可伸出口外，吐痰甚少，食量增加，二便正常，黄腻黑苔已消失，脉象平和略数。嘱其仍参照上方服用。经1977年12月询问，只遗左侧手足不太灵活，除年老体弱活动甚少外，原病未曾复发。

［成都中医药大学．李斯炽医案[M]．成都：四川人民出版社，1978.］

【评析】 本例患者为中脏腑证（脑血栓形成）。初诊时已中风旬日余，症见神昏、不语、偏瘫、纳差、便秘、舌黑苔黄厚腻、脉浮滑微数，综合脉证，辨为阴虚湿热、风阳夹痰阻络之候。李斯炽再三斟酌，给予养阴息风、豁痰开窍兼以除湿通络之剂。药后病有转机，诸症均减，遂继续清热利湿化痰为治，并加强滋养肝阴之力。再诊时病情已明显好转，守方继续调治，终获满意疗效。

4. 风痰火亢

【案例】章次公治疗中腑证

患者，男。

病史：平素嗜酒，右额掣痛时作，两日前骤然口眼㖞斜，左半身不用。此中风之候，现代所谓脑出血者。所幸神志尚未完全模糊，语言亦不謇涩，表示脑出血范围尚无扩大蔓延，治疗得当，生命或可保全。

处方：龙胆草1.5克，芦荟3克，牡丹皮9克，当归9克，决明子9克，川贝母9克，远志6克，重楼9克，指迷茯苓丸（包煎）15克，竹沥（分冲）60克，牛膝12克。

二诊：对于中风，古人有中脏、中腑、中经、中络之分。中脏乃脑出血之弥漫不易吸收，危症也；中腑较中脏为轻，大致是脑部小血管破裂，或血栓形成；中经、中络多属神经末梢疾患，局部功能失其作用而已。患者平素嗜酒而面色潮红，血压亢进可知。此番虽中而神志逐渐清晰，腿足之强硬亦能屈伸，乃中腑之类也。两足水肿，血压高者，非心脏病即肾脏病；其脉细，属于心脏病居多。但中风者之强心剂最宜审慎，质言之，强心而不增高血压是也。古方地黄饮子最为得当。

处方：生熟地黄各 18 克，远志 6 克，枸杞子 9 克，川石斛 9 克，五味子 4.5 克，炮附子 9 克，巴戟天 9 克，怀牛膝 9 克，当归 12 克，补骨脂 9 克，炙甘草 3 克。

大便不通加竹沥（分冲）60 克，海带煨汤常服。

［朱良春．章次公医案 [M]. 南京：江苏科学技术出版社，1980.］

【评析】 叶天士《临证指南医案・中风》云："肝为风脏，因精血衰耗，水不涵木，木少滋荣，故肝阳偏亢，内风时起。"酒为燥热之品，嗜酒灼伤肝肾之阴，炼液成痰，致使痰热内盛，阴虚阳亢，痰火上扰，骤然口眼㖞斜，半身不遂；痰火流窜经络致肢体痿废不用。初诊清肝泻火、化痰息风，折其火势而治其标。用龙胆草、芦荟、牡丹皮、决明子、重楼清肝泻火，折其火势；竹沥、远志、川贝母、指迷茯苓丸清化痰热。俾火降痰清，而浪静风平。二诊用地黄饮子加减，旨在补肝肾、息肝风，以治其本。

5. 心阳亏虚，痰湿阻络

【案例】戴丽三治疗中脏腑案

孙某，男，八十余岁。

病史：家属代诉，平素嗜酒，曾患风湿，关节疼痛、足不任地多年。因神志昏迷，住某医院，诊断为中风，治疗无效，延余会诊。刻下症见：昏迷，喉间痰鸣，面色枯焦而紫赤，不大便已十余日，病势严重。苔白腻，脉弦数。证由湿痰内蕴，郁久化热所致。治法本应清化痰热，但苔白腻为湿痰兼夹之象，且又在高年，心肺之阳易虚。治疗先以温扶心肺之阳，降逆化痰、行水散结之剂。用姜桂苓半汤，以干姜易生姜。

处方：桂枝 9 克，茯苓 15 克，胆汁炒半夏 9 克，生姜 9 克。

服药 1 剂后，舌苔白腻转黄，热象显露。此时症结所在，以通便为当务之急。患者年事虽高，但证现实热，本"有故无殒"之旨，予黄龙汤加减。处方：生地黄 15 克，当归 15 克，厚朴 9 克，枳实 6 克，酒大黄 9 克，玄明粉 9 克，党参 15 克，白蜜 15 克。

此方主治应下失下，肠燥津枯，痞满坚实俱备之证。故用大承气汤急攻其急，并加党参以固元气，当归、生地黄、白蜜滋阴养血。如此攻补兼施，下则无碍。

服 1 剂，大便仍不通，易方用大承气汤（枳实、厚朴、大黄、芒硝）以攻积，加白蜜 18 克，以润肠，加瓜蒌子 9 克，以宽中润下。服 1 剂，病无增减，因病

势积重难通，再易方用小承气汤（枳实、厚朴、大黄）加白蜜 18 克、瓜蒌子 9 克、当归 15 克、白芍 12 克，以养血润燥。连服 5 剂，大便渐通，神志渐清。继服养血润燥活络之剂调理后，下肢行动自如，康复如初。

［戴丽三．戴丽三医疗经验选 [M]. 昆明：云南人民出版社，1980.］

【评析】 本案患者素患风湿，又平素嗜酒，酒食厚味，助生内湿，以致痰浊中蕴，阻塞清阳，神志不清，喉中痰鸣，面色枯焦紫赤为痰浊中阻，津液不能布化，气血运行不畅所致；脾气不能升清，腑气不能降浊，故大便难解，苔白腻而脉弦数。脉证合参，诸症总由痰湿内蕴，夹有郁热所致，治宜清化痰热，但戴丽三不是见湿利湿，见热清热，更是顾及其年高内虚，投以温扶心阳，清化痰热之剂，药证合参，其所虑极是。1 剂后，热象已显，转为腑实证，患者腑实源于气血亏虚，不能推动腑气下行，故选黄龙汤以益气养血，攻下热结。《张氏医通》云：“汤取黄龙命名，专攻中央燥土，土既燥竭，虽三承气萃集一方，不得参、归鼓舞胃气，乌能兴云致雨，或者以为因虚用参，殊不知参在群行剂中，则迅扫之威愈猛，安望其有补益之力欤？”气血得补，而腑气不通，故改以大承气汤攻下，又不得，则改小承气汤通加，合用瓜蒌子、当归、白芍、白蜜养血润燥，取增水行舟之意。待腑气得通，脾气得升，水谷得以运化，清阳得布，痰湿得化，始得克竟全功。

6. 血虚肝郁，风痰阻络

【案例】戴丽三扶正祛邪，息风化痰法治疗中脏腑案

苏某，女，五十余岁。

病史：婚后迄未孕育，常自苦闷，忧郁成疾，遂患鼓胀。经西医治疗虽有好转，于 1951 年春，因饮食不慎，以致大吐，旋即昏迷不省人事，送医院急救，历 3 日仍处于昏迷状态；某中医以小续命汤，服之不应，并称患者循衣摸床，病已不治，家人为其料理后事。延至第 5 日，始延余往诊。据其体质素弱，又常忧郁。今病昏迷，唇色润活，舌苔白燥，脉沉细和缓，触之无汗，并无口开、手撒、声鼾、眼合、遗尿、汗出如油等绝症败象，是皆元气内竭，病况危殆。思之良久，乃谓家人曰：“此症系血虚肝郁，又经大吐伤中，湿聚痰生，以致肝风内动，风痰纠结，猝倒无知，昏迷不醒，不食、不便已五日。幸无其他败象，脉沉细和缓，来去分明，胃气未绝，尚有挽回余地。至于猝倒无知，舌强不语，系阴火（肝肾

虚火）上冲，风痰上扰。若用药偏温，则反助火势；偏凉则中宫更伤。今唯有扶正祛邪、息风化痰一法。”乃处以下方。

处方：羚羊角3克，酸枣仁12克，肉桂（后下）6克，附子30克，天麻9克，羌活6克，防风9克，桑叶6克，菊花6克，甘草5克，竹沥2匙，姜汁（少许为引）。

此方即资寿解语汤加桑叶、菊花也。方中羚羊角、天麻、桑叶、菊花清肝息风，尤以羚羊角镇痉治头目之风最效。竹沥、姜汁化痰，羌活、防风镇痛、镇痉而祛风。用肉桂引火归元，配附子、酸枣仁强心温肾，扶助机体，增强抗力，甘草和中。诸药合用，有息风化痰，引火归元，扶正祛邪之效。

上方服后，神识较清，已能识人，唯身重不能转侧，头闷痛，恶心。舌苔由白燥转白腻，脉由沉细转弦滑。此内湿素盛，痰湿上逆，治应除湿、祛风、益气、扶脾、涤痰。方用李杲半夏天麻白术汤。处方：法半夏9克，白术9克，明天麻9克，焦神曲9克，炒麦芽9克，茯苓15克，炒苍术9克，陈皮6克，泽泻9克，黄芪15克，潞党参15克，干姜9克，焦黄柏6克。

上方服2剂，神识更清，但仍不能起床。自以为病势好转，虑余诊务繁忙，乃另邀某医作调理治疗，处以大橘皮汤加减，药用茯苓、猪苓、泽泻、桂枝、白术、木香、陈皮、槟榔、六一散、白扁豆等。服后即见烦躁、失眠、手足抽搐，复延余诊。症见脉弦细，舌红燥。盖由利湿伤阴，阴虚动风，肝阳不潜，治应柔肝息风，安神定志。予自拟首乌黑芝麻散和桂枝龙骨牡蛎汤加减。处方：炙何首乌15克，黑芝麻15克，金钗石斛6克，钩藤（后下）9克，桑叶9克，菊花6克，桂枝9克，杭白芍9克，龙骨（先煎）15克，牡蛎（先煎）15克，甘草5克。

方中何首乌、黑芝麻滋养肝肾，补血祛风；石斛益阴补精；钩藤、桑叶、菊花清肝息风，平降肝阳；桂、芍、龙、牡、草安神定志，潜镇浮阳。

连服3剂，搐搦已止，渐能活动，烦躁失眠症亦减去七八，宜继续养血柔肝、育阴潜阳治之，方用自制二甲散加减。处方：龟甲（先煎）15克，鳖甲（先煎）15克，龙骨（先煎）15克，牡蛎（先煎）15克，当归9克，杭白芍9克，酸枣仁15克，女贞子9克，炙何首乌15克，乌梅3个，川楝子6克，延胡索6克，甘草6克。

服3剂后，病体逐渐恢复，已能起床，出院回家，继以饮食调养。

［戴丽三．戴丽三医疗经验选[M]. 昆明：云南人民出版社，1980.］

【评析】 小续命汤是由麻黄汤、桂枝汤合方化裁而得，重在祛散外风。本例患者素患鼓胀，大吐之下，已耗气伤阴，前医不明机理，投以小续命汤更伤其气阴，以致肝风内动，风痰阻窍。治宜守中宫，息风化痰，方取资寿解语汤加减，弃桂枝而取肉桂，以“救阳中之阴”，是深得用药之妙。中病之后，素体湿盛之象显现，宗半夏白术天麻汤化裁，既治其痰湿内盛之本，又祛风痰阻络之标。本案病机复杂，寒热矛盾，他医一再失治误治，而戴丽三谨守病机而调之思想值得深思。

7. 气虚血滞，经络瘀阻

【案例】邢锡波补气活血，宣络启痹法治疗中脏腑案

吕某，女，68岁。

病史：患者于晨起即口不能张，左半身瘫痪，曾服中西药1周，病情毫无进展。发病前无头部眩痛及头重脚轻等症状。检查：左半身瘫痪不能活动，神识不清呈半昏迷状态，大声呼唤方知启目应声，口舌謇涩而不流涎，无口眼㖞斜、牙关紧闭现象。血压138/90 mmHg。脉沉细无力，舌淡无苔，两侧呈淡蓝色。证属：气虚血滞，经络瘀阻。治宜：补气活血，宣络启痹。

处方：生黄芪45克，当归24克，赤芍12克，桃仁10克，川芎10克，红花10克，地龙10克，鸡血藤10克，牛膝10克，桂枝6克，秦艽6克，蕲蛇6克，送服活络丹1丸。

连服4剂，神识清醒，能答复简单语言，然舌体僵直，吐字不清，肢体稍为灵活，能做屈伸活动。然转侧须人扶持，饮食不能自理，脉象仍弦细无力。处方：生黄芪60克，当归24克，鸡血藤24克，赤芍12克，牡丹皮12克，川芎10克，三棱10克，红花10克，土鳖虫10克，蕲蛇6克，乳香6克，桂枝6克，送服活络丹1丸。

连服1周，病情明显好转，肢体灵活，活动自如，语言较为清楚，食欲渐展。唯肢体无力，站立须人扶持，脉象较前有力。继以此方加减又服2周，诸症消失，身体恢复。后配成丸剂调理。

【按】 患中风后脉象沉细无力，沉为病势在里，细而无力为气血两虚。病前无头部眩痛是无肝热上冲之症状。舌淡无苔为肝胃无热，两侧淡蓝为血行瘀滞。病在睡眠后发作往往与气虚血滞有关。人当睡后气血循环迟缓，如再气血不畅，

往往使经络瘀滞，发生半身不仁之半枯症。

［邢锡波，邢汝雯，李妙雁，等. 邢锡波医案集 [M]. 北京：人民军医出版社，1981.］

【评析】 本例患者起病较缓，脉证合参，正气亏虚，瘀血阻络是其病机中心，也是治疗的关键所在。该案的治疗，益气活血贯穿始终，初诊即取王清任《医林改错》补阳还五汤加减，重用生黄芪是取其大补脾胃中焦之元气，使气旺而促血行，祛瘀而不伤正；配以当归养血活血，川芎、赤芍、桃仁、红花、鸡血藤、牛膝助当归活血祛瘀；地龙通经活络，加用桂枝、秦艽、蕲蛇并送服活络丹，均是为增强其通经活络之力而设。二诊效不更方，益气与通络并重，终收完功，配以丸药长期服用，对于防止复发有重要意义。

【案例】魏长春补气活血，息风化痰法治疗中脏腑案

李某，女，54 岁。1963 年 9 月 24 日初诊。

病史：平素劳倦伤中，忧思伤气，新加郁怒伤肝，突发右侧半身不遂，舌强言謇，神识不清，肢冷形瘦，舌淡红，脉左沉、右弦。治以补气活血，息风化痰。

处方：党参 9 克，冬术 9 克，茯神 12 克，炙甘草 3 克，全蝎 3 克，僵蚕 9 克，红花 9 克，制天南星 3 克，局方牛黄清心丸（研吞）1 粒，3 剂。

二诊：药后四肢转暖，神清能言，但音低，脉弦，病情显见好转。原方去局方牛黄清心丸，加理气化痰药调理半个月病愈。

［浙江省中医院. 魏长春临床经验选辑 [M]. 杭州：浙江科学技术出版社，1984.］

【评析】 李杲言：“经云：人之气，以天地之疾风名之，故中风者，非外来风邪，乃本气自病也。凡年逾四旬，气衰者多有此疾，壮岁之际无有也。若肥盛则间有之，亦形盛气衰如此。”认为“正气自虚”是本病发病之关键所在。该案神昧、肢冷、半身不遂，乃由气虚元神不足，风痰阻络所致。宗李杲法，以四君子汤益气健脾，滋生气血，固护其本，加全蝎、僵蚕息风止痉，天南星化痰，红花活血通络。同时予局方牛黄清心丸，标本并治，补气养血，祛风化湿，清热解毒，开窍镇痉。该方为治疗风痰闭伏、虚体中风、偏枯、风痱之要药。常用于

正气虚弱之人，猝然中风、缓纵不遂、语言謇涩、神识昏愦、痰涎壅塞等症。

【案例】蒋日兴治疗复中风案

彭某，女，73岁。1980年初诊。

病史：患者既往有高血压史。1年前，于用餐时突感执筷不稳，不能夹持饭菜，语言謇涩，右侧鼻唇沟变浅，头痛。旋即送往某医院，诊断为脑血栓形成，治疗月余，出院后仍左上肢握力降低，同侧下肢无力，但尚能自理生活。此次于5日前突然头痛剧烈、呕吐，右侧肢体偏瘫，神识昏愦，小便失禁。某医院经腰椎穿刺确诊为脑出血。余见患者消瘦，面色晦黯，唇焦，舌边瘀滞，苔黄厚，脉弦数，即以自拟旱田黄龙饮投之，鼻饲给药，每日1剂。

处方：墨旱莲15克，田七（研末冲服）6克，蒲黄（生炒各半，包煎）10克，地龙12克，野菊花15克，茜草10克，毛冬青（先煎）100克，川牛膝15克，丝瓜络20克，红花3克，生地黄12克，丹参15克。

3日后患者神识逐渐清醒，继服上方，随证加减。约20日后患者可下床由家人扶持、策杖而行。2个月后可以基本自理。

［史宇广，单书健.当代名医临证精华：中风专辑[M].北京：中医古籍出版社，1992.］

【评析】　患者平素年老体衰，气虚无力运血，血行迟缓成瘀，以致发为中风（脑血栓形成），瘀血又阻滞脉络，阻碍气血运行，以致络破血溢，再次中风（脑出血），此时血溢脉外，离经之血又形成新的瘀血，瘀血与出血并见，栓塞与溢血并存，若治疗不当，两者可随时相互促进、相互转化。对于此类患者，若止血恐加重血瘀，活血又恐诱发新的出血，单纯地采用止血或活血任一方法均非所宜，此时蒋日兴果断给予止血活血兼施之旱田黄龙饮，以出血缺血兼顾。方中三七是止血活血、祛瘀通络之要药，尤以广西田州（今广西田东、靖西市一带）所产为优，俗称田七，历代本草均有记载。《玉楸药解》云："三七和营止血、通脉行瘀。行瘀血而敛新血，凡产后、经期、跌打、痈肿，一切瘀血皆破；凡吐血、崩中、箭射，一切新血皆止。"《医学衷中参西录》亦谓："善化瘀血，又善止血……化瘀血而不伤新血，允为理血要品。"蒲黄则既能止血化瘀，又能通利小便。《本草汇言》谓其"性凉而利……血之滞者可行，血之行者可止，凡生用则性凉，行血而兼消；炒用则味涩，调血而且止也”。临床止血多炒用，散瘀多生用。故蒋日兴用蒲黄生、炒各半入药，以取其性凉散瘀、味涩止血之用，与田七配伍，具有止血、活血的双向治疗作用，对出血兼缺血性脑血管疾病尤为适宜。在上药基础上，再配入散瘀通络之毛冬青，凉血止血、化瘀通络之茜草，活血通络之丹参、红花、丝瓜络、地龙，引血下行之牛膝，滋阴平肝之野菊花、墨旱莲。诸药相合，共奏养阴通络、活血止血之功。尤适用于脑血栓与脑出血并存的复合性中风。

8. 阴虚阳亢，热迫血行

【案例】邢锡波养阴潜阳，清热止血法治疗脑血管意外案

傅某，男，67岁。

病史：患高血压已3年，最高达190/110 mmHg，素日无明显症状。于6月11日晨起不慎跌倒，当时神识清楚，自己扶墙壁走回屋内卧于床上，随后自觉头痛，待家属发现时觉其言语不清，左侧肢体活动受限，不能站立，即送某医院神经科就诊，医生考虑为高血压及脑血管意外，经口服复方降压片、环扁桃酯，肌注川芎嗪、静脉滴注甘露醇，病情稳定，血压下降至120/80 mmHg。于6月14日又因头痛加重，神志昏惑，由家属抬入中医病房。检查：血压174/100 mmHg，体温38.5℃，神识昏惑呈嗜睡状态，头痛项强，语言不清，对光反射不灵活，口角无明显㖞斜，左上肢握力减弱，左下肢活动受限，二便失禁，舌质黯红，苔黄腻，脉弦滑（拒绝腰椎穿刺）。证属阴虚阳亢，热迫血行。治宜养阴潜阳，清热止血。

处方：生石膏（先煎）30克，玄参20克，桑寄生20克，生龙骨（先煎）20克，生牡蛎（先煎）20克，钩藤（后下）20克，茜草15克，夏枯草15克，葛根15克，蒲黄（包煎）10克，胆南星10克，小蓟10克，菊花10克，地龙6克，羚羊角粉1.5克，琥珀1.5克，朱砂1.5克（后3味同研冲服）。

连服6剂，体温正常，血压160/90 mmHg，神识清楚，左上肢活动恢复较好，左下肢可屈曲，但动作较迟缓，触觉、痛觉迟钝，颈项轻度强直，右侧头痛，舌红苔薄白腻，脉弦滑。此为阴虚阳亢，脉络失养，治以养阴潜阳，养血通络法。处方：桑寄生20克，夏枯草15克，葛根15克，木瓜15克，伸筋草15克，当归15克，牛膝15克，生黄芪12克，生杜仲12克，地龙6克。

连服10剂，病情好转，神志清楚，语言流利，血压稳定在150/90 mmHg左右，左侧肢体活动有明显进步，病情稳定，可不扶拐杖行走。出院继服中药，并配合功能锻炼。

【按】 根据临床观察，此例患者为蛛网膜下腔出血所致。本证病因繁杂，综合历代文献之论述，不外气机不畅，血行阻滞，肾阴虚损，自身抗病功能降低等。发病前，常见单侧头痛、眩晕等症，多以劳累过度，用力过猛或情绪波动为诱因，起病急猝，有剧烈头痛，呕吐，继而昏迷，甚至二便失禁，谵言妄语，沉睡不醒，抽搐，半身麻木或不仁。发热者脉多弦大或弦数，舌红苔垢，身不热脉弦细或弦滑，舌淡苔黯紫色。治以清脑醒神，息风镇痉法。服药后待其神识清醒，仅见半身麻木不仁时，宜改用补气活血，通络开痹法治之。用补气药时，必须脉现弦细或细弱无力，舌淡无苔，无热象者可用。若脉弦数或虚数者，用黄芪时，必佐甘寒品以调济之。如玄参、天花粉之类，务使药之性味与脉证、舌象完全适应，才能收到满意效果。

［邢锡波，邢汝雯，李妙雁，等 . 邢锡波医案集 [M]. 北京：人民军医出版社，1981.］

【评析】 根据临床观察，此例患者为蛛网膜下腔出血所致。出血性脑血管疾病，发病之前，多有头痛、眩晕之宿疾，如治不及时或调息不当，复加情绪激动、劳累等诱因，内风旋动，气血逆乱，蒙蔽脑窍而发为中风。本例系素体阴虚阳亢，复因跌倒惊恐，肝阳暴张，阳升风动，血随气逆，上蒙清窍所致，属中脏腑之范畴。临诊之时，此患者体温增高，已有明显的热象，重用石膏，配以玄参、羚羊角粉以清气凉血；夏枯草、菊花、钩藤镇肝息风，清肝泄胆；生龙骨、生牡蛎以降逆潜阳；茜草、小蓟凉血止血并化瘀；地龙、胆南星、蒲黄化瘀清痰；配合朱砂、琥珀镇心安神。诸药合用，共奏养阴潜阳，清热止血，通络开窍之功。后续治疗，仍以养阴潜阳，养血通络为主，一方面进一步巩固疗效；另一方面也有利于对宿疾的治疗。

【案例】袁正瑶育阴潜阳，凉血止血法治疗脑出血案

秦某，男，60岁。1978年3月1日初诊。

病史：患者素有高血压病史，于昨日上午7时自觉剧烈头痛及上身不适，随

即神志昏迷，不省人事，同时出现口眼㖞斜，右侧肢体半身不遂，两手握固，牙关紧闭，鼻鼾痰鸣，失语，小便失禁，经内科诊断为脑出血，经中西医结合抢救好转后继服中药。检查：急性病容，面色微黄，神昏，体胖，舌质红，苔微黄腻，脉象弦滑。辨证：肾阴亏虚，肝阳亢盛。治法：育阴潜阳，凉血止血。

处方：菊花 15 克，钩藤（后下）15 克，石决明（先煎）30 克，生地黄 15 克，牡丹皮 9 克，水牛角（先煎）30 克，黄芩 10 克，石菖蒲 9 克，郁金 9 克，天竺黄 9 克，三七参 8 克，夏枯草 12 克。水煎 400 mL，分 2 次鼻饲。

方解：菊花、钩藤益金水以制火而平木，除心热而平肝风；生地黄入心肾而泻丙火，导热下行；牡丹皮泻伏火而补血凉血，血得寒凉而凝止；石决明除肝经风热而潜阳；水牛角咸寒凉心清热，泻肝木之邪，既凉血又能止血；黄芩泻火清湿热而止血；石菖蒲通窍发声音；三七参化瘀止血；天竺黄清心化痰；夏枯草补肝血，解内热，散结气；郁金凉心热散肝郁。全方具有清心化痰，育阴潜阳，泻火息风之用。

3 月 2 日二诊：患者鼻饲上药 1 剂，今日鼻鼾消失。神智略清，呼吸较前均匀，痰涎减少，牙关紧闭缓解，但仍不能进饮食，只靠鼻饲流汁，小便失禁，大便未解。舌质绛、苔白干，脉象弦数。病有转机。处方：以前方去菊花，加黄连 9 克、紫草 15 克、羚羊角粉 3 克，兼用安宫牛黄丸，每次 1 丸，开水化匀后鼻饲，每日 2 次。

3 月 4 日三诊：患者鼻饲上方后神志清晰，已能言语，口眼㖞斜较前减轻，但又出现呃逆。舌质红、苔微黄，脉象弦数。处方：以前方加代赭石（先煎）15 克、竹茹 9 克、柿蒂 7 个，继续鼻饲。

3 月 6 日四诊：患者精神恢复较快，肢体活动较前灵便，但呃逆未止。舌质红、苔白干，脉象稍弦数。处方：以前方去石决明、水牛角、安宫牛黄丸，加柿蒂 5 个，继续鼻饲。

3 月 8 日五诊：患者继续鼻饲上方 2 剂，呃逆止，神志清，言语清楚，口眼㖞斜纠正，能从口中进饮食，拔除鼻饲管，二便已调和。舌苔白薄，脉象沉而和缓。处方：以前方去代赭石、柿蒂、羚羊角粉，再服 5 剂，以善其后，继服 5 剂后病情基本痊愈，出院饮食以养之，1 年后随访已完全恢复正常。

[袁正瑶，袁兆荣．袁正瑶医术验案集锦 [M]. 北京：人民卫生出版社，1997.]

【评析】 《素问·至真要大论》云：“诸暴强直，皆属于风。”《灵枢·刺节真邪》曰：“营卫稍衰，则真气去，邪气独留，发为偏枯。”张仲景在《金匮要略》中提出“中风”病名，指出“络脉空虚，外风入中”为致病的主要原因，并按其病势及受邪的深浅分为中络、中经、中腑、中脏等4种。孙思邈在《备急千金要方》中把中风分为偏枯、风痱、风懿、风痹4个类型。金元以后则逐渐认识到本病亦有内风火盛、气虚、湿痰等致病因素。刘完素主张“心火暴盛”，李杲认为“正气自虚”，而朱丹溪则说“湿痰生热”。本案患者素体气血亏虚及心、肝、肾阴阳失衡，阴虚于下，水不涵木，肝阳暴张，阳化风动，血随气逆，痰、火横窜经络，而致口眼㖞斜、右侧肢体半身不遂、两手握固、牙关紧闭、鼻鼾痰鸣等，形成上盛下虚、阴阳互不维系之证。因此予滋阴凉血止血，镇肝息风，清心化痰开窍治疗而愈。

9. *阳气亏虚，风痰阻络*

【案例】任应秋温阳息风法治疗脑出血案

严某，男，56岁。1975年11月6日初诊。

病史：先患头晕，继即突然昏仆，不省人事，牙关紧闭，面白唇黯，口角流涎，左半身瘫痪，四肢不温，口眼㖞斜。先送县医院救治，不见好转，后又转送某县医院扎头皮针，经2日针刺，牙关松动，仍呈半昏迷状态，两侧瞳孔大小不等，对光反射减弱，诊断为脑出血（内囊出血）。医院来请会诊，诊其脉浮细而弦，舌淡苔薄，乃阳虚阴盛，闭塞清窍之候。

处方：以细辛3克，煎汤化开苏合香丸3克，灌服，3小时内灌2次。

下午3时左右，逐渐清醒，并有饥饿感。随即用豨莶至阳汤，以治中风的阳虚证。处方：九制豨莶草30克，黄芪9克，天南星6克，白附子6克，川附子9克，川芎3克，红花6克，细辛1.5克，防风6克，牛膝6克，僵蚕3克，苏木6克。

以其阳虚诸症颇著，而又偏于左半身也。连续进本方11剂，约2周，基本恢复正常，唯行动时左侧尚有沉滞感而已。

［余瀛鳌，高益民．现代名中医类案选[M]．北京：人民卫生出版社，1983.］

【评析】 本案面白唇黯，口角流涎，左半身瘫痪，四肢不温，舌淡苔薄均为阳虚湿盛之象，而口眼㖞斜，左半身偏瘫，昏迷不醒则属中风阴闭证。急则治其标，急当开窍救闭为治。以细辛煎场辛温开散，苏合香丸芳香开窍，急救开闭。然后以豨莶至阳汤温阳益气、化痰通络治之而愈。豨莶至阳汤为任应秋治疗阳虚中风而设，临床用之甚效。

10. 肝阳上亢，风痰闭窍

【案例】王祉珍镇肝息风祛痰法治疗蛛网膜下腔出血案

邓某，男，55岁，1956年8月25日入院。

主诉：突然头痛剧烈及头皮痛，两手发麻。病史：患者于8月25日10点30分开会，突然感觉头部枕后内面剧烈疼痛，旋即头皮亦痛，两手发麻、恶心，全身发冷，不愿说话。体检：发育营养中等，神识清醒，不愿多说话，疲倦不欲睁眼，全身有汗，皮肤不冷不热，巩膜不黄，瞳孔等大，对光反射正常，颈项不强直，心肺无异常，腹软、肝脾未扪到，全身无皮疹，膝反射正常，克尼格征、巴宾斯基征均阴性，血压160/80 mmHg，脑神经无瘫痪现象，可前屈到下颌抵胸骨，但此时即觉头更痛。诊断：蛛网膜下腔出血。患者入院后，当晚9时开始说胡话，以后神识逐渐不清、项强、颜面潮红、呼吸时促时缓、呃逆、苔白而厚，脉弦紧微数。根据脉证，证属肝阳上逆，夹风为患，即《黄帝内经》“血之与气并走于上”是也，宜清热镇肝以控制血压，息风、祛痰以平降血压。

处方：生代赭石（先煎）一两，决明子（打碎）一两，生地黄七钱，羚羊角（先煎）三钱，龙胆草三钱，紫丹参三钱，炙远志二钱，炒酸枣仁二钱，川黄连一钱半，杭菊花一钱半，乳香八分，煎成500 mL，分5次服，每3小时服1次（用鼻饲管注入），并为针：百会、人中、承浆、丰隆（双）、飞扬（双）。

服后，脉象弦劲稍减，血压亦稍下降，唯微有作吐现象，前方加竹茹三钱，连服3剂后，患者神识完全清楚，已能谈话，项不强痛，精神食欲均好，血压下降到130/80 mmHg，前方加木香一钱半、柴胡二钱、当归尾三钱、生栀子三钱、泽泻三钱，仍配合针灸治疗，历时2日，一般情况均已正常。唯右上肢肌肉及肩关节，尚微有酸痛感觉，再增减前方加用黄芪五钱、秦艽三钱、橘络一两、独活一钱，以助正逐邪，恢复其神经功能。至10月5日患者已能完全下床活动，除右臂酸痛，继续用针灸治疗外，不再服药。

［四川省卫生厅．中医治疗内外各科经验[M]．成都：四川人民出版社，1959.］

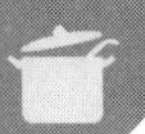

【评析】 本例患者为蛛网膜下腔出血，在中医学中属“中风之中脏腑、头风、瘀血头痛”等病范畴，属于临床危重证候，发病后以剧烈头痛、呕吐等颅内压增高的表现为主，可出现意识障碍，甚至危及生命。结合四诊分析，中医辨证为肝阳上亢，瘀血闭窍，即“血之与气，并走于上”之意，治疗用平肝息风，重镇潜阳为主。药用羚羊角以平肝息风；代赭石重镇潜阳；川黄连、龙胆草以清肝热；丹参、乳香养血活血；远志、酸枣仁安神定志。诸药配合，共奏平肝息风，重镇潜阳之功。同时配合针刺百会、人中等穴以开窍醒神。治疗后患者病情逐渐稳定，神志转清，血压正常，于是前方加木香、柴胡以调理气机，生栀子、泽泻以清心肝经之热，数日后给予补气、祛风、通络以继续巩固治疗。此例患者经中医辨证配合针灸治疗，最终收到满意疗效。

【案例】任继学平肝潜阳，开窍醒神法治疗肝阳上亢脑出血案

戴某，男，57岁。11月7日初诊。

病史：患者3小时前正在做饭，突然剧烈头痛，头晕，呕吐，呕吐物为胃内容物，继则肢体欠灵活，约半小时后，出现嗜睡、鼾声，立即送至我院诊治，症见嗜睡、鼾声，但呼之能应，面色潮红。形体丰盛，舌红，苔薄黄，左侧鼻唇沟变浅，左侧肢体轻瘫，左巴宾斯基征阳性，脉弦滑有力。血压210/130 mmHg。CT示脑出血。既往高血压病15年。诊断为中风；治以平肝潜阳，开窍醒神。

处方：羚羊角（单煎）5克，玳瑁15克，炒水蛭5克，土鳖虫3克，豨莶草30克，白薇15克，石菖蒲15克，川芎10克，地龙10克，胆南星5克，珍珠母（先煎）50克。水煎服，每日1剂。另予清开灵注射液40 mL加入0.5%葡萄糖注射液500 mL静脉滴注，每日2次。口服醒脑健脾丹每次4粒，每日3次。

患者药后明显好转，后又以填精滋肾养肝、调理脾胃、化痰通络为法治疗1个月，诸症消失，CT复查示脑出血完全吸收。

【按】 根据八纲辨证，本病属阴阳失调，阴虚阳亢，亢极生风；按脏腑辨证，本病病位在心、肝、肾三脏。因肝肾阴虚，肝阳上亢，亢极生风；复因心火内炽，心经痰火内蕴，扰乱心神，清窍被蒙。风动神摇，脉络受伤，络破血溢而为出血性中风。肝阻上亢、窍闭神昏是其病机关键，夹火、夹痰、夹瘀是其病机

特征。故任继学以平肝潜阳，开窍醒神为主而选药组方。

［高尚社．国医大师任继学教授辨治脑出血验案赏析 [J]. 中国中医药现代远程教育，2011，9（8）：7–9.］

【评析】 该患者起病较急，且形体丰盛，舌质红、苔薄黄，脉弦滑有力，为实证热证，且病势较急。治以潜阳息风。《中风斠诠》指出："潜阳之法，莫如介类为第一良药。"故方中用珍珠母、玳瑁平肝潜阳，清热息风。珍珠母味咸，性寒，归心肝二经，平肝潜阳。本品气味俱寒，质重，能平肝阳，坠心火、育肝阴，安心神，定魂魄，为治中风昏仆之良药；羚羊角咸寒，归心肝二经，质重气寒走血分，清上泻下，能平肝阳，息风邪，安魂魄，定心神，为平肝息风之上品。四药合用，则阳潜、风息、热消。方中用水蛭、土鳖虫专入血分，破瘀血而不伤新血，为活血通络之佳品；川芎乃血中气药。豨莶草味辛苦寒，归肝肾经，祛风通络，清热解毒。白薇清热凉血。石菖蒲善辟秽涤痰，配以胆南星清热化痰，息风定惊。诸药合用，瘀去痰消，脉络和顺。患者明显好转后，即去重镇攻伐之品而改用填精滋肾养肝，调理脾胃，化痰通络之药以善其后。

11. 气血两虚

【案例】王季儒益气补血法治疗气血两亏之中脏腑虚证案

王某，女，91 岁。1975 年夏初诊。

病史：突然中风，神志不清，右半身不利，脉象缓而无力。九旬高龄，气血两亏，治以大补气血兼以强心、通络。

处方：黄芪 18 克，党参 12 克，茯神 12 克，熟地黄 18 克，当归 9 克，远志 6 克，熟酸枣仁 9 克，龙眼肉 3 克，天竺黄 6 克，九节菖蒲 5 克。

每日 1 剂，服药 5 剂神清。原方加桑寄生 20 克、威灵仙 9 克、地龙 9 克、川续断 9 克、川牛膝 9 克、大活络丹 1 粒，分 6 次服，每日 2 次。

原方未事更改，服至 1 个月痊愈，且能料理家务。至 1983 年以心脏病而终，享年 99 岁。

以后凡 80 岁以上老人，多以此方增减，虽有神志昏迷，亦不用香窜之苏合、安宫等，只用强心之剂即能恢复。

［史宇广，单书健．当代名医临证精华：中风专辑 [M]. 北京：中医古籍出版社，1992.］

【评析】 本例患者属年老体衰、气血两亏之中脏腑虚证。“气为血之帅，血为气之母”，气为阳主动，血为阴主静，血必赖气的推动才能循环不息，营养全身，气血不足则血行不畅、经脉失养而发为中风。上方用黄芪、党参补中益气；当归、熟地黄、龙眼肉滋阴养血；配合远志、茯神、熟酸枣仁养心安神；天竺黄、九节菖蒲祛痰开窍。诸药相合，共奏益气养血通络之功。该方服 5 剂后即窍开神清，故再加入桑寄生、威灵仙、地龙、川续断、川牛膝等专以活血通络，更加大活络丹以益气祛风通络，服至 1 个月而收功。

12. 痰火内闭，瘀阻心窍

【案例】张沛虬治疗中脏腑案

郑某，男，64 岁。

病史：一天前语言不清，轻度口眼㖞斜，次日突然右侧偏瘫，痰鸣气粗，呈半昏迷状态。经某医院诊断为脑血管意外，观察治疗 5 天后，转中医诊治。症见半身不遂，颜面瘫痪，神志模糊，血压 160/90 mmHg，胆固醇 278 mg/dL，心律齐，心率 80 次 / 分，肝未触及，右侧肢体活动障碍，舌尖红边紫，苔薄黄，脉弦滑。属中风早期，中脏证，系因风火瘀阻心窍。当投活血通络汤加味。

处方：丹参 30 克，鸡血藤 30 克，赤芍 10 克，红花 5 克，牛膝 15 克，地龙 15 克，牛黄清心丸 2 粒，分 2 次用竹沥化服。

服药 3 剂后，神志渐清，症势化险为夷。继用前方加全蝎、当归尾等药加减，进服 35 剂后，言语清晰，能下床活动，调理 2 月余基本恢复，1 年后随访已参加劳动。

［史宇广，单书健. 当代名医临证精华：中风专辑 [M]. 北京：中医古籍出版社，1992.］

【评析】 张沛虬治疗中风，常根据病程长短分为两期，病程在 3 个月以内者为发病早期，3 个月以上者为后遗症期。本例患者发病 5 天，为发病早期，属中脏证。证属痰热蒙神，血瘀阻络。张沛虬给予自拟活血通络汤化裁，方中丹参、赤芍、红花、鸡血藤、牛膝等活血化瘀通络，辅以地龙息风化瘀通络，配以牛黄清心丸清热开窍安神，并用竹沥化服以加强清热豁痰开窍之力。现代药理学研究证实，地龙与丹参合用既可镇静解痉，又能扩张血管，促进血液循环。诸药配伍，颇为精当，服药 3 剂后，神志转清。随后又加用全蝎、当归尾等活血通络之品，调治 2 月余症消病愈。

【案例】汪履秋清火化痰法治疗中风中脏腑案

魏某，55 岁。1962 年 3 月 20 日入院。

病史：素有高血压病史，2 小时前突然昏倒，口角㖞斜，即来我院急诊入院。查患者神志昏迷，口角向左侧㖞斜，右侧上下肢瘫痪，面赤气粗，舌苔黄腻，脉象弦滑。诊为中风中脏腑。证属痰火内闭，神窍被蒙。

处方：即予清火化痰剂，每日 1 剂鼻饲，并加用牛黄清心丸，每日 2 粒。

连服 11 天，症情未见好转，昏迷仍然不醒。查患者大便三四日一行。腑气不通，痰火难清。除继服牛黄清心丸外，改用攻下通腑法，药用大黄、玄明粉等，连服 5 剂，终于神志转清，病情明显好转，后遗半身不遂，给予出院，门诊继续调治。

［史宇广，单书健.当代名医临证精华：中风专辑[M].北京：中医古籍出版社，1992.］

【评析】 本例患者为中风中脏腑闭证，一派痰火壅盛之象，病情危重，急予清火化痰剂及牛黄清心丸后，病情并无明显改善。汪履秋细查患者，发现大便不通，遂改为攻下通腑法治疗后，迅速收效。汪履秋认为临床中脏腑闭证在痰火炽盛的基础上，多兼有腑气不通证候，此时若单纯清火化痰，则难取速效，加用通腑攻下法后即可迅速荡涤肠腑积滞，使痰热随大便而下，窍闭神昏亦可随之而瘥。即使大便干结不甚，只要痰火壅盛，也可适当加入通腑攻下剂，以取“釜底抽薪”之义。另外，现代药理学研究证实，大黄等通腑泄下剂不仅能排出积于胃肠内的代谢废物，还能降低颅内压，对缓解脑血管意外急性期的病情有积极的意义。

【案例】邢锡波活血通络，清热开窍法治疗脑血栓形成案

邹某，男，45 岁。

病史：素无高血压史，平常无头晕、头眩痛症状，忽于 5 月 3 日头剧痛，意识模糊，记忆力不好，肢体感觉异常疲惫无力，渐至左侧肢体动作不仁，送附近

医院检查。脑脊液无明显改变，确诊为脑血栓。脉弦劲有力，舌红有紫斑，苔黄腻。证属瘀血阻滞，脉络闭阻。治宜活血化瘀，通络启痿。

处方：桃仁 24 克，赤芍 15 克，生水蛭 12 克，三棱 12 克，川芎 12 克，牡丹皮 12 克，土鳖虫 10 克，乳香 10 克，炒白术 10 克，血竭 10 克，虻虫 6 克，甘草 6 克，安息香 0.6 克，麝香 0.6 克（后 2 味冲服），送服局方至宝丹 1 丸。

连服 2 剂，神识清醒，腿觉灵活，头已不痛，舌仍红，紫斑稍退，脉弦劲有力，是瘀血未行。仍宜活血化瘀，醒神启痿法治疗。处方：丹参 15 克，桃仁 15 克，牛膝 15 克，三棱 12 克，生水蛭 10 克，土鳖虫 10 克，莪术 10 克，白术 10 克，乳香 10 克，血竭 6 克，苏合香 0.6 克，麝香 0.3 克（后 2 味白水送服或汤汁送服），送服安宫牛黄丸 1 丸。

连服 5 剂，神识清醒，左腿屈伸灵活，唯左臂不能活动，饮食增加，身觉有力。脉弦虚，舌质淡红，紫斑消退，是瘀滞渐通，而左臂仍属不仁。宜改用补气振痿，通络化瘀法。处方：生黄芪 24 克，当归 15 克，桃仁 15 克，川芎 12 克，丹参 12 克，木香 12 克，乳香 10 克，三棱 10 克，生水蛭 10 克，土鳖虫 10 克，血竭 6 克，苏合香 1 克，琥珀 1 克，麝香 0.3 克（后 3 味同研冲服）。

连服 1 周，人搀扶能下地活动，身觉有力，但左臂仍麻痹不仁，手指能活动，左臂上端仍笨重不举，饮食正常。

上方连服 3 ～ 4 周，下肢活动正常，仅剩左上肢不能活动，嘱其回家休养。

［邢锡波，邢汝雯，李妙雁，等 . 邢锡波医案集 [M]. 北京：人民军医出版社，1981.］

【评析】 缺血性脑血管病，发病之初，如伴有意识模糊、神志不清等症，当属中医学中风之中脏腑范畴，在图本之时，重在治其标。此患者意识模糊，肢体不仁，脉弦劲有力，舌红有紫斑，苔黄腻，证属邪热亢盛，瘀血痰浊蒙阻络脉心窍。故在桃仁、赤芍、水蛭、土鳖虫、血竭等一派活血化瘀剔络之品中，冲服安息香、麝香，送服局方至宝丹，以收活血通络，清热开窍之功。二诊患者神志已清，但邪热亢盛之标实仍在，故弃开窍为主的至宝丹，送服重在清热之安宫牛黄丸。后期已现气虚瘀血阻络之本虚标实证候，故以补阳还五汤为主方，重用益气活血之品，以善其后。

【案例】张赞臣平肝息风，清化痰热法治疗中脏腑案

徐某，女，68岁。1962年11月25日初诊。

病史：素有高血压病史。去年春季曾昏厥一次，遂左侧手足不利，经针药治疗而愈。昨天又突然昏倒，不省人事。刻下症见：人事稍苏，言语謇涩不利，胸闷，口角流涎，手足微微掣动，以手按左侧面颊及头部，似有疼痛或麻木之感。面色潮红，舌质红，苔干黄，脉弦滑而促。乃痰热内蕴，阻于手足厥阴心肝两经，而成类中风之证。症情重笃，防其变端。急投平肝息风，清化痰热之剂。

处方：明天麻3克，炙僵蚕9克，刺蒺藜（去刺）9克，石决明（先煎）30克，珍珠母（先煎）30克，生白芍9克，钩藤（后下）9克，广郁金4.5克，蝎尾2.5克，九节菖蒲3克，牡丹皮9克，天竺黄4.5克。

11月26日二诊：药后，神志尚未清晰，原方加牛黄清心丸1粒，化服。

11月27日三诊：服药后，咯吐黏痰甚多，神志转清，知饥饿，略能言语而口齿不清，左侧额部疼痛。脉来不静而带促，舌质红而不干。大便3日未解。前方加瓜蒌子9克，继服2剂。

11月29日四诊：大便已通，手足掣动已定，语言亦清；唯仍感头目昏花，肘肩酸麻，左面颊肌肤不仁，胸闷，心慌，小溲灼热。脉象较为平静。肝风平息，而痰热未清。再予原意增损。上方去蝎尾，加决明子12克，丝瓜络9克。

连服7剂后，症状日见轻减，饮食均复正常。患者欲回家乡休养，遂嘱其慎起居、调饮食、节喜怒，以巩固疗效。

［上海中医研究所. 张赞臣临床经验选编[M]. 北京：人民卫生出版社，2000.］

【评析】　该案患者突然昏倒，不省人事。虽已苏醒，仍言语謇涩不利，胸闷，口角流涎，手足微微掣动，面色潮红，舌质红，苔干黄，脉弦滑而促。乃中风痰热内蕴之实证，实则泻之，急泻肝经之实热。初诊时重用石决明、珍珠母平肝镇逆；天竺黄、广郁金、九节菖蒲化痰热，开清窍；天麻、钩藤、僵蚕、蝎尾、刺蒺藜息风解痉；白芍、牡丹皮益阴凉血。后以该方加减治疗十余剂而愈。

【案例】吕继端治疗脑出血并严重感染案

夏某，男，55岁。

主诉：昏迷、肢体失灵1小时，伴呕吐咖啡色物2次，1990年7月14日入院。病史：患者家属代诉，凌晨2时发现患者烦躁不安，但神志清楚，约半小时后神志不清，抽搐1次，呕吐咖啡色物，小便失禁，以急性脑血管病、脑出血、应激性溃疡入院。入院后又呕吐1次咖啡色物，较第1次量少，次日出现高热不退。检查：体温39℃，心率72次/分，血压188/113 mmHg。中等昏迷，呼吸尚平，口角㖞向右侧，左鼻唇沟变浅，左角膜反射减弱，左眼裂较右侧大，闭合不紧，右侧瞳孔3.0 mm，对光反射迟钝，左侧瞳孔4.0 mm，对光反射存在。项强，心率72次/分，律齐，各瓣膜未闻及病理杂音、双肺有细小水泡音和痰鸣音，腹软，肝脾未扪及，肠鸣音亢进。左侧肢体肌张力减低，腱反射减弱。右侧肢体肌张力增加，腱反射较左侧强，病理反射未引出，双下肢无指压凹陷。实验室检查：末梢血Hb 118 g/L，RBC 42.6×10^{12}/L，WBC 12.8×10^{9}/L，中性粒细胞0.8，淋巴细胞0.2；血清K 4.3 mmol/L，Na 140 mmol/L，Cl 110 mmol/L，Ca 1.05 mmol/L，BUN 6.57 mmol/L，CO_2-CP 25 mmol/L；ALT 27 U（赖氏法），大便潜血试验强阳性，尿常规（-）。痰涂片检查：脓细胞（++++）。痰培养：肺炎克雷伯菌生长。药敏试验：对青霉素、氯霉素、丁氨卡那霉素、庆大霉素敏感。西医诊断：高血压病Ⅲ期；脑出血；应激性溃疡；肺部感染。应用止血（酚璜乙胺，氨甲苯酸）、脱水（20%甘露醇250 mL）常规治疗，抗感染先后选用青霉素、氯霉素、先锋铋、头孢曲松、甲硝唑治疗11天，效果不明显，7月25日请吕继端会诊。刻下症见：发热（体温39℃），浅昏迷，不能言语，呼吸急促，烦躁不安，喉间痰声辘辘，胸膈灼热，四肢反凉，无汗，大便二次（灌肠），小便色黄量多（甘露醇脱水），舌质红绛，苔黄腻满布，右脉弦数，左脉滑数。证属痰热结胸，内陷营血，治拟清热化痰，清营凉血。

处方：①金银花60克，连翘40克，玄参、生地黄、赤芍、瓜蒌各20克，犀角（磨汁）、制胆南星、牡丹皮各10克，法半夏30克，天竺黄15克，黄连、石菖蒲、郁金各6克。水煎，分4次鼻饲。另服安宫牛黄丸1粒。②芙蓉花100克，黄芩、栀子、青蒿各30克。浓煎300 mL灌肠。

7月27日二诊：服药当晚热度下降（体温38.4℃），肺部啰音明显减少，神志较前清醒，能配合检查，但仍不能言语，汗出，右侧甚，喉中痰声辘辘，痰较清稀，量减少，齿干，舌绛苔黄，脉滑数左甚。上方去黄连，加麦冬 20 克，停安宫牛黄丸、中药灌肠，甘露醇逐渐减量。

7 月 29 日三诊： 体温正常，肺部啰音消失，神清，呼之睁目示意，舌体能伸出，胸腹、四肢漐漐汗出，大便每日 1 次，稀黄，齿板转润，舌质红，苔黄厚腻，脉濡。拟轻宣湿热，补益气阴。处方：①西洋参 10 克，煎成 200 mL，分 4 次口服。②鲜荷叶 60 克，金银花 30 克，厚朴花、扁豆花、藿香、佛手、黄芩各 10 克，茯苓、薏苡仁、滑石（先煎）各 15 克，通草 6 克，黄连 3 克。

服药当晚能安静入睡，第 2 天晨醒，自诉口渴，饮水 200 mL，服药 2 剂，改用健脾和胃，化痰渗湿法，治疗月余痊愈出院。

［邱德文，沙凤桐 . 中国名老中医药专家学术经验集 [M]. 贵阳：贵州科技出版社，1994.］

【评析】 本案气血逆乱，血脉受损，瘀血内停，复感外邪与痰热互结于上焦胸脘，内陷营血。出现气、营、血同病。其壮热，喉间痰声辘辘，胸膈灼热，苔黄腻，系痰热结于胸膈；舌绛，烦躁不安，系热伏心营；呕血、便血，高热，神志不清，系热与血结之证。以小陷胸汤清热化痰开结，清营汤清泄营热，犀角地黄汤凉血散血。“盖热既与血相结合，则无形之邪与有形之血相搏，不复可以提出，故须凉血散血，使血不与热相搏。”安宫牛黄丸清心开窍，清热解毒治其舌质红绛、身灼热、肢厥、神志不清之邪陷心包之象，外用芙蓉花、黄芩、栀子、青蒿灌肠，清热凉血解毒，通导腑气，引热下行。由于辨证准确，配伍合理，内外并治，沉疴之疾，很快奏效。

13. 痰湿壅盛

【案例】李斯炽温中健脾，化痰开窍法治疗中脏腑案

严某，男，76 岁。1975 年 10 月 2 日初诊。

病史： 患者突发手足麻木强硬，足不能行，手不能握，口眼向左㖞斜，舌强语謇，呃逆连声，神志昏糊。经当地医院检查，其收缩压在 200 mmHg 以上，诊断为脑血管意外，建议送大医院抢救，因其家属考虑到家里经济情况，不拟住院治疗，遂经人介绍，来我处求诊。其子诉其症状，除如上述外，还询知平素痰多，近来更吐出大量白色泡沫痰，大便中亦混杂如痰样的白色黏液。发病前饮食明显

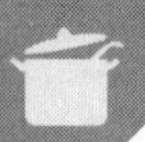

减少，白天亦嗜睡，前因动怒而猝发。诊得两手脉均浮弦而滑，叫其张口，尚能勉强张开，但舌头不易伸出，舌体上滑液甚多，大便中亦杂痰液，脉舌均滑，显系湿痰为患。脾为生痰之源，其发病前由于脾运更衰，水湿停滞，故饮食减少，痰液增多，湿痰蒙蔽清阳，故白昼嗜睡。加之动怒引肝气上逆，遂致痰随气升，堵塞清窍，故神志昏糊。痰阻筋隧，筋脉失养，故见手足麻木强硬，口眼向左㖞斜。痰阻舌根，故见舌强语謇。痰积中焦，以致阳气不得发越，故呃逆连声。《金匮翼》论中风之证说："即痰火食气从内发者，亦必有肝风之始基，设无肝风，亦只为他风已耳，宁有猝倒、偏枯、㖞僻等症哉。"经云"风气通于肝"，又云"诸风掉眩，皆属于肝"。

辨证：从本例中风患者来看，其病因虽为脾湿生痰而发，但与肝脏确有密切关系，从其脉象浮弦观察，应属肝阴亏损、肝气郁滞之象；从其发病诱因观察，是为怒引肝气上逆而发；从其发病表现观察，多属筋脉强急之症。肝主筋脉，如平素肝阴充足，肝气条达，纵有湿痰为患，亦不致如此猖獗，故本例应为湿痰而兼夹肝虚之证。现症痰浊如此胶固，应以温中健脾化痰开窍为主，佐以养肝平肝通络之法，选用温胆汤加味。

处方：法半夏9克，茯苓9克，化橘红9克，枳壳9克，竹茹9克，远志6克，石菖蒲6克，麦冬9克，牡蛎（先煎）12克，桑枝30克，牛膝9克，甘草3克，3剂。

10月6日二诊：服上方3剂后，其神志已渐清楚，白天已无昏睡现象，手足麻木强硬及口眼㖞斜情况明显减轻，痰量大减，说话较前清楚，但舌尚不能伸出口外，呃逆稀疏，胸闷嗳气，饭量增加。仍本前法，加重疏肝柔筋。处方：刺蒺藜12克，牡丹皮9克，白芍12克，桑枝30克，竹茹12克，法半夏9克，远志6克，陈皮9克，茯苓9克，枳壳9克，石菖蒲3克，石斛9克，甘草3克，4剂。

患者服上方4剂后，即基本恢复正常。随访至1977年7月，未见复发，他已78岁，仍能参加一般劳动。

［成都中医药大学．李斯炽医案[M]．成都：四川人民出版社，1978.］

【评析】　本例患者为中脏腑证（脑血管意外）。初诊时综合脉证，辨为湿痰蒙窍、肝阴亏虚、肝阳上亢之证。治以祛湿化痰开窍为主，佐以平肝息风通络，方用温胆汤加味。药后痰量大减，诸症明显改善，继用前法，并加重疏肝柔筋之力继续调治，迅速获效。

14. 心阴亏损，风痰阻窍

【案例】李斯炽治疗脑血栓形成之心阴亏损、风痰阻窍案

胡某，男，成年。1973 年 1 月 29 日初诊。

病史：患者于 1 月 27 日突然左手足失灵，神志模糊不清，语言謇涩，口角流涎。当即送入该厂医院，由该厂医院邀其有关医院进行联合会诊，确诊为脑血栓形成。两日后，患者由于心跳太快，病势危急，已下了病危通知，由家属和医院来请会诊。初去时，见患者昏睡在床，神志不清，口中喃喃自语、唇缓不收、口角流涎，叫其伸舌尚能勉强合作，但不能伸出口外，且舌体颤动，舌质红净而滑，面色微红，右手足尚能自由伸缩，左手足则始终不能活动。据其家属说：患者以往即有心动过速病史。诊其脉象浮细而滑数，尤以左寸为甚。综合脉证分析，应属中医之中风危症。因患者以往有心动过速病史，考虑其素有心阴亏损之疾，未能及时治疗，心阴愈亏则心阳愈亢，由于“心藏神”“主语”“其华在面”，故心脏之阳热上冲，则使神不能藏，产生幻觉，而出现喃喃自语、面色微红等症状。且阳热上亢最易夹痰动风。舌为心之苗窍，其反应在舌之部位，为舌体不能自由伸缩和颤动等风痰阻窍之象。风痰蒙蔽心窍，则神志迷糊。心为肝之子，心脏之病波及肝脏，亦同时兼见肝阴亏损，阳亢生风之象。由于“肝主筋”“其用在左”，肝脏之阴血不足，使筋脉不得濡养，故使左手足不能自由伸缩，口唇筋肌松弛，而出现唇缓不收、口角流涎等症状。同时舌质红净而滑，为阴亏夹痰。脉象浮细而滑数，亦符阴亏阳亢夹痰生风之症，其左寸反应最为明显，说明其主要发病部位是在心脏。综合脉证分析，诊断为心阴亏损、阳亢生风夹痰阻窍。确定的治法是：养阴柔筋通络，潜阳安神息风，豁痰开窍涤热。药用丹参、麦冬、玉竹、女贞子、桑枝、白芍、甘草等，以养育心肝之阴，并兼以柔筋通络；用牡蛎、钩藤、茯神、柏子仁等，以潜阳安神息风；用远志、竹茹、石菖蒲以豁痰开窍；用知母以涤浮热。

处方：丹参 12 克，玉竹 12 克，麦冬 9 克，女贞子 12 克，白芍 15 克，牡蛎（先煎）12 克，钩藤（后下）12 克，茯神 9 克，柏子仁 9 克，远志 6 克，竹茹 12 克，石菖蒲 6 克，知母 9 克，甘草 3 克，4 剂。

2 月 12 日二诊：患者服上方后，其神志逐渐清楚，左侧手足渐能活动。已能坐起来解小便，面部潮红已退。但精神困乏，口干不思饮食，自觉心中累跳慌

乱，舌质淡净，脉象已不似初诊时之滑数，出现浮细而弱之象。此风阳夹痰之势已得缓解，心窍已稍开豁，阳热之势虽缓而正气又感不支。其精神困乏，口干不思饮食，心中慌乱累跳，舌质淡净，脉象浮细而弱均为气阴两虚之象。故于前方中去潜阳清热豁痰药物，加意调补气阴，扶脾益胃。处方：红参 6 克，白芍 9 克，石菖蒲 6 克，桑枝 30 克，丹参 12 克，麦冬 9 克，柏子仁 12 克，天花粉 12 克，茯苓 9 克，玉竹 12 克，莲子 15 克，甘草 3 克，3 剂。

2 月 19 日三诊：服上方 3 剂后，精神显著好转，幻觉消失，神志十分清楚，已能坐起来自述病情，左侧手足已活动自如，心中已不觉累跳、慌乱。但口中仍觉干燥，饮食仍感无味。舌质淡红而干，脉象稍转有力，根气尚好，此为邪去正衰，气阴亏耗之象，与其病前身体素质亦有关系，应缓缓调理才能逐渐恢复。立方以调补气阴，扶脾益胃为主。处方：红参 6 克，麦冬 9 克，山药 12 克，茯苓 9 克，莲子 15 克，芡实 15 克，白术 9 克，白芍 9 克，谷芽 12 克，白扁豆 12 克，神曲 9 克，百合 15 克，甘草 3 克，3 剂。

患者服上方 30 剂后，饮食已得改善，口干亦缓解，精神情况更加好转。后以此方加减，续服三十余剂，即完全康复，行动自如，无后遗症。他曾于 5 月返老家探亲，并无不适感觉。随访至 1975 年 9 月，均较正常。

［成都中医药大学 . 李斯炽医案 [M]. 成都：四川人民出版社，1978.］

【评析】　本例患者为中脏腑证（脑血栓形成）。初诊时综合脉证，辨为心阴不足、风痰阻窍证，治以养阴息风、豁痰开窍。药后神志转清，病有转机，风痰之势大减，然气阴两虚之象渐显，遂于前方中去息风清热豁痰药物，加益气养阴、扶脾益胃之剂继续调治。三诊时神志完全清醒，诸症大减，病机转佳，此邪已去，正未复，故专以益气养阴、扶脾益胃，后守方加减三十余剂后，病获痊愈。

15. 痰火壅结阳明

【案例】王少华通腑泄热，息风豁痰法治疗中脏腑案

杨某，男，68 岁。1979 年 1 月 16 日初诊。

病史：既往有痰饮病史 9 年，高血压病史近 5 年。平昔嗜饮，本次操劳太过，以致起病急骤，突然仆倒，神志昏迷不清，呼之偶能应声，偏右半身不遂，口眼㖞斜，喉有痰声，病发 3 日尚未更衣。脉沉滑有力、不数，舌黯有紫气，苔黄浊腻。此为中风（中脏腑），乃因湿热内蕴，腑气实而邪热痰浊循阳明胃脉上通于

心，横窜肝经，神明被蒙，病在厥少二阴，法当通腑泄热，以救君主，参以息风豁痰。方取调胃承气汤合黄连温胆汤出入。

处方：黄连 3 克，橘红 3 克，甘草 3 克，枳实 6 克，陈胆南星 6 克，玄明粉（冲服）6 克，茯苓 15 克，石决明（先煎）15 克，大黄（后下）12 克，钩藤（后下）12 克，竹沥（冲服）1 调羹，1 剂煎服。

翌日复诊，知夜间大便两行，稀溏，神昏全不识人，呼之不应，面色㿠白。额上有汗，四肢不温，晨起又增呃逆。经再次详细问诊，知平昔大便溏薄，入冬怯冷，此阳弱之端倪，今服药后见上述变症，显系下后伤阳，若再大汗出而气喘脉微，则成脱证危局，急为益气扶正，以防汗脱。处方：老山参（另煎）12 克，山茱萸 12 克，钩藤（后下）12 克，黄芪 15 克，茯苓 15 克，生龙骨（先煎）30 克，生牡蛎（先煎）30 克，九节菖蒲 6 克，干姜 6 克，丁香 3 克，五味子（杵）3 克。

上药服 1 剂后未再大便，额汗已收，呃逆亦止，坏病既有转机，唯仍人事不省，再重以开窍祛痰，仿涤痰汤意立方。处方：老山参（另煎）9 克，九节菖蒲 9 克，郁金 9 克，制半夏 9 克，姜竹茹 9 克，茯苓 15 克，橘红 3 克，陈胆南星 6 克，生龙骨（先煎）20 克，生牡蛎（先煎）20 克，钩藤（后下）12 克，另苏合香丸 6 克，每 6 小时服 1.5 克。

服药 1 剂后，翌晨呼之能应，但仍昏睡，前方续进 1 剂，神志即清，能张口饮水，以涤痰汤合息风之剂巩固疗效，后以地黄饮子合补阳还五汤增损，制成丸剂口服，调理 3 个月后，虽四肢力量略差，但完全能自理生活，基本痊愈。

［史宇广，单书健. 当代名医临证精华：中风专辑 [M]. 北京：中医古籍出版社，1992.］

【评析】 本例患者属中脏腑证。病起急骤，病情复杂，病程中又险象丛生，幸得王少华抢救及时，才得以痊愈。患者病发时症见痰热结于阳明、风火阻于经络之象，给予调胃承气汤合黄连温胆汤出入后，大便得通，但神昏更深，且病有欲脱之势。王少华详细问诊后，才知患者平素脾胃阳虚，今误用攻下后，致使阳气大耗，邪陷更深，尤其出现中气大伤的呃逆与额汗、肢冷等阳气欲脱之症，阴阳即将离决，病势颇为急迫，王少华果断给予益气扶正之品急以扶正固脱，才稳定了病情，阳回脱固之后又予开窍祛痰，最后以地黄饮子合补阳还五汤善其后。可见，临证在用通腑泻浊的同时，尤其对高龄患者，应仔细询问平时有无脾胃阳虚病史，以便采取相应措施。

【案例】周筱斋治疗痰火壅结阳明之中脏腑闭证3例

案一

赵某，男，40岁。

刻下症见：猝然昏仆，不省人事，肢痉，遗尿，痰声辘辘，大便秘结不行，血压高至200/130 mmHg，脉息滑数。撬齿视苔黄腻。询知平素嗜酒、吸烟。其证显系痰热肝火随气上逆，激犯清空，血络阻滞、瘀塞而闭清窍所致，为中风闭证之重症。乃亟投桃仁承气汤合温胆汤以通腑下瘀，涤化痰浊。

处方：大黄10克，芒硝10克，桃仁10克，竹沥半夏10克，陈皮6克，茯苓12克，甘草3克，枳实10克，石菖蒲10克，钩藤（后下）12克，炙远志6克，竹沥水（冲服）20 mL。

药后大便排出多量粪块，神志转清，痉定。唯右侧肢体偏瘫，续予涤痰化浊之剂，用指迷茯苓丸及和营通络之品，调治半个月，逐渐恢复，能行步自如。

案二

梅某，男，50岁。

病史：因脑血管意外，住某总院神经科病房，而邀中医会诊。会诊时患者酣睡神糊，手足均已瘫痪失用。大便秘结5日未行，语言不清，舌謇不灵。苔腻，脉见滑数。血压高至200/140 mmHg。此属中风痰瘀交阻之证。凡属瘀浊凝阻，总以通涤为务。治予通腑化浊，涤痰清热，平降气血，用桃仁承气合温胆汤意。

处方：大黄10克，桃仁10克，芒硝10克，桂枝3克，炒枳实10克，僵蚕10克，炒全瓜蒌15克，炙天南星5克，茯苓10克，炙半夏10克，甘草3克，钩藤（后下）12克，竹茹10克。

服1剂后，大便未通，但见肠鸣矢气。根据“下之不通，是下证也”的观点，续以原方加怀牛膝10克，药后排出结粪而神清语楚，血压下降，胃纳渐馨，肢体渐能活动。续经调治，能自己步行如厕，取得近期疗效出院。

［史宇广，单书健.当代名医临证精华：中风专辑[M].北京：中医古籍出版社，1992.］

【评析】　以上两例患者均为中脏腑闭证。既有痰声辘辘、苔黄腻等热痰闭窍之象，又有大便秘结、脉滑数等阳明腑实之证，证属痰火壅结阳明。此时，若单纯清热化痰开窍，则往往开之不应，必须通利肠腑与清泻痰火并进，才能药到病除。故周筱斋给予桃仁承气汤合温胆汤以通腑下瘀，涤化痰浊。方中用桃仁承气汤荡涤瘀热；温胆汤清化痰热；并视情分别加入石菖蒲、钩藤、天南星、远志等息风豁痰开窍之品。诸药相合，既能使阳明痰火从下而泄，又能引导气血下降而使神志复苏。故药后两例均便通神清，诸症自愈。

案三

丁某，男，52岁。

病史：患者50岁时曾中风，骤然昏仆，不省人事，口眼㖞斜，肢体不用，口角流涎。经用开闭通络，活血祛瘀之品而逐渐苏醒。卧床数月，右手足不遂，渐趋好转，初尚持杖活动，嗣能弃杖行走，一如常人。2年后再次中风，猝然昏仆，不省人事，大便秘结不行，鼾息痰鸣，肢体不用。拟桃仁承气汤合涤痰汤增损，以清热下瘀，涤化痰浊。

处方：桃仁10克，大黄10克，芒硝10克，枳实10克，竹沥半夏10克，茯苓10克，陈皮6克，胆南星6克，鲜石菖蒲10克，并予琥珀抱龙丸1粒，鲜蒲草汤化服。

用乌梅擦牙后，撬开口腔，以湿毛巾口角咬定，徐徐灌服。翌日神志转清，便通痰降，渐能张口言语，叠进活血化瘀、涤痰通络之剂，仅后遗半身不遂。此后继服补阳还五汤及大小活络丹，语言行动再次恢复正常。至七旬余方殁，先后越20年之久。

［史宇广，单书健.当代名医临证精华：中风专辑[M].北京：中医古籍出版社，1992.］

【评析】 本例亦属痰火壅结阳明之中脏腑闭证，应急以通腑涤痰为务。所不同者，本例患者症见鼾息痰鸣，且为复中风，说明痰浊更盛，窍闭更深，故用桃仁承气合涤痰汤增损，方用涤痰汤代温胆汤以加强豁痰开窍之力，药后则病机转佳。随后继用补阳还五汤及大小活络丹以善其后，疗效满意。

【案例】乔保钧治疗痰邪内蕴，清窍被蒙，阳明燥热，经络瘀阻之脑溢血案

李某，女，63岁。1983年12月16日初诊。

病史：患者素有高血压病史已十余年。4个月前某日亲人团聚，欣喜过度，先觉肢体不遂，旋即昏迷不醒，急送区专附院，诊为脑出血，经抢救二十余日意识苏醒而出院。刻下症见：神志昏糊，时清时寐，啼叫谵语，舌强言謇，心烦急躁，捻衣撕被，左半身强硬不遂，小便失禁，大便干燥。检查：舌质红，苔薄黄腻，脉沉滑数；心率90次/分，心音低钝，血压140/86 mmHg。证为痰邪内蕴，清窍被蒙，阳明燥热，经络瘀阻。治宜清热化痰，宣利清窍，养阴润燥，通经活瘀。

处方：丹参15克，粉牡丹皮10克，麦冬15克，生地黄15克，川芎10克，红花10克，桃仁9克，地龙15克，石菖蒲10克，竹沥10克，枳实9克，胆南星9克，姜半夏9克，生甘草5克。

二诊：服上药十余剂，神志较前清楚，心烦明显减轻，神态较前安静，语音较前清晰，大便质软能控。现睡眠较差，有痰不易咯出，舌淡红，苔黄少津，六脉弦滑有力。处方：丹参15克，麦冬13克，葛根15克，胆南星13克，橘红10克，炒栀子10克，淡豆豉9克，枳实9克，石菖蒲10克，赤芍13克，红花10克，云茯苓15克，炙甘草5克，淡竹叶3克。

三诊：服上药15剂，神志完全复常，六亲可辨，对答如常，语音清晰，睡眠安稳，下肢知觉渐复。鉴于痰热已除，神志转清，再治当以益气养血、通经活络为主，力图恢复肢体功能，兼以清心宣窍，保护和恢复脑功能。处方：生黄芪40克，当归尾15克，丹参20克，赤芍15克，红花10克，地龙15克，川芎9克，葛根30克，栀子10克，枳实9克，石菖蒲13克，陈皮13克，炙甘草5克，淡竹叶3克。

四诊：上方加减续服30剂，病情明显好转，与前判若两人，诊视可见，患者与客人谈笑风生，应答自如；能自行翻身，亦能起身端坐，左下肢已能抬高20 cm。唯长期卧床，心情急躁，微咳有痰，痰白质黏，尿频量少，大便略干。查：血压160/95 mmHg；舌淡嫩，苔白有津，脉弦数。治在益气活血同时，加入宣肺化痰之品。处方：生黄芪30克，丹参20克，赤芍15克，当归15克，红花10克，地龙10克，胆南星10克，杏仁10克，桔梗9克，鸡血藤15克，川牛膝13克，石菖蒲10克，栀子7克，陈皮10克，炙甘草5克。

五诊：上方出入续服三十余剂，吐痰减少，神态安详，反应灵活，左下肢功能明显恢复，卧位时左下肢抬高超过45°，但左上肢仍僵而不遂，腹部稍胀，大便略干，小便可控。治在益气活血同时，应注意调理脾胃，增强消化功能，以固后天之本。处方：生黄芪 45 克，丹参 15 克，麦冬 15 克，赤芍 15 克，红花 9 克，葛根 20 克，桃仁 9 克，地龙 10 克，陈皮 10 克，山楂 13 克，神曲 6 克，土鳖虫 3 克，鸡血藤 15 克，炙甘草 10 克。

上方为宗，续服六十余剂，患者可以下床，依杖可行，自行洗脸、解便。2 年后，患者复因家事不和，情志郁怒，中风猝然加重而死。

［乔振纲 . 乔保钧医案 [M]. 北京：北京科学技术出版社，1998.］

【评析】 患者素为肝阳上亢之体，猝然欣喜，喜则气乱，肝阳鸱张，阳化风动，气血并逆，痰火上扰，痰蒙清窍致意识丧失，昏迷不醒。虽经西医治疗后意识清醒，但仍神志昏糊，时清时寐，舌质红，言謇，谵语，仍为痰火扰动，上蒙清窍，加之阳明燥热中焦枢机不利，腑热上蒸，必然加重瘀热阻窍之病势。综观是证，病机不外“痰”“热”“瘀”，治宜清热养阴、化痰宣窍、活血通经，待热清痰消，神志复常，转以益气活血、通经活络为主。期间注意调理脾胃，顾护后天之本而愈。

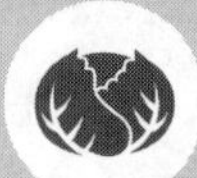

第四章
中风恢复期

一、风证中风

1. 正气亏虚，风邪阻络

【案例】尚尔寿疏风为主治疗中风恢复期案

孙某，男，45 岁。

主诉： 一个月来左侧半身不遂。约在一个月前因出汗受风患左半身运动障碍，口眼轻度㖞斜。二便正常。检查：体格中等，营养较好，血压 224/190 mmHg，脉微而数，舌苔黄，皮肤湿润，心肺无异常，肝脾未触及，腹部稍膨满，脑神经检查颜面肌肉松弛，左上肢肌力减弱，握力差，肱肌反射亢进，冷热感觉正常，颈部稍有抵抗，语言迟钝，手足有震颤（轻度），左手指不能屈曲，运动障碍。此乃正气即虚复感风邪，邪留不去，发为偏枯（脑出血后遗症），治以疏风为主。

处方： 黄芪 15 克，防风 6 克，桑枝 9 克，麻黄 5 克，党参 6 克，白芍 9 克，杏仁 6 克，黄芩 5 克，防己 9 克，甘草 6 克，川芎 5 克，水煎服。

服药 1 剂后㖞斜转正，左手运动好转，脉象沉微，舌苔白而浅黄。原方加钩藤（后下）9 克、僵蚕 5 克、石膏（先煎）6 克、菊花 6 克。

服 10 剂（原方略有加减）后，上肢疼痛已消失，腿沉已愈。原方加牛膝 9 克、赤芍 9 克、苍术 9 克。

服 4 剂，除右手稍感不适外（手屈曲稍差），已无不适。原方加鸡血藤 9 克、伸筋草 9 克、老鹳草 9 克、蜈蚣 1 条（去头足）、秦艽 6 克。

服 6 剂后，手指屈曲良好。即改用丸药，以黄芪、人参、防风、赤芍、红花、桃仁、荔枝核、首乌藤、地龙、僵蚕、钩藤、子芩、枸杞子、麦冬、当归、山药为末，炼蜜为丸，服用后而痊愈。当时血压 115/74 mmHg，脉弦无力，舌苔正常，病程已基本治愈。

[阎洪琪. 当代名医尚尔寿疑难病临证精华 [M]. 北京：新世界出版社，1992.]

【评析】 本案患者中风月余，留有半身不遂、口眼㖞斜症状，究其病机乃正气本虚又复感风邪，邪留不去，发为偏枯。正如《诸病源候论・风偏枯候》所云："偏枯者，由血气偏虚，则腠理开，受于风湿，风湿于身半，在腠理之间，使血气凝涩，不能濡养，久不瘥，真气去，邪气独留，则成偏枯。"治疗当以疏风为先导。方中防风、麻黄解表祛风，稍佐杏仁开提肺气，以助宣解，使虚邪贼风从肌腠外解；辅以党参、黄芪益气扶正，鼓舞气血运行；白芍、川芎养血行气，取"血行风自灭"之意；黄芩清热燥湿，甘草调和诸药。组方旨在疏风祛邪为主，兼以益气养血扶正，正复邪去，经络畅通。复诊所化裁之品：菊花、石膏，疏风清热；僵蚕、蜈蚣搜风通络；秦艽、牛膝、伸筋草、鸡血藤祛风利湿通络。整个治疗过程可谓万变不离"疏风"。始终以疏风祛邪为主，只是在不同阶段根据风邪的盛衰来调整用药。

【案例】张琪养血清热，疏风通络法治疗脑出血恢复期案

姜某，女，50 岁。1973 年 9 月 6 日初诊。

病史：患者于 1973 年 6 月间患脑出血，现遗右半身瘫痪，上下肢不能动，足仅能上翘，手指能微动，颈强，咽干口燥，自汗恶风，头痛，手足热，舌强语謇。舌红干，脉象弦滑有力。血压 180/110 mmHg。内则血虚夹有燥热，血为热耗，无以营养筋骨；外则风邪中于经络，络脉痹阻，筋骨为之不用。遵"治风先治血，血行风自灭"之旨，以养血清热，疏风通络之剂治之。

处方：秦艽 15 克，羌活 10 克，独活 10 克，防风 10 克，川芎 10 克，白芷 10 克，黄芩 15 克，生地黄 20 克，熟地黄 20 克，生石膏（打碎先煎）50 克，当归 20 克，赤芍 20 克，葛根 25 克，甘草 7.5 克。

11 月 16 日二诊：用前方 10 剂，患侧肢体有明显恢复，上肢可拿一般较轻物品，下肢能扶杖走 10 ～ 20 步，颈已见柔，头痛减轻。血压 150/90 mmHg。仍口渴，自汗，恶风，舌红稍润，脉弦滑略见缓象。方取前意，酌为加减。处方：羌活 10 克，

独活10克，桃仁15克，葛根20克，桂枝15克，川芎15克，白芷15克，生石膏（打碎先煎）40克，防风15克，生地黄20克，熟地黄20克，赤芍20克，茯苓20克，甘草10克。

12月10日三诊： 服前方10剂，患侧肢体功能继续恢复，可在家人陪伴下来门诊就诊。舌转润，脉弦缓。血压150/100 mmHg。此热清血和，风邪祛除，仍以养血疏风之法。处方：羌活10克，独活10克，川芎15克，当归20克，生地黄20克，熟地黄20克，赤芍15克，防风10克，白芷10克，川牛膝15克，秦艽15克，甘草10克。

1974年1月5日四诊： 服前方10剂，患肢已基本恢复正常，仅步履稍欠灵活，嘱其继服上方数剂，以善后。

［史宇广，单书健.当代名医临证精华：中风专辑[M].北京：中医古籍出版社，1992.］

【评析】　本例患者中风已3月余，属恢复期。病久则气血亏虚，血虚不能营筋，则肢体偏废不用；血虚生内热，邪热上扰，则舌强语謇、咽干口燥；气血亏虚，风邪乘虚入络，夹热阻络，则头痛颈强。证属风中经络而兼血虚内热，故给予养血清热、疏风通络之剂。方中用秦艽、防风、羌活、独活、白芷以疏风清热；当归、川芎、生地黄、熟地黄、赤芍养血和营；黄芩、石膏、葛根清热生津。全方应用重点，在于风邪夹热，血虚不能养筋，养血与疏风并进，扶正与祛邪兼施，使邪祛、血和、筋舒，诸症得愈。

【案例】王任之益气活血法治疗脑血栓形成恢复期案

刘某，男，61岁。1980年7月17日初诊。

病史： 因拟诊脑血栓形成于7月5日住神经内科，今仍伸舌向左斜，笑时口角亦向左㖞斜，左手作麻，左上肢不知动弹，左下肢略能伸缩，有时筋掣作痛，脉濡弦。姑以益气活血为治。

处方： 绵黄芪12克，全当归10克，地龙9克，红花4克，秦艽4.5克，制豨莶草10克，葛根30克，鸡血藤15克，宣木瓜6克，伸筋草9克，生薏苡仁12克，炒怀牛膝10克，蜈蚣2条。

7月31日二诊： 左下肢可以抬起，左上肢略能向内、外方向挪动，笑时口㖞已不明显，唯伸舌仍偏向左，左手手指尚觉作麻，脉濡弦。证药既合，守原方出入。处方：绵黄芪 10 克，全当归 10 克，地龙 9 克，红花 4 克，秦艽 4.5 克，制豨莶草 10 克，鹿衔草 10 克，鸡血藤 15 克，羌活 3 克，葛根 30 克，川桂枝 4.5 克，炒白芍 6 克，炒怀牛膝 10 克。

［王宏毅，王运长．王任之医案 [M]. 合肥：安徽科学技术出版社，1998.］

【评析】 本案为因虚生风之肝风内动，黄芪与当归相配伍，为临床常用气血双补药对之一。前人有“气能生血”“血为气之母”之论，当归味甘而厚，补血以载气，黄芪味甘而薄，补气以生血，气血互生，可气壮血旺。另外，气行则血行，气旺则推动血液运行有力，当归养血和营，气血充盈，血脉运行通畅。配合祛风湿、活血通络之品以治其标。

【案例】王占玺治疗脑血栓形成恢复期案

李某，女，67 岁。

病史：患者于 1969 年 2 月 21 日夜间逐渐发生右半身瘫痪，不能起床，大便偏干，虽经某医院诊为左大脑中动脉血栓形成，治疗 2 周效果不显，3 月 4 日来我院门诊。舌苔黄稍干，脉象弦滑有力，血压 180/110 mmHg。右手握力 0 级，上肢不能活动，肱二头肌反射亢进、右下肢亦不能活动、膝腱反射亢进，巴宾斯基征阳性。随处以古今录验续命汤去干姜之燥，加酒大黄、防风、生黄芪、地龙、全蝎为治。

处方：桂枝 10 克，麻黄 10 克，当归 10 克，党参 15 克，川芎 9 克，生石膏（先煎）18 克，甘草 6 克，酒大黄 10 克，防风 10 克，生黄芪 15 克，地龙 12 克，全蝎（研冲）3 克。每日煎服 1 剂。

4 月 12 日二诊：前方共服 12 剂云，自服 3 剂后上下肢即逐渐能活动，1 周后即可坐位活动，10 天后即可下地扶床活动并锻炼走路，至今已 40 天能自己扶杖来门诊，舌苔薄白，脉象弦细，血压 160/100 mmHg，两侧膝腱反射相近，巴宾斯基征转为阴性。则以前方 4 剂为细末，炼蜜为丸，每重 10 克，早晚各服 1 丸为其善后。先后多次随访，至 1979 年 12 月随访云：偏瘫治疗后 10 年来一直未发，尚可操劳家务。

［王占玺．临床验集 [M]. 北京：科学技术文献出版社，1980.］

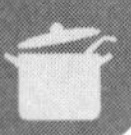

【评析】　续命汤为小续命汤去防风、防己、附子、白芍、黄芩，加当归、石膏，生姜易干姜。治中风风痱，身体不能自收，口不能言，冒昧不知人，不知痛处，或拘急不得转侧者。该方立意仍基于风邪外中之病机，邪之所凑，其气必虚，治疗上则以疏风祛邪，扶助正气为原则。唐宋以后特别是金元时期多从“内风”立论，如刘完素力主“心火暴甚”；李杲认为“正气自虚”；朱丹溪主张“湿痰生热”。该案说明治疗中风还须辨证治疗，不可拘泥于“内风”论。

【案例】刘季文助阳益气，祛风通络法治疗中络恢复期案

蒋某，男，56 岁，1981 年 7 月就诊。

病史：三个月前，突发口眼㖞斜，西医诊断为周围性面神经瘫痪。患病后在某医院门诊治疗，服祛风通络中药数十剂，病情虽略有好转，但稍受风寒又嘴㖞如故。刻下症见：面色㿠白无华，神疲乏力，形寒畏风，动则汗出。口角向左㖞斜，鼓腮、露齿均有明显障碍。右侧面部麻木，耳后疼痛，鼻唇沟消失。右眼露睛流泪，眼睑不能闭合。舌淡嫩，边有齿痕，舌苔薄白而润，脉沉细无力。此由素禀阳虚气弱，卫外不固，风寒之邪乘虚而入，痹阻脉络，壅塞经隧。发为㖞僻。投以助阳益气、祛风通络之品。

处方：黄芪 30 克，附子 10 克，桂枝 10 克，白芍 10 克，当归 12 克，川芎 6 克，地龙 10 克，细辛 4 克，红花 6 克，僵蚕 10 克，全蝎 4 克，甘草 6 克，5 剂，每日 1 剂，煎服。

二诊：右侧面部麻木减轻，耳后疼痛消失，形寒畏风及动则汗出等症明显减轻。唯右眼睑仍闭合不全，口眼略显㖞斜。原方续服 5 剂。

三诊：病情明显好转。右侧面部麻木消失，右眼露睛流泪好转，眼睑已能闭合，口眼基本端正，唯用嘴吹气时微显不正。近日咽喉略感疼痛不适。原方加知母 12 克，续服 10 剂，上述诸症消失，面部各器官功能恢复，外观正常。

［刘季文，刘珊之．刘季文医论医案集 [M]. 长沙：湖南科学技术出版社，1993.］

【评析】　面神经瘫痪一般初起邪气实，治以祛风通络为主，若迁延日久不愈者，多属正气亏虚，卫外不固，治疗则必须扶正祛邪，标本兼顾。该案患者因素禀阳虚气弱，卫外不固，风寒之邪乘虚而入，痹阻脉络，壅塞经隧而发病，发

病已3月余，就诊时患者除口眼㖞斜外，尚有面色苍白无华，神疲乏力，形寒畏风，动则汗出，为气虚血瘀之征。本例患病3月余，卫阳虚散，藩篱不固，无以御邪。故以附子、黄芪温肾助阳，益气固表；桂枝、白芍调和营卫；当归、川芎、地龙、细辛、红花、僵蚕、全蝎活血化瘀，祛风通络，使正气复、经脉通，病自向愈。

2. *阴精亏虚，风痰阻络*

【案例】王仲奇治疗中风恢复期案

黄某。

病史：偏中弥月，左肢苦废，如坠不举，神识明了，舌㖞绛赤无苔，语言难出，喉中有痰，咳吐不爽，脉濡弦。年将七十，精液枯竭，少阴肾脉失养，殊难挽救，勉方以冀万一。

处方：煅龙齿（先煎）15克，茯神12克，金钗石斛9克，玉竹9克，天花粉9克，豨莶草6克，鹿蹄草9克，刺蒺藜9克，海蛤粉（包煎）9克，白茄根12克，石楠叶9克，十大功劳叶6克。

二诊：偏中弥月，神识明了，语言难出，左肢如坠不举，今已稍见活动，舌咽稍正，伸出较利，但仍绛赤无津，喉间痰鸣已息，唯痰难咯出，今日已得大便少许、脉濡滑而弦。年老嗜饮曲糵，精液枯竭，前方尚安，仍守原意。处方：鲜生地黄30克，玄参9克，麦冬9克，天冬9克，煅龙齿（先煎）15克，茯神12克，金钗石斛9克，玉竹9克，海蛤粉（包煎）9克，豨莶草6克，竹沥30克，十大功劳叶6克。

三诊：肾主五液，其脉循喉咙系舌本。少阴气厥不至，偏中已越一个月，左肢如坠不举已稍有动机，舌㖞稍正，绛赤略淡，但仍干涸无津。喉间痰鸣已熄，神识明了，耳鼓亦聪，语言难出，脉濡弦。年老精液枯竭，虽证药相安，然图愈究匪易事。处方：鲜生地黄30克，玄参9克，麦冬9克，天冬9克，煅龙齿（先煎）15克，茯神12克，远志3克，石菖蒲3克，金钗石斛9克，刺蒺藜9克，玉竹12克，十大功劳叶6克，豨莶草6克。

四诊：少阴气厥不至，真气不周，偏中在左，左肢及身体日来已稍能自动，舌㖞稍正绛赤略淡，仍干燥少津，小便少，大便日有三起，神慧耳聪，语仍难出，脉弦，守原意出入。处方：煅龙齿（先煎）15克，茯苓12克，远志3克，金钗石斛9克，玉竹9克，麦冬9克，天花粉9克，刺蒺藜9克，怀山药9克，罂粟

壳 4.5 克，豨莶草 6 克，十大功劳叶 6 克。

五诊：少阴气厥不至，真气不周发为偏中，偏左肢体虽已能活动，舌㖞稍正绛赤略淡，但仍干燥少津，不能语言，大便前日有三起，日来又不食、不便，脉濡弦。虽药证相安，尚无大起色，仍须注意，勿添枝节为幸。处方：煅龙齿（先煎）12 克，茯苓 9 克，远志 3 克，金钗石斛 9 克，刺蒺藜 9 克，豨莶草 6 克，桑寄生 9 克，玉竹 12 克，枸杞子 6 克，天花粉 9 克，无花果 9 克，十大功劳叶 6 克。

［周耀辉．近代江南四家医案医话选 [M]．上海：上海科学技术出版社，1998.］

【评析】 本案患者年将七十，加之嗜饮，致体内阴精枯竭。阴精不足，血脉空虚，血行涩滞，阴虚风动，夹痰瘀流窜经络，经脉不通，筋脉肌肉失于濡养，则肢体萎废不用，蒙蔽脑窍则语言难出。四诊合参，辨证为阴精亏虚，风痰阻络。治法：滋阴填精，祛风通络，佐以化痰。药用煅龙齿以收敛耗散之阴精；石斛、玉竹、天花粉以滋阴生津；刺蒺藜、豨莶草、鹿蹄草以祛风通络；海蛤粉、石楠叶、十大功劳叶以清肺止咳化痰。二诊时患者肢体已稍能活动，说明阴精得以充养，血脉渐充，但舌仍绛而无津，故治疗加强滋阴增液之力，方中加生地黄、麦冬、玄参以滋阴增液。因经络渐通，故去白茄根、刺蒺藜、鹿蹄草、石楠叶等温通之品，以防伤阴，仅留豨莶草一味以通经络，并加竹沥，配合十大功劳叶以奏止咳化痰利窍之功。但是，患者阴精亏耗已久，非一时滋阴药物所能补充。三、四诊遵循前法，权衡加减，使少阴之精气渐充，经气得以运行于四肢，筋脉得以濡养，则肢体渐能活动。但仍见舌干燥少津，言语不能，然而有形之痰已祛，故以滋阴生津为主，辅以祛风通络之品以巩固治疗。综合辨证思路，此案例中以滋补阴精为主，阴精渐充，方能随经流行四肢，筋脉得以濡养，肢体才能活动。

3. 肝肾阴虚，风阳上扰

【案例】王任之治疗蛛网膜下腔出血恢复期案

吴某，男，20 岁。1980 年 5 月 8 日初诊。

病史：因拟诊蛛网膜下腔出血、伴右侧半球中央区前后脑损害，而于上月 14 日入神经内科，治疗后有所好转，头痛已弭，但右下肢仍不能动弹，右上肢不能抬举，而右手手指能够活动，小溲少，大便则二三日一如厕。脉弦芤。风阳浮动，治予潜镇，并养肝肾。

处方：炙龟甲（先煎）24 克，炙鳖甲（先煎）12 克，生牡蛎（先煎）24 克，陈阿胶（烊化兑服）9 克，肉苁蓉 9 克，巴戟天 6 克，锁阳 9 克，炒续断 6 克，秦艽 5 克，制豨莶草 10 克，桑寄生 10 克，炒怀牛膝 10 克，蜈蚣 2 条。

5 月 22 日二诊：右侧上、下肢已能活动，脉濡弦。再益肝肾，活血通络。处方：淫羊藿 10 克，炒补骨脂 10 克，杜仲 10 克，沙苑子 10 克，肉苁蓉 9 克，巴戟天 6 克，锁阳 9 克，炒续断 6 克，秦艽 5 克，制豨莶草 10 克，桑寄生 10 克，炒怀牛膝 10 克，蜈蚣 2 条。

6 月 24 日三诊：经从肝肾调治之后，右侧上下肢活动已渐恢复，而右下肢仍觉乏力，踝关节略能向上翘，但足趾不能活动，脉濡弦。出院已经兼旬，仍守原意出入治。处方：肉苁蓉 10 克，巴戟天 10 克，锁阳 10 克，炒续断 6 克，淫羊藿 10 克，桑寄生 10 克，炙金毛狗脊 10 克，炒怀牛膝 10 克，绵黄芪 10 克，楮实子 10 克，鹿衔草 10 克，鸡血藤 15 克，蜈蚣 2 条。

9 月 4 日四诊：叠进调肝肾之剂，以前方之意续服数十剂后，右下肢活动已基本趋于正常，唯悬空时右足难以下垂，行路时右足亦不便捷，脉濡弦。守原意加减为治。处方：熟地黄 12 克，制附子 9 克，鹿角片 9 克，炒怀牛膝 10 克，肉苁蓉 10 克，巴戟天 9 克，锁阳 10 克，炒续断 6 克，绵黄芪 10 克，楮实子 10 克，仙茅 6 克，石楠叶 10 克，宣木瓜 6 克。

10 月 17 日五诊：右下肢较为有力，右足趾能伸直，但行路时右足仍旧欠便，悬空时右足难于上翘和下垂，活动仍难灵活也。脉濡弦。续守前法治之。处方：熟地黄 12 克，制附子 10 克，鹿角片 10 克，炒怀牛膝 10 克，肉苁蓉 10 克，巴戟天 10 克，锁阳 10 克，炒续断 6 克，淫羊藿 10 克，炒补骨脂 10 克，伸筋草 10 克，宣木瓜 6 克，鸡血藤 15 克。

11 月 13 日六诊：右下肢站立、行走较健，可向后拐，脉濡弦。仍守前加减。处方：炙龟甲（先煎）24 克，鹿角片 9 克，肉苁蓉 10 克，巴戟天 10 克，锁阳 10 克，炒续断 6 克，淫羊藿 10 克，桑寄生 10 克，炙金毛狗脊 10 克，炒怀牛膝 10 克，绵黄芪 10 克，楮实子 10 克，川桂枝 5 克。

12 月 1 日七诊：右上肢能伸向前方取物，右下肢行动亦较前有力，唯右足悬空时仍难上下活动，功能在逐渐恢复中，脉濡弦。仍守原意，徐图收功可也。处方：炙龟甲（先煎）24 克，鹿角片 10 克，锁阳 10 克，肉苁蓉 10 克，巴戟天 10 克，炒续断 6 克，淫羊藿 10 克，桑寄生 10 克，炙金毛狗脊 10 克，炒怀

牛膝 10 克，潞党参 10 克，绵黄芪 15 克，熟地黄 15 克，鸡血藤 30 克，川桂枝 3 克。

［王宏毅，王运长．王任之医案 [M]. 合肥：安徽科学技术出版社，1998.］

【评析】《临证指南·中风》云："精血衰耗，水不涵木，木少滋荣，故肝阳偏亢，内风时起。"说明气虚血瘀、肝阳上亢在本病的发病机制中占有重要地位，患者肝肾阴亏，肾水不能涵养肝木，肝阳上亢，气血并走于上，故出现头痛，肢体活动不便，半身不遂。治疗宜滋养肝肾之阴。方中怀牛膝归肝肾之经，重用以引血下行，并有补益肝肾作用；加用清泄牡蛎降逆潜阳，镇肝息风；重用血肉有情之品如龟甲、鳖甲、阿胶之属以滋阴养血、涵养肾水，配合上药肝阳；肉苁蓉、巴戟天、锁阳益肾温阳，取阴阳互生之义；续断、秦艽、豨莶草、桑寄生之属，补肝肾，除风湿，通经络，加以蜈蚣活血祛风，通络止痛。

【案例】朱良春平肝潜阳，清热涤痰法治疗脑溢血案

潘某，女，49 岁。1989 年 2 月 26 日初诊。

主诉：右侧肢体瘫痪 2 个月。病史：2 个月前突然脑出血，神志不清，言语謇涩，右半侧肢体瘫痪，经当地医院抢救治疗，神志已清，但语言仍不利，情绪急躁，瘫痪如故，手指拘挛颤抖，苔薄腻质红，脉弦劲。血压时高时低。辨证：肝阳偏亢，痰热阻滞，灵窍不利，络脉失和。治法：平肝阳，化痰热，慧灵窍，和络脉。

处方：嫩钩藤（后下）20 克，广地龙 12 克，石菖蒲 8 克，远志 6 克，生山楂 30 克，怀牛膝 10 克，豨莶草 15 克，珍珠母（先煎）30 克，川石斛 10 克，生地黄 15 克，黛蛤散（包煎）10 克，炙全蝎（研，分吞）2 克，炙僵蚕 10 克。8 剂。并嘱其逐步加强活动锻炼，淡饮食，节喜怒。

3 月 2 日复诊：药后语謇较爽，拘挛之手指趋舒展，颤抖减而未已。苔薄黄质红，脉弦稍柔。血压：146/92 mmHg。药既合拍，无须更张。上方加黄芪 20 克。10 剂。

3 月 22 日复诊：语言渐清，拘挛缓解，颤抖趋定，手足瘫痪亦逐步恢复，能持杖行走。苔腻已化，质淡红，脉微弦（血压 137/84 mmHg）。症情稳定，再为善后。处方：生白芍 12 克，川石斛 10 克，生地黄 15 克，枸杞子 10 克，生牡蛎（先煎）20 克，豨莶草 15 克，桑寄生 20 克，怀牛膝 10 克，甘草 5 克。10 剂。

4 月 15 日复诊：已能活动自如，改予杞菊地黄丸，每早晚各服 8 粒以巩固之。

一年后随访，患者已做轻工作。

［邱德文，沙凤桐．中国名老中医药专家学术经验集 [M]. 贵阳：贵州科技出版社，1994.］

【评析】 本例类中风已 2 个月，但仍言语不利，肢体瘫痪，苔黄腻，舌质红，脉弦劲，乃肝肾阴亏，肝阳上亢，痰热阻滞之表现。故在治疗上采取滋益肾阴，平肝息风，开窍化痰，活血祛瘀，通络行滞并进。钩藤、地龙、珍珠母平肝潜阳；全蝎、僵蚕息风定痉，又能开瘀通络；生地黄、石斛养阴生津，滋养肝肾；石菖蒲开窍，豁痰，有利九窍、益智慧、聪明耳目之功；豨莶草可镇静安神，清热平肝，治偏瘫尤有卓效；黛蛤散清热化痰；怀牛膝不仅能引血下行，还能活血祛瘀，强壮筋骨，舒利关节。汇集诸药于一方，有协同加强之功，故奏效显著。二诊加黄芪补气通络，而后病情逐步稳定，随证调治，而巩固其效。

4. 风痰火亢

【案例】奚凤霖凉肝息风，涤痰利窍法治疗中风恢复期案

李某，男，54 岁。

病史：高血压多年，常伴头晕目眩，旬前因情志不舒，突发右侧眼目瞤动，口眼㖞斜，舌强语謇，继而右半肢体不遂，瘫软不用，神志一度昏迷，2 天后转苏。面红易躁，体格肥盛，素嗜高脂厚味，舌黄厚腻，脉弦滑，血压 170/104 mmHg。此风阳夹痰火上扰清空，走窜经络。治以凉肝息风，涤痰利窍。

处方：明天麻 10 克，钩藤（后下）15 克，牛膝 10 克，杜仲 15 克，黄芩 10 克，益母草 30 克，白附子 5 克，僵蚕 10 克，全蝎 3 克，生石决明（先煎）30 克，全瓜蒌 15 克。

服药 5 剂，稍有改善。续方 5 剂，颜面瞤动，口眼㖞斜，舌强语謇，大获好转，右肢不遂渐能活动，继以息风豁痰为主，配合活血通络，原方去白附子、僵蚕、全蝎，加鸡血藤 30 克、陈胆南星 6 克、川芎 6 克、丹参 15 克，续治 10 剂，症情若失，已能握拳携物，弃杖慢步，有时右肢有酸麻之感，血压稳定在 140/90 mmHg 左右。上方略作增损，再服 15 剂而愈。

［史宇广，单书健．当代名医临证精华：中风专辑 [M]. 北京：中医古籍出版社，1992.］

【评析】 本例患者素嗜高脂厚味，体格肥盛，舌黄厚腻，当知素有痰湿壅

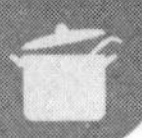

聚，蕴久化热，痰热内盛；又因情志不舒，郁怒伤肝，肝阳上亢，阳亢风动，风夹痰热阻塞经络、蒙扰清窍，故发为中风。证属风火痰亢，走窜经络。奚凤霖治以凉肝息风，涤痰通络。给予天麻钩藤饮合牵正散化裁，天麻钩藤饮平肝息风，清热活血以治肝风；牵正散祛风化痰通络以治无形之风痰；并辅以全瓜蒌清热化痰以治有形之湿痰。病由风痰而得，随后始终围绕风与痰辨治，又视情辅以活血通络之剂，病告痊愈。

【案例】屠金城平肝息风，祛痰清热法治疗中脏腑恢复期案

卞某，男，51岁。

病史：两周前无明显诱因，猝然昏仆，不省人事，急扶入院请西医救治，醒后左侧肢体不遂。症状尚无明显好转，头右侧偏痛，面红目赤，口眼㖞斜，心急易怒，口苦恶心，舌红苔黄腻，脉弦滑数。辨证：肝阳上亢，痰热阻络。治法：平肝息风，祛痰清热，佐以通络。

处方：羚羊角粉（冲服）0.6克，生石决明（先煎）30克，生牡蛎（先煎）30克，焦栀子9克，枯黄芩9克，清半夏12克，胆南星6克，双钩藤（后下）12克，润玄参12克，制龟甲（先煎）15克，木通6克，川牛膝9克，天竺黄9克，粉牡丹皮12克，丝瓜络9克。4剂。

二诊：药后头痛已愈，面赤稍退，神情好转，大便畅通，唯口中发酸，呃逆频作，上方去玄参、龟甲、生牡蛎，加代赭石（先煎）18克，柿蒂6克，紫苏梗9克。3剂。

三诊：口苦发酸已愈，呃逆已止，双上肢活动好转，左下肢时麻，目多眵泪，舌苔已退稍黄，脉象弦滑略数。再拟方。处方：灵磁石（先煎）30克，生石决明（先煎）30克，生牡蛎（先煎）30克，刺蒺藜9克，双钩藤（后下）12克，胆南星6克，竹茹9克，牛膝9克，宣木瓜12克，鸡血藤30克，杭菊花12克，杭白芍12克，生麦芽30克，青葙子9克，云茯苓12克。7剂。

四诊：上方7剂后，尚能由床起来，步行数步至椅子上坐，眵泪已止。上方又继服14剂，已能依杖而行。

［金宇安.屠金城临床经验集粹[M].北京：中国中医药出版社，1994.］

【评析】 该案为肝阳上亢，痰热阻络之证。方中以羚羊角粉清肝热、息肝风，一药两用，标本兼治。《本草纲目》曰："钩藤，手、足厥阴药也。足厥阴主风，

手厥阴主火，惊痫眩晕，皆肝木相火之病。钩藤通心包于肝木，风静火息，则诸证自除。”二药相须为用，则清热凉肝，息风止痉作用更强。桑叶苦甘寒入肝肺二经，菊花辛苦微寒，入肝肺二经，二药常合用。火热之邪易灼伤阴血，故以龟甲、玄参滋养阴液，以制阳亢。邪热亢盛，每灼津为痰，以天竺黄、半夏、天南星清热化痰；栀子、黄芩、木通清泄肝热；粉牡丹皮、丝瓜络清热通络；牛膝引血下行，使浮越之阳下潜；石决明质重沉坠，降气镇逆，平肝潜阳；生牡蛎重镇潜阳。诸药合用，镇肝息风，降逆潜阳，滋阴养血，标本兼治使肝阴得补，肝阳得潜，肝风自息。随证加减，调治月余，患者康复。

5. 阳升风动，夹痰阻络

【案例】董建华祛风化痰，利窍通络法治疗风痰阻络案

刘某，男，66 岁。1987 年 8 月 20 日初诊。

病史：卒中之后，右半身不遂，肢体强痉而屈伸不利。舌欠灵活，言语欠清，有时神昧，耳鸣目眩，舌红苔黄腻，脉弦滑。证属：风痰阻络，时欲逆上。当以息风化痰，利窍通络。

处方：水牛角（先煎）10 克，钩藤（后下）15 克，石菖蒲 10 克，胆南星 6 克，川贝母 6 克，远志 6 克，杏仁 10 克，当归 10 克，川芎 10 克，秦艽 10 克，桑枝 15 克，6 剂。

上药服后，舌稍灵活。未作神昧。乃遵法随证拟方，继治 2 月余，神清舌灵，言清眩减，肢体强痉不遂情况改善。

［麻仲学．董建华老年病医案 [M]. 北京：世界图书出版公司，1994.］

【评析】 本例乃卒中之后，风痰未除，流窜经络，血脉痹阻，经隧不通，气不能行，血不能濡，故肢体不遂，强痉难伸；风阳夹痰，上扰清窍，云雾遮蔽，则时发神昧，耳鸣目眩；痰瘀阻滞舌本脉络，则舌转动不灵，言语不清；舌红苔黄腻脉弦滑为阳亢痰热之象。故其人虽属中风恢复期，然因风阳蠢蠢欲动，有可能再次伤中脏腑。治法唯当息风化痰为切要，方设水牛角、钩藤为君药，清热息风，平其逆上；石菖蒲、枳壳、胆南星、川贝母、杏仁利窍化痰，彰明其神；秦艽、桑枝搜风通络逐湿，舒展其强；当归、川芎活血养血，畅通络道，取其治风先治血之意。俟神清风平，当重治风痰，康复功能。故遵法随证拟方，法有一定之规，而药方可数变通也。

【案例】王任之息风、祛痰、宣窍法治疗脑囊虫病

赵某，男，成年。1981 年 1 月 3 日初诊。

病史：因拟诊脑囊虫病于 1980 年 12 月 5 日入院，神志不清，昏迷 3 周，经治疗后始清醒，唯仍语言謇涩，目视欠清，额颞疼痛，四肢能触及结节，入寐后四肢抽动，脉弦。风痰蔽阻，清窍失清，拟予息风、祛痰、宣窍为治。

处方：珍珠母（先煎）24 克，生牡蛎（先煎）24 克，何首乌 15 克，土茯苓 30 克，全当归 10 克，炒防风 4.5 克，双钩藤（后下）10 克，蜈蚣 2 条，炙远志 6 克，石菖蒲 3 克，胆南星 4.5 克，制白附子 3 克，蛇蜕（炙、研、分吞）6 克。

1 月 10 日二诊：服药后语言謇涩略有好转，入睡后四肢抽动已平，唯头痛未已，目视欠清，神志时或模糊，脉细弦。仍守原加减。处方：珍珠母（先煎）24 克，生牡蛎（先煎）24 克，蜈蚣 2 条，双钩藤（后下）10 克，炙远志 6 克，石菖蒲 3 克，胆南星 4.5 克，制白附子 3 克，川郁金 6 克，天竺黄 4.5 克，蔓荆子 6 克，雷丸 12 克，蛇蜕（炙、研、分吞）6 克。

［王宏毅，王运长．王任之医案 [M]. 合肥：安徽科学技术出版社，1998.］

【评析】 脑囊虫病一般认为是内生顽痰，痰浊内生，风痰蔽阻，清窍失聪，气血逆乱，经脉为痰浊阻塞，气血运行不畅，内阻生风，故发为偏枯。治疗上当以豁痰开窍，息风通络为主。所以重用珍珠母镇心定惊；牡蛎平肝潜阳；钩藤息风解痉；蛇蜕祛风定惊；防风祛风解痉；远志、石菖蒲、胆南星、制白附子清利顽痰，开窍醒脑；土茯苓利湿化痰，配合何首乌补肝肾，益精血；当归养血活血。全方合用，以收标本兼治之功。二诊加雷丸杀虫，加郁金、天竺黄清化痰热，活血通络；蔓荆子清利头目，以利患者清醒。全方组方合理，用药精到。

二、痰（湿）证中风

1. 气郁痰阻

【案例】汪履秋治疗复中风之中经络证

王某，男，58 岁。

病史：患者 1972 年 10 月患蛛网膜下腔出血，经治疗病情基本稳定，唯后遗瘫痪，言语不利。1973 年 4 月 8 日病情复发，突然吞咽困难，饮食不进，不能言语，

瘫痪加甚，呈强直性，因而收住入院。查患者面赤形瘦，舌质光红，脉象细数，血压 140/96 mmHg。以肝肾阴虚，痰火上扰论治，痰火渐清，肝肾阴虚未复，即转拟地黄饮子加减治疗，连服四十余剂，舌光红转淡红，但仍不能言语，饮食依靠鼻饲。追问病史，患者平素易生气，每遇情绪不佳则病情加重，此次发病，亦因生气而作，故转用顺风匀气汤加减以理气化痰。

处方：乌药 10 克，沉香（后下）3 克，木瓜 10 克，青皮 5 克，紫苏梗 10 克，天麻 10 克，橘红 6 克，胆南星 10 克，熟酸枣仁 10 克，太子参 12 克，煎汤鼻饲，每日 1 剂。另竹沥水 20 mL、羚羊角粉 1 克，冲服，每日 2 次。

前药进三十余剂，病情大为好转，吞咽顺利能进饮食，会讲简单语言，活动亦较前好转，出院继续调治。

［史宇广，单书健.当代名医临证精华：中风专辑[M].北京：中医古籍出版社，1992.］

【评析】　本例患者属复中风之中经络证，由肝肾阴虚，阴不敛阳，肝阳上亢，化火生风，肝风夹痰火上扰所致，给予滋阴息风、清火化痰药物治疗后，病情减轻。但后期继续守方治疗却疗效不显，汪履秋考虑到患者有肝气郁结之征，遂改用理气化痰之顺风匀气汤（《苏沈良方》）调治，病情改善明显。可见，临证治疗中风，尤其是有恼怒为诱因者，必须注意疏肝理气，气机通调，则火易清、痰易化、瘀易祛，络易通。

2. 痰热阻络

【案例】刘渡舟清热化痰通络法治疗中风恢复期案

高某，男，59 岁。1992 年 2 月 19 日初诊。

病史：3 个月前，因患高血压中风，左侧半身不遂，左面颊麻木，肩臂不举，头目眩晕。血压 200/100 mmHg，曾服牛黄降压丸、复方降压片等药物，血压旋降旋升。其人身热有汗。痰涎量多，咳吐不尽，小便色黄不畅，大便正常。舌苔黄腻，脉来沉滑。刘渡舟辨为痰热阻滞经络，气血运行不利之证。治以清热化痰通络为法。

处方：茯苓 30 克，枳壳 10 克，半夏 20 克，风化硝 10 克，黄连 6 克，黄芩 6 克，天竺黄 15 克，鲜竹沥水 5 匙。

服药 5 剂后，泻下黯红色黏之大便颇多，顿觉周身轻爽，血压降至 140/

88 mmHg，小便随之畅利。药已中的，原方加钩藤（后下）15 克、羚羊角粉 0.9 克、生姜汁 2 匙。服二十余剂，血压一直稳定在正常范围，左臂已能高举过头，咳吐痰涎已除。

［陈明 . 刘渡舟临证验案精选 [M]. 北京：学苑出版社，1996.］

【评析】 该案患者为阳亢化火动风，火热煎灼津液成痰，痰热阻滞经络，气血痹阻之证。《景岳全书》云："痰在周身，为病莫测，凡瘫痪、瘛疭、半身不遂等证，皆伏痰留滞而然。"本案咳吐痰多，溲短而黄，舌苔黄腻，脉来沉滑，为痰热交阻之证。治疗当以清热化痰通络为法。以茯苓健脾化痰饮，半夏和胃化痰浊，枳壳宽中化痰气，风化硝通腑泻热去痰凝。四药合用，标本兼治，消已成之痰，绝生痰之源。正如《成方便读》所说："夫痰之为病。在腑者易治，在脏者难医，在络者更难搜剔。四肢者皆禀气于脾，若脾病不能运化，则痰停中脘，充溢四肢，有自来矣。治之者，当乘其正气未虚之时而攻击之，使脘中之痰去而不留，然后脾复其健运之职，则络中之痰自可还之于腑，潜消默运，以成其功。"黄连、黄芩清热燥湿；天竺黄、竹沥清热化痰。待热痰化，经络通，诸症自愈。

3. 肝阳化风，痰（湿）热中阻

【案例】钟一棠治疗脑出血恢复期案

王某，男，干部。

病史：中风数日，住某医院。今欲脑部手术取出血块，或转沪治疗未决，而邀诊视。患者素体尚健，但血压偏高。病前工作繁忙，深夜写作。于一旬前晨起即感头晕而痛，突然右侧肢软欲倒，口眼㖞斜，急送医院，诊断为脑出血。经治头痛、头晕及恶心稍减，面尚泛红，语言不利，口眼㖞斜，右侧肢体完全瘫痪，溲赤便难，舌红苔薄黄，脉弦滑。此肝阳升动内风，兼夹湿热蕴于肠胃之证。

处方：桑寄生 15 克，钩藤（后下）15 克，黄芩 15 克，菊花 15 克，白芍 20 克，决明子 15 克，珍珠母（先煎）30 克，牡丹皮 15 克，槐花 20 克，泽泻 15 克，枳实导滞丸（药汁化服）4 克。

二诊：服 2 剂后诉大便已通，自觉神爽胸宽，头已清快，苔去舌尚红。前方去泽泻、枳实导滞丸，加桃仁 15 克，瓜蒌皮 20 克，3 剂。

三诊：诉能寐而多梦，头不痛晕，亦不泛恶，而感两手心及胸部灼热，大便干，眉宇间时有泛红，舌红未减，脉稍弦。治宜育阴潜阳，兼为活血化瘀。处方：

生地黄15克，赤芍15克，白芍15克，瓜蒌皮15克，瓜蒌子15克，黄芩15克，牡丹皮20克，桃仁15克，菊花15克，地龙10克，槐花20克，珍珠母（先煎）30克，陈皮4克，甘草2克。

四诊：服上药5剂，前症减轻，患肢肩部能动，腿能屈伸。治守原方，去槐花，加丹参20克。5剂。

五诊：诸症均好转，方药少更动，连服十余剂，扶杖稍能行走，出院返家休养。又诊5次，方药中增加参芪及杜仲、牛膝之类。入夏自己能行走并锻炼患肢，至秋继服10剂中药，终于免去手术而告愈。

［史宇广，单书健．当代名医临证精华：中风专辑[M]. 北京：中医古籍出版社，1992.］

【评析】 本例患者突发脑出血，症见半身不遂、舌强言謇、口眼㖞斜、面红、溲赤便难、舌红苔薄黄、脉弦滑，一派阳亢风动、湿热壅盛之象。钟一棠除给予息风通络之品外，尚给予枳实导滞丸以消导化积、清热祛湿，此为治疗之关键。钟一棠认为出血性中风患者保持大便通畅非常重要，即使没有便秘现象，亦可常加通腑之品。因为本病之作，多为肝阳上亢，血随气逆所致，苦寒清化通腑之品能使上亢之邪随大便下行，并能起到降低血压和颅内压的作用。上方服2剂后即大便通畅、神爽胸宽，此后再给予滋阴潜阳、活血化瘀之剂调治，终获痊愈。

4. 气虚血瘀，痰湿阻络

【案例】王任之益气活血，祛痰宣络法治疗脑血栓恢复期案

王某，男，成年。

病史：患脑血栓，治疗后已有好转，右侧上、下肢已能活动，唯言语欠清，口微左㖞，伸舌则向右㖞，脉濡弦。气血交阻。不能濡养筋骨，姑以益气活血，祛痰宣络为治。

处方：黄芪10克，全当归10克，炙远志6克，石菖蒲3克，地龙10克，炒川芎3克，桃仁（去皮尖、杵）6克，鸡血藤15克，红花4克，陈胆南星5克，制豨莶草10克，制白附子3克。

3月22日二诊：言语已利，不再謇涩，踝关节活动尚不甚灵便，脉濡细而弦。仍守原意。上方去陈胆南星、白附子，加桑寄生10克、炒怀牛膝10克。

［王宏毅，王运长．王任之医案[M]. 合肥：安徽科学技术出版社，1998.］

【评析】 本案患者系脑血栓恢复期，经治疗后病情好转，在中医学属中风中经络范畴。中风后期，多伴有气血交阻，血脉不利之证，因为气行则血行，气不足则血行无力，可引起气血交阻，脉络瘀阻，筋脉失养而致肢体不用。气不足则易出现痰浊内生，痰瘀互结，闭阻灵窍，可引起口舌㖞斜，言语不利等症，故本案王任之用益气活血，祛痰宣络为治法。方用补阳还五汤加减，少用黄芪以补气；石菖蒲、远志以化痰开窍；当归、川芎、桃仁、红花以养血活血；地龙、鸡血藤、豨莶草以祛风通络；胆南星、制白附子以祛风化痰。二诊时灵窍已通，风痰已去，故去胆南星、白附子，加牛膝、桑寄生以补肝肾，强筋骨，活血通络。效不更方，故守原方加减以求痊愈。

【案例】高辉远益气活血，祛风化痰法治疗脑梗死恢复期案

王某，男，52岁。1991年9月13日初诊。

病史：素有高血压病史十余年，发现右侧肢体活动障碍51天，曾在当地医院CT检查示："脑梗死"。虽经用甘露醇、肌苷、脑活素及曲克芦丁等药物治疗，但未见好转，特求诊于高辉远。刻下症见：偏瘫步态，口角左㖞，右侧鼻唇沟变浅，右侧肢体无力及走路足趾擦地，右半身麻木，活动不灵，头晕不适，言语謇涩，二便尚调，舌淡黯，苔薄腻，脉细滑涩。证属气虚血瘀，风痰阻络之候。自拟复脑愈风汤加减，治以益气活血，祛风化痰。

处方：生黄芪15克，赤芍10克，防风10克，红花10克，胆南星8克，石菖蒲10克，远志10克，钩藤（后下）10克，羌活10克，荷叶10克，全蝎5克，炙甘草5克。

连服12剂药后，头晕，右半身麻木无力明显减轻，口眼㖞斜见好，纳食、睡眠均有改善，舌苔转薄，脉细滑。原方去钩藤、远志、荷叶，加川芎、地龙、桑枝各10克，投三十余剂，肢体活动基本正常，步履尚稳，足趾不擦地，言语较前清晰，而自动出院。

［王发渭，于有山，薛长连．高辉远临证验案精选[M]．北京：学苑出版社，1995.］

【评析】 脑梗死恢复期，属中医学偏枯范畴，后世医家多宗王清任专以气血立论。然风痰也是脑梗死之重要病理因素，单以补气活血，瘀血可祛，然风痰

难除。故在益气活血的基础上，加以祛风化痰之品。方中重用生黄芪、大补元气而起痿废，辅以赤芍、川芎、红花，以和营活血化瘀，取补阳还五汤益气活血之意，使气旺血行；全蝎、胆南星以祛除风痰；钩藤平肝息风；石菖蒲、远志芳香辛烈，则为化痰开窍之品；川芎为血中之气药，走而不守，上行巅顶，能使化痰祛瘀诸药直达病所；荷叶升清降浊；地龙、防风、羌活等药以祛风通络行滞。本案治机相合，收效明显。

5. 肝阳夹痰浊上蒙

【案例】言庚孚平肝潜阳，化痰通络法治疗中经络案

熊某，女，48 岁。1965 年 9 月 6 日初诊。

病史： 年近半百，昔时生育过多，操劳过度，气阴早衰于未病之先，在所必然，是以去年经常头目眩晕，神疲乏力，不耐辛劳，且系羸弱过度之际，气虚下陷，清阳不展而猝然昏倒，移时逐渐苏醒，无后遗症。执此而论，斯属厥证无疑。然本次昏仆，半身不遂，延已旬余，证属中风，非厥证也。盖肝为风木之脏，体阴而用阳，主动、主升，肾水不足，水不涵木，木体失养，肝阴不足、阴不维阳，则风阳内旋，灵台失宁，眩晕乃作，夹痰浊上蒙清窍，堵塞神明出入之道路，遂至不省人事，昏仆倒地。走窜经络则口角㖞斜。风阳未平，故患侧肌肤瘙痒难忍，瘀阻络道则左侧半身不遂，乃属中风后遗症，非旦夕所能奏效。除药饵外，尚须怡情自遣，宽厚调养，可获事半功倍之效。诊视脉象沉弦而滑，舌质淡红，舌苔薄白而腻。拟先平肝潜阳，化痰通络为法，方取涤痰汤化裁，以观动静。

处方： 法半夏 10 克，广陈皮 6 克，云茯苓 10 克，鲜竹茹 10 克，石菖蒲 6 克，天竺黄 10 克，生牡蛎（先煎）18 克，地龙 10 克，川杜仲 12 克，杜红花 5 克，枳壳 10 克，生甘草 3 克。

二诊： 连服上方 3 剂，头晕如雾中之感明显减轻，食纳、睡眠均佳，左侧上、下肢疼痛亦减，周身瘙痒已废。但仍半身不遂，脉象弦紧，舌质瘀点，气血瘀阻，络道不通使然，改拟补气活血，通络法风为法。方选补阳还五汤加味。处方：全当归 10 克，赤芍 10 克，地龙 6 克，焯桃仁 6 克，杜红花 5 克，川芎 5 克，秦艽 10 克，桂枝尖 15 克，双钩藤（后下）12 克，宣木瓜 10 克，北黄芪 12 克。

三诊： 投上方四十余剂，患肢疼痛逐渐减轻，现已能自行坐起，能自己吃饭，

无须扶助能慢步行走，但患侧上肢活动恢复较慢，大便虚坐，肛门坠胀，脉象弦细，舌苔薄白，瘀阻虽减，木郁土虚，病在肝脾，改拟逍遥散化裁。处方：柴胡5克，酒白芍12克，全当归10克，炒白术10克，云茯苓10克，广木香5克，秦艽10克，桑寄生10克，薄荷（后下）3克，生甘草3克，台乌药（盐水炒）10克。

四诊：连服上方32剂，大便虚坐，肛门坠胀均有改善，左上肢活动仍差。营卫不和，经脉失畅，转拟益气和营，舒筋活络法。鉴于慢性病变，短期恐难速愈，嘱其带药出院，以图缓收其功。处方：北黄芪12克，炒白术10克，广木香5克，全当归10克，酒白芍12克，生川芎5克，地龙10克，桑寄生12克，生甘草3克，伸筋草30克。

［言庚孚．言庚孚医疗经验集[M]. 长沙：湖南科学技术出版社，1980.］

【评析】　该案患者年过半百，肾气渐亏，生育过多亦耗伤肾精，加之操劳过度，气阴俱衰。肾水不足，水不涵木，木体失养，肝阴不足，阴不维阳，肝阳上亢，风火相煽，夹痰上蒙清窍而发病。气阴两虚为本，痰火上扰为标。先以化痰通络、平肝潜阳法施治，后转补气活血、通络祛风调治。予涤痰汤以导痰下行，治风痰上逆之证，原方中人参在此有碍邪之嫌，天南星燥烈伤阴，故均删去不用，加天竺黄清热化痰；牡蛎镇肝息风；地龙、红花息风活血通络；杜仲温补肝肾固其本。疾病后期，痰火已除，气阴两虚之证愈加明显，以补阳还五汤化裁，调理善后。

【案例】陈树森治疗脑溢血案

赵某，男，60岁。1980年11月13日入院。

主诉：左侧肢体不能活动1小时半。病史：患者于凌晨1点半许起床小便时，因感左侧肢体乏力顺床躺倒在地，感头晕轻度恶心，左侧肢体麻木急诊入院。既往有高血压史二十余年，陈旧性前间壁心肌梗死。体检：血压170/100 mmHg，神志清，语言清，双侧眼底边缘清，反光强，未见出血及渗出，双侧瞳孔等大等圆，约3 mm，对光反射灵敏，眼球各方面活动正常，无偏盲及凝视麻痹，左侧中枢性面舌瘫，双侧咀嚼肌有力，左侧面部痛觉减退。左侧肢体肌张力略低，左上肢肌力0级，下肢肌力Ⅱ级，左侧半身痛觉减退，左侧肢体腱反射略低，腹壁反射左<右，右侧 Chaceceocks 阳性，左侧引出巴宾斯基征及 Cenace，ceccks 征，颈软，克尼格征阴性。心肺正常，腹平坦，软，肝脾未触及。初步诊断脑血管意外：脑血栓形成；少量脑出血待除外；高血压；陈旧性心肌梗死。

经行腰椎穿刺检查压力 235 mmH_2O，色混，脑脊液红细胞数 2250，白细胞 5 个，蛋白阳性。CT 示脑扫描见右侧底节部出血，范围约 22.5 mm × 22 mm，已向脑室破入，经有关科室专家会诊，同意转入脑外科行血肿清除术，右侧颞肌下减压。术后患者嗜睡，呼之不应，时有左上肢动作，血压 200/120 mmHg，腹泻每日十余次，为稀水样棕黑色便，潜血阳性，经有关科室会诊，诊断为伪膜性肠炎。西医用止血、输血、抗感染、降压等治疗，收效不显，于 1981 年 1 月 9 日邀请中医会诊。诊见脑出血术后 1 周，泄泻为水，每日十余次，色黑如漆，左侧肢体偏废，高热 39 ℃以上，神志尚清，舌謇语涩，舌质淡苔厚腻，脉弦滑。辨证：目前症情仍危重，主要矛盾为消化道出血及泄泻。急则治其标，拟方先予止血固肠为主，以观其效。

处方：白及粉（分冲）9 克，三七粉（分冲）6 克，诃子 15 克，罂粟壳 10 克，后 2 味煎汤，每日 3 次分灌。

1 月 12 日二诊：初方尚合机宜，药后腹泻已止，大便呈糊状，黄色，潜血阴性，神志尚清，自述头痛，左侧上下肢偏瘫，舌质淡苔薄腻，脉弦数。综合症情，证属气血两虚，肝阳伪盛，拟方益气养血平肝。处方：黄芪 20 克，生晒参（分冲另煎服）6 克，丹参 15 克，菊花 15 克，三七粉（分冲）6 克，钩藤（后下）15 克。

1 月 27 日三诊：上方连服 15 剂，病情大见好转，头痛已解，精神，胃纳均好，每天可下床活动，语言清晰，对答自如，仍有乏力，动则气短，大便略干，舌苔薄欠津，脉细弱，肝阳已平，气虚血瘀仍在，再以补气活血法。处方：黄芪 30 克，丹参 15 克，党参 15 克，赤芍 15 克，川芎 15 克，葛根 15 克，三七片（分冲）6 片。

2 月 22 日四诊：近日血压波动，170/90 mmHg，昨日左侧肢体抽动，同时两眼上翻，约 5 分钟缓解，脑电图检查报告为不对称异常脑电图，额—颞区显著，以右颞区明显，未见癫痫波，舌脉如上，显示气虚血瘀，风阳上扰之象。原法加平肝息风之品，更方如下。处方：黄芪 15 克，丹参 15 克，党参 15 克，麦冬 15 克，五味子 9 克，川芎 15 克，葛根 15 克，天麻 10 克，钩藤（后下）15 克。

3 月 11 日五诊：药后癫痫未发，血压 180/100 mmHg，胃纳，二便尚调，但自昨日起频频呃逆，睡着时缓解，舌苔薄，脉弱，此胃气上逆所致，本急则治标之旨，拟方暂以降逆止呕。处方：柿蒂 20 枚，制川厚朴 15 克，制半夏 15 克，生姜 15 克，威灵仙 15 克。

3 月 12 日六诊：药进 1 剂，呃逆未平，舌脉同前，此病重药轻之故，仍宗原方加味。处方：丁香 6 克，柿蒂 20 枚，制川厚朴 20 克，制半夏 20 克，威灵仙 15 克。

3 月 15 日七诊：呃逆已止，感双下肢无力，精神倦怠，盗汗乏力，舌苔薄质红，脉弱，胃气已平，标解当治其本。继以益气活血，佐以敛阴止汗，以善其后。处方：黄芪 20 克，党参 15 克，丹参 15 克，赤芍 15 克，川芎 15 克，葛根 15 克，海风藤 15 克，五味子 9 克，小麦 30 克，麦冬 15 克。

经辨证治疗 4 月余，病情日趋稳定，精神食欲好，寐行实，血压稳定在（130 ～ 150）/（80 ～ 90） mmHg，可扶拐杖下地行走，症情平稳，停汤剂更田七片缓以调之，病情好转出院。

［陈树森．陈树森医疗经验集粹 [M]. 北京：人民军医出版社，1989.］

【评析】 本案患者高年体弱，气血亏虚，肾气已衰，水不涵木，肝阳上亢，阳化风动，血随气逆，横窜经隧，上蒙清窍，而骤发本病。此案症情复杂，变化多端，遵《黄帝内经》急则治其标，缓则治其本之旨。初诊时以出血与泄泻为当务之急，故予止血涩肠法，以救其急。当出现肢体抽动，两眼上翻，肝风内动之象，治以益气活血中加平肝息风之剂，后又现胃气上逆之呃逆频作，给予降逆止呃之剂，终以益气活血，敛阴止汗，以善其后。该案医者依据急则治其标、缓则治其本的原则，随证化裁，灵活施治，而告痊愈。

6. 痰瘀阻络

【案例】高辉远除痰逐瘀法治疗脑梗死恢复期案

陆某，男，67 岁。1991 年 9 月 12 日初诊。

病史：右半身偏瘫 2 月余，住某医院诊断为脑梗死，经治疗好转后，由家人搀扶来高辉远处诊治。症见形体丰腴，右侧肢体活动不灵，步履不稳，手足重滞麻木，言语不清，喉中痰鸣辘辘，口角流涎，口眼左㖞，鼻唇沟变浅，生活不能自理。舌质胖黯，苔黄腻，脉沉弦滑。高辉远辨证为痰瘀阻络之候，用温胆汤合桃红四物汤化裁，以除痰逐瘀法。

处方： 法半夏10克，茯苓10克，陈皮8克，枳实8克，竹茹10克，胆南星8克，荷叶10克，丹参10克，桃仁10克，红花10克，赤芍10克，炙甘草5克。

药进6剂，喉中痰鸣，口角流涎减轻，唯右侧肢体不灵，口眼㖞斜，言语不清，舌脉同前。宗守原方去甘草，其间前后加石菖蒲、全蝎、白附子、鸡血藤，连投三十余剂，自觉症状消失，语言表达尚清楚，面部表情自如，已能弃杖慢步行走，生活基本自理。另嘱服大活络丸，以安内攘外，巩固其效。

［王发渭，于有山，薛长连．高辉远临证验案精选[M]. 北京：学苑出版社，1995.］

【评析】 本案患者形体肥胖，喉中痰鸣，口角流涎，言语謇涩，肢体偏瘫，舌黯苔腻，脉沉弦滑，证属痰瘀互结，络道阻滞。宜除痰化瘀治疗，以半夏、茯苓、陈皮燥湿化痰；胆南星、竹茹、石菖蒲清热豁痰开窍；白附子、全蝎息风化痰通络；枳实降气以使风痰下行；桃仁、红花入血分逐瘀行血；丹参、赤芍、血藤活血通络；荷叶升清降浊。如此使痰浊消、瘀血化、脉络通。

7. 气虚夹痰

【案例】李今庸益气化痰法治疗中风恢复期案

患者，男，48岁。1966年9月就诊。

病史： 5月发病，突然昏倒，不省人事，苏醒后即出现右侧半身麻木，活动障碍，经数月治疗，稍有好转，但仍右侧手足失灵，不能随意运动，食欲不振、苔薄脉虚。乃气虚夹痰，阻塞身半之脉络，形成偏枯之病。治宜益气化痰，拟六君子汤加味。

处方： 党参10克，茯苓10克，炒白术10克，炙甘草10克，法半夏10克，陈皮10克，石菖蒲10克，远志10克，僵蚕8克。

上9味，以适量水煎药，汤成去渣取汁，温服，每日2次。

［李今庸．李今庸临床经验辑要[M]. 北京：中国医药科技出版社，1998.］

【评析】 该案为气虚夹痰之证，以半身麻木、活动障碍，及食欲不振、苔薄脉虚为特点。其病理因素为气虚和痰阻两个方面。该案以益气化痰之六君子汤加减治之，标本兼治。以党参、白术、茯苓、甘草健脾益气渗湿，以消除其生痰之源；陈皮、半夏、僵蚕行气而祛风痰之邪；石菖蒲、远志开窍通塞，以利其痰

浊之化除。诸药共奏益气化痰，利窍开结之功。本案为气虚夹痰证，与补阳还五汤之气虚血瘀证不同；补养还五汤适用于因虚致瘀者，重用黄芪补气活血，使气旺血行。该案则健脾以化痰，使脾旺而痰消。两者均为气虚之病，但有痰、瘀之别，应区别应用。

三、血瘀证中风

1. 血瘀阻络

【案例】仝示雨祛风通络法治疗中经络恢复期案

杨某，男，53 岁。

病史：患者于 1974 年 5 月间，发现高血压，常在 185/95 mmHg，并伴有头痛。1976 年 4 月 29 日语言謇涩，5 月 20 日起床后，感觉左腿软弱不能着地，随之左侧肢体麻木，灼痛逐渐加剧。5 月 21 日收住本院内科治疗。5 月 23 日邀余诊治。检查：血压 160/80 mmHg，神志清楚，夜寐不佳，眼底动脉硬化，口眼㖞斜，伸舌偏向左侧。血常规：白细胞 12×10^9/L。生化：胆固醇 274 mg/dL。肝界稍大。脉弦大，舌质红，苔白腻浮黄。西医诊断：脑血栓形成。中医辨证：脉络阻滞，血行不畅，属中络证。治宜活血逐瘀，祛风通络。方以桃红四物汤、牵正散合四藤汤加减。

处方：当归 9 克，川芎 6 克，赤芍 9 克，红花 9 克，桃仁 9 克，全蝎 5 克，僵蚕 6 克，钩藤（后下）9 克，丹参 24 克，山楂 15 克，首乌藤 15 克，络石藤 9 克，海风藤 9 克，柴胡 5 克，木香 6 克，牛膝 9 克，甘草 3 克，7 剂。

5 月 30 日复诊：左侧肢体麻木基本消失，夜寐好转。但小腹有坠痛感，大便呈糊状，每日 4 次，用保和丸、香砂养胃丸改为汤剂，加减应用，3 剂后，胃肠功能转佳。仍照第一方加桂枝 6 克，3 剂，以温通经络，促使肢体恢复。

6 月 27 日复诊：各症消失，停服中药，观察 1 个月，未见复发，于 1976 年 7 月 26 日出院。

［史宇广，单书健. 当代名医临证精华：中风专辑 [M]. 北京：中医古籍出版社，1992.］

【评析】　仝示雨认为中风患者，病情稳定、进入恢复期后，大都存在“湿热滞胃，大便不畅”的症状。胃肠功能失调，对肢体恢复是一个障碍，所以在此阶段，若见此象应着重调理胃肠。本例患者肢体麻木症状渐消后，出现小腹坠痛、大便糊状等症状，故仝示雨予以保和丸合香砂养胃丸煎服，待胃肠功能转佳后，再继用活血逐瘀、温通经络法调治，效果显著。

【案例】王鸿士养血荣筋，温通经络法治疗中经络恢复期案

王某，男，65岁。1973年2月23日初诊。

病史：猝然语謇，左侧半身不遂已有10日，曾经针刺治疗效果不显，转来我院诊治。舌苔白，脉象弦滑。辨证：邪中经络，痹阻不利。治法：养血荣筋，温通经络。

处方：秦艽15克，桑枝31克，鸡血藤31克，桂枝6克，地龙9克，当归12克，丝瓜络12克，川芎6克，制乳香9克，制没药9克，炒穿山甲9克，麻黄1.5克，杏仁9克，珍珠母（先煎）31克。另：牛黄清心丸（分吞）2丸。

二诊：上方服用5剂后，言语较前清楚，左侧肢体活动较前灵活，小腿胀痛。予前方加石菖蒲9克、牛膝9克，继服7剂。

三诊：患者已能独立步行，左臂抬举自如，言语清楚，喉中有痰。苔薄白，脉弦滑。药已中病，前方去石菖蒲、麻黄及牛黄清心丸开窍之味，再服5剂。

四诊：手指屈伸较为灵活。苔薄白，脉弦滑。加苏木5克，续进7剂。

五诊：步行乏力，动作尚欠灵活，握物不紧，指端稍凉，此因气虚血衰之故，方中加生黄芪18克、党参12克、淫羊藿15克、丹参15克、赤芍12克，再服7剂。

六诊：药进三十余剂，肢体活动较为灵活，言语也较清楚，生活已能自理，仅患肢常觉乏力，感觉稍迟钝。嘱其仍按前法调治，加强患肢锻炼，当可渐愈。

［《北京市老中医医案选编》编委会.北京市老中医医案选编[M].北京：北京出版社，1980.］

【评析】 本例已为本虚标实之证，以血虚络道不畅为本，邪中经络为标。“治风先治血，血行风自灭”，养血温经即寓其意。以珍珠母、牛黄清心丸清心平肝；用秦艽、桂枝、麻黄、川芎、杏仁、丝瓜络、桑枝、鸡血藤、地龙、当归、乳香、没药、穿山甲等大剂养血荣筋，通经活络。患者肢体活动及言语均已基本

恢复，后期继以益气养血，扶助正气，以期正盛邪却。

【案例】陈治恒活络通痹法治疗脑梗死案

刘某，男，54 岁。1991 年 9 月 20 日初诊。

病史： 4 个月前脑血栓形成，造成偏瘫，住原成都军区某医院 3 月余，经西医治疗脱离危险，证候缓解，出院中医治疗。1991 年 5 月 6 日在原成都军区某医院 CT 检查示：右侧脑室体部外侧密度减低区提示脑梗死（多发性脑梗死）。刻下症见：左半身行动不便，肢体麻木，肢软无力，左上肢上举困难，左手握力差，头昏，耳鸣，口苦，阵发头痛，舌嫩红、白黄腻苔，脉弦。诊为中经络，证属肝阳上扰，气血瘀滞，脉络瘀阻。治以平肝潜阳，活血通络。药选灯盏细辛为主药，结合辨证论治。

处方： 灯盏细辛 10 克，明天麻 12 克，钩藤（后下）30 克，丹参 30 克，川芎 10 克，川牛膝 30 克，红花 12 克，谷麦芽各 15 克，茯苓 12 克，法半夏 12 克，陈皮 10 克，蜈蚣 3 条，丝瓜络 12 克，伸筋草 30 克，鸡血藤 30 克，炮甲珠 6 克，薏苡仁 20 克，甘草 5 克。

服上方出入共半年余，患者功能恢复，行走、握力、臂上举均接近正常，又经成都某医院 CT 复查："大脑中线结构无移位，脑室系统无异常，右侧基底节区见小片状低密度梗死灶，与 1991 年 5 月 6 日 CT 片比，边界较为清晰，范围较局限"。随后恢复工作，至今情况良好。

［邱德文，沙凤桐．中国名老中医药专家学术经验集 [M]. 贵阳：贵州科技出版社，1994.］

【评析】 灯盏细辛为治疗各种原因造成肢体偏瘫不用的有效药物，性温味辛，辛香走窜，通透力大，功能蠲痹通络，舒筋活血，对肢体功能恢复有明显作用，陈治恒将其作为治疗偏瘫的专药，并结合于辨证论治中。该案为肝阳上扰，气血瘀滞，脉络瘀阻之证。以灯盏细辛蠲痹通络，舒筋活血；配合天麻、钩藤平肝息风；丹参、川芎、红花、丝瓜络、炮甲珠、蜈蚣、伸筋草、鸡血藤舒筋活血通络；川牛膝引血下行，并引浮越之阳气下潜；谷麦芽、薏苡仁、茯苓、法半夏、陈皮健脾祛湿化痰，以绝生痰之源。诸药合用，平肝潜阳，活血通络，以后随证加减，调理而愈。

2. 气滞血瘀

【案例】柯与参治疗气滞血瘀案

王某，男，48 岁。1973 年 9 月 18 日就诊。

病史：1973 年 4 月 1 日，因高血压（160/90 mmHg），逐渐出现偏瘫（无意识障碍），住院治疗，1973 年 5 月 1 日出院。刻下症见：左半身麻木，无力，须人扶持方可运步，左手仅可抬高至腹部，头晕，痰多；舌质淡红，苔薄白，经常有唾液从左口角流出；脉弦数；血压 180/100 mmHg。治法：行气，活血，通经络。

处方：生黄芪 90 克，当归 15 克，桃仁 12 克，红花 9 克，地龙 9 克，桑枝 15 克，川续断 12 克，土鳖虫 9 克，甘草 4.5 克，制马钱子 1 枚，三七（研细末）1.8 克，竹沥 9 克。上方中前 10 味药水煎 3 次，分 1 天半服完，每次用汤药冲服三七与竹沥各三分之一，连服 1 周。

患者门诊 4 次，服上方加减近 60 剂，至 1973 年底，已可随意活动，左臂能举至头部，口涎已止。

1974 年 11 月随访，患者借手杖帮助，行走自如，现在每天坚持锻炼，步行五里路，左手可举过头部，别无所苦。

【按】 脑血栓形成是在脑动脉内膜病变的基础上产生的，引起血管腔狭窄或闭塞，常常导致脑血管梗死而出现偏瘫症状。本病属中医学的中风范畴。笔者认为，本病的发生主要和气虚有关，“气行则血行，气滞则血瘀”，气虚则不能推动血液运行，久则脑血管壁缺乏濡养而出现病变；在此基础上又加之血流缓慢、血管痉挛、血液成分改变等因素，即可形成血栓（络脉阻塞）。因此，拟方在补阳还五汤的基础上重用黄芪（一般用 60 ～ 120 克），以助其推动运化之力，并加入大队活血祛瘀、行气通络之品，对夹痰者常用竹沥另冲。本例患者在初诊时血压 180/110 mmHg，脉弦数，在首次处方中黄芪用量达 90 克，后在原方基础上加减，共服六十余剂，效果显著。黄芪的用量应根据脉证而定，对血压过高的患者，尤应注意用量与配伍。重用黄芪，配伍适当，可起扩张血管的作用，从而使血压随之下降；反之，黄芪用量过轻，不能起到扩张血管、降低血压的作用。制马钱子用量不宜过大，否则会引起患者颈部与双腿出现僵硬感，应多加注意。

［柯与参 . 柯与参医疗经验荟萃 [M]. 兰州：甘肃人民出版社，1984.］

【评析】 中风早期鲜有气虚血瘀者，多在恢复期表现为气虚血瘀之征，该患者就诊时已患病近5个月，临床表现为气血亏虚，痰瘀阻络之证，属王清任补阳还五汤适应证。重用黄芪推动血液运行；当归、桃仁、红花、地龙、桑枝、土鳖虫、制马钱子、三七活血通络；川续断补肾壮骨；竹沥祛除经络之痰。补阳还五汤是补气药与活血祛瘀药配伍的方剂。黄芪生用、重用则力专而性走，周行全身，大补元气而起痿废；配合当归、赤芍、地龙、川芎、桃仁、红花多种活血祛瘀之药，但每种药物的用量较小，故本方应用祛瘀药的目的，不在于逐瘀，而在于活血以通血络，重用黄芪的目的，就是以补气来行血通络。

3. 气虚血瘀

【案例】祝谌予益气活血，化痰通络法治疗中风恢复期案

黄某，男，51岁。1979年5月11日初诊。

主诉：右侧肢体活动不遂1月余。患者素嗜烟酒，血压正常。今年4月初突觉右上肢麻木无力，右手不能握拳。继则右半身瘫痪，昏睡约10小时，经某医院救治后神志清醒，诊断为脑血管意外（脑梗死）。住院输液治疗3周，右偏瘫未见好转，因来就诊。刻下症见：右侧面瘫，口眼㖞斜，纳谷则顺口角外流，且有食物残渣遗留颊部。舌謇语涩。右上肢无力上举，右手肿胀疼痛，拘挛呈屈曲状，右下肢行走无力，睡眠二便如常。舌胖淡，苔白，脉弦滑。辨证：气虚血瘀，痰阻廉泉，风中络脉。治拟益气活血，化痰通络。方用补阳还五汤加减。

处方：生黄芪50克，当归10克，川芎10克，赤白芍各10克，桃仁10克，红花10克，地龙10克，石菖蒲10克，生蒲黄（包煎）10克，片姜黄10克，净蝉蜕6克，桑寄生20克，鸡血藤30克，蜈蚣2条，每日1剂，水煎服。

服药1月余，右手肿痛渐消，下肢较前有力。以上方为主，随证加入丹参、葛根、僵蚕、钩藤、天麻、菊花、豨莶草、防风等药治疗4个月，患者右侧偏瘫逐渐改善，面瘫好转，体重增加。

12月7日复诊：将原方配制蜜丸继续治疗。3个月后随诊，右上肢肌力基本恢复，能举10斤重物二十余次，右下肢有力，步行2000多米，进食顺利，语言较畅，生活自理。

【按】 中风偏瘫、口眼㖞斜属脑血管意外常见后遗症。若无阴虚阳亢，风火上扰见证者，祝谌予常按气虚血瘀辨证，可用补阳还五汤加减益气活血，化瘀

通络。因为中风发病为气血逆乱，本虚标实，与瘀血关系密切。闭塞性脑血管病血黏度增高，血液凝于脑络则瘀滞不通；出血性脑血管病则血溢脉外，久而成瘀，瘀血不去，偏瘫难复。补阳还五汤为王清任治疗气虚血瘀中风后遗症之名方，祝谌予临床应用时，凡见肢体麻木加鸡血藤、桑寄生、豨莶草；口眼㖞斜加僵蚕、蜈蚣；语言涩迟加石菖蒲、生蒲黄；头痛头晕加钩藤、茺蔚子；下肢无力加金毛狗脊、千年健等。由于人体气血不可分割，气帅血行，王清任认为半身不遂的本源是元气亏损，半身无气所致，所以祝谌予常重用黄芪 50 ～ 75 克，以推动血行，体现出“治血毋忘调气”的学术观点。

［董振华 . 祝谌予临证验案精选 [M]. 北京：学苑出版社，1996.］

【评析】 王清任《医林改错》云：“此方（补阳还五汤）治半身不遂，口眼㖞斜，语言謇涩，口角流涎……初得半身不遂，以本方加防风一钱，如患者先有入耳之言，畏惧黄芪，只得迁就人情，用一二两，以后渐加至四两，至微效时，日服 2 剂，岂不是八两……”可见王清任以补阳还五汤治疗中风之气虚血瘀者，强调因虚致瘀，治法以补气为主，兼以化瘀通络。此方已经成为治疗中风后遗症的经典方剂，临床黄芪用量最大可到 120 克，每获良效。然而此方应用时尚须注意其适应证，中风初起，半身不遂，邪气亢盛，面部红涨，喉中痰声辘辘，舌苔厚腻，脉象弦滑数大有力者；中风半身不遂，肝阳上亢，头部胀痛，或偏头痛，烦躁便结，舌苔黄或兼舌质发红，脉象弦劲有力者；中风半身不遂兼有肢体抽搐、角弓反张者；中风半身不遂虽然时日已久，仍痰火亢盛者；均不宜使用补阳还五汤，临证切记。

【案例】袁正瑶补气养血，祛痰通络治疗脑血栓案

宋某，男，54 岁。1979 年 6 月 25 日初诊。

病史：患者幼年时曾患过流行性乙型脑炎，且系极重型，经中医治疗后基本痊愈，但遗有耳聋，尚不影响工作。于 1 个月前突然晕倒，言语不清，两下肢活动失灵，不能下床行动，食欲差，小便色黄，大便正常。经西医诊断为脑血栓形成，给各种药物无效，而邀中医会诊。检查：面色萎黄，精神呈痴呆状，上肢举而无力，两下肢活动失灵，行走受限，不能下床。舌质黯红，苔白薄，脉象沉而缓滞。辨证：气虚血瘀，痰阻脉络，筋脉失养。治法：益气养血，消瘀化痰，通经活络。

处方： 黄芪 60 克，当归 20 克，何首乌 15 克，丹参 30 克，红花 6 克，生地黄 15 克，天麻 9 克，首乌藤 15 克，鸡血藤 12 克，陈皮 6 克，防风 6 克，胆南星 6 克，全蝎 6 克，僵蚕 9 克，夏枯草 9 克。水煎 400 mL，分 2 次温服。

方解： 黄芪、当归益气补血，扶正却虚；何首乌补肝肾涩精气疗风虚，益精髓；首乌藤有阴阳交合之象，医失眠而通经络；丹参、红花活血祛瘀，瘀血去则新血生；生地黄补阴血，填骨髓；天麻祛风通血脉，强筋力。经云“诸风掉眩，皆属于肝”，肝木病不荣筋故见风动诸症；鸡血藤活血舒筋；防风祛风胜湿；胆南星祛风痰、补肝而疗风虚，木喜条达，以泻为补，散则疏通条达亦为补也；陈皮理气和脾；全蝎去风而疗口眼㖞斜麻痹之症；僵蚕去风化痰，散结行经；夏枯草补肝血，散结气。

7 月 24 日二诊： 患者服上方 15 剂，言语较前清楚，活动灵便能下床行走，食欲及精神好转，但仍感体弱无力，左脚走抬不高，二便调和。舌苔白薄，脉象沉而缓。处方：以前方去胆南星、防风、全蝎、僵蚕，加石斛 10 克、川牛膝 9 克，继服之。

8 月 30 日三诊： 患者继服上方 30 剂，言语已清，活动自如，已能参加一般劳动。

［袁正瑶，袁兆荣．袁正瑶医术验案集锦 [M]. 北京：人民卫生出版社，1997.］

【评析】　该例患者症见面色萎黄，精神呈痴呆状，上肢举而无力，两下肢活动失灵，舌质黯红，苔白薄，脉象沉而缓滞，均为气血亏虚，瘀血阻络之象。气血亏虚、痰瘀阻络为其主要病机，因此补气养血和祛痰通络为治疗的两个方面。本案初诊标本兼治，以黄芪、当归、何首乌、生地黄益气补血；天麻、防风、僵蚕、全蝎、陈皮、胆南星、夏枯草化痰通络息风；丹参、红花、鸡血藤、首乌藤养血活血通瘀。二诊痰瘀之证好转，故去胆南星、防风、全蝎、僵蚕，加石斛、牛膝养血滋阴。二诊以后以扶正为主，调理而愈。

【案例】吴少怀益气养血，祛瘀通络法治疗脑血栓形成案

傅某，男，63 岁。1966 年 10 月 3 日初诊。

病史： 2 个月前，因生气后，左半身不仁不用。左手肿胀，舌强言涩，胃纳尚可，二便调。经西医确诊为脑血栓形成。刻下症见：左侧半身不遂，上下肢疼痛，左

手肿胀，言语迟涩，心烦少眠，饮食尚好，二便调。检查：舌苔薄白，脉沉细缓。辨证：中风之后，气血亏虚，瘀阻脉络。治法：益气养血，祛瘀通络。拟补阳还五汤加味。

处方：当归 9 克，赤芍 9 克，生地黄 9 克，川芎 4.5 克，桃仁 1.5 克，红花 6 克，清半夏 9 克，橘红 4.5 克，桑枝 9 克，地龙 9 克，黄芪 4.5 克，牛膝 9 克。水煎服。

10 月 12 日二诊：服药 9 剂，左上下肢痛减，仍活动不灵，言语迟涩，喉中有痰，舌脉同前。按上方黄芪改为 6 克，水煎，兑入竹沥水 15 克，姜汁 5 滴，口服。

10 月 18 日三诊：服药 5 剂，左侧上肢仍有疼痛，左腿可以活动，夜眠不安，语言转清，二便调，舌苔薄白，质红，脉沉细弦。按二诊方去黄芪、桑枝、地龙，加姜黄 4.5 克，威灵仙 9 克，桂枝 3 克。水煎服。

10 月 23 日四诊：服药 5 剂，左上下肢痛减，但仍肿胀，舌脉同前。按三诊方去威灵仙、桃仁，加天麻 6 克，秦艽 9 克。水煎服。

10 月 28 日五诊：来人代诉服药 5 剂，肢体疼痛减轻，左下肢大有好转，可以缓步行动，左手仍肿，药后有效，继服上方。

11 月 3 日六诊：来人代诉又服 5 剂，自己能扶杖行走，手肿已消，有时左腿筋急拘挛，其他均好。此乃肝血不足，血不荣筋之故，仍按四诊方去赤芍、红花、半夏、橘红，加木瓜 9 克、杭白芍 9 克、独活 4.5 克、甘草 4.5 克。水煎服。

11 月 13 日七诊：服药 10 剂，腿已能行走，上肢活动也好，眠食均好，舌苔薄白润，脉沉缓，病已基本痊愈，按六诊方加豨莶草 9 克。水煎服。服药 10 剂，经随访痊愈。

［吴少怀 . 吴少怀医案 [M]. 济南：山东人民出版社，1978.］

【评析】 该案有痰、瘀、气虚三方面病理因素，治疗则相应以祛痰、化瘀、补气三法，整个治疗过程也围绕以上三方面病理因素遣方用药。初诊以补阳还五汤补气化瘀为主，二诊时因喉中有痰而加入竹沥、姜汁化痰，而后依据兼症不同，在补气、活血及通络各方面，稍有进退，有时也加入一些祛风除湿之品，也取其通络之效，调理月余而愈，但始终不离益气活血化痰。然补阳还五汤应用于因虚致瘀，补气为主黄芪为君，动辄 30 ～ 50 克，甚则 120 克，为取其补气行血之意，该案则仅用 4.5 克，后用 6 克，再后来干脆弃之不用，可见，该案以祛痰化瘀为主，补气为辅，与补阳还五汤原意有别。

【案例】王任之益气活血法治疗脑血栓恢复期案 4 例

案一

郭某，男，45 岁。1982 年 8 月 19 日初诊。

病史：因拟诊脑血栓而于 8 月 5 日入院，经治疗后右侧偏瘫已有好转，右侧上、下肢能上下移动，然右手手指尚不能动弹，右面颊作麻，舌謇语涩，脉濡弦。气血交阻，不能濡养筋骨使然，姑以益气活血为治。

处方：绵黄芪 10 克，全当归 10 克，地龙 9 克，红花 4 克，炒川芎 3 克，桃仁（去皮尖、杵）6 克，秦艽 4.5 克，制豨莶草 10 克，葛根 30 克，鸡血藤 15 克，炙远志 6 克，石菖蒲 3 克，蜈蚣 2 条。

8 月 26 日二诊：言语较利，舌转灵活，然右手及手指仍难活动，脉濡弦。守前损益。上方去远志、石菖蒲，加川桂枝 4.5 克、嫩桑枝 10 克。

［王宏毅，王运长 . 王任之医案 [M]. 合肥：安徽科学技术出版社，1998.］

【评析】 该患者为中风之后肢体活动不利，痰浊上泛，堵塞舌窍，而致舌体僵硬，不能言语。气虚不能推动血行；痰湿交阻，血脉空虚，瘀血阻络，肢体筋络失荣，故治疗上以益气活血；清痰利窍为主。以黄芪益气补中，俾气旺则血行；当归、桃仁、川芎、红花、鸡血藤等药养血活血；地龙、蜈蚣虫类搜剔之属，共奏化瘀通络之功；葛根辛甘，升腾胃气，滋阴生津；秦艽祛风湿，舒筋络；制豨莶草祛风湿，通经络，治疗肢体麻木；远志、石菖蒲祛痰开窍。全方合用，可收益气活血，祛痰通络之功。二诊言语转利，故减远志、石菖蒲，防耗伤阴津，加桂枝、桑枝温通经络、祛风除湿通络，总之扶正与祛邪并重，以求全功。

案二

刘某，男，52 岁。1981 年 10 月 29 日初诊。

病史：因拟诊脑血栓于 10 月 14 日入院，经治疗后已有好转，言语较为清楚，右下肢可下床行走，而右上肢仍不能动，口向左㖞，饮食残留齿颊间。气血交阻，筋骨机关有失濡养，姑以益气活血为治。

处方：绵黄芪 10 克，全当归 10 克，地龙 10 克，红花 4 克，炒川芎 3 克，桃仁（去皮尖、杵）6 克，鸡血藤 15 克，葛根 30 克，炙远志 6 克，石菖蒲 3 克，陈胆南星 4.5 克，白附子 3 克，蜈蚣 2 条。

11 月 14 日二诊：因脑血栓，前以益气活血、祛痰息风之后，言语较利，在搀扶下右腿已能行走，而右臂仍不能活动，口仍微向左㖞，嚼食后有少量残渣留于齿颊间，脉濡弦。病情稍有好转，续守原方加减。处方：绵黄芪 10 克，全当归 10 克，地龙 9 克，红花 4 克，葛根 30 克，鸡血藤 15 克，宣木瓜 6 克，伸筋草 10 克，羌活 3 克，嫩桑枝 10 克，秦艽 5 克，片姜黄 6 克，制豨莶草 10 克。

1982 年 1 月 23 日三诊：说话口齿已渐清楚，右下肢已能行走，右上肢及手指略能活动，唯上举受限，夜卧则疼痛，脉濡弦。药证相合，无事更张。处方：绵黄芪 10 克，全当归 10 克，红花 4 克，五灵脂（包煎）10 克，羌活 3 克，嫩桑枝 10 克，片姜黄 6 克，秦艽 4.5 克，地龙 10 克，漂全蝎 3 克，炙远志 6 克，石菖蒲 3 克，制豨莶草 10 克。

2 月 13 日四诊：右臂疼痛好转，夜卧安稳，右手中指、环指和小指略能自主活动，脉濡弦。药证既合，仍守原意。处方：绵黄芪 10 克，全当归 10 克，红花 4 克，五灵脂（包煎）10 克，威灵仙 10 克，川桂枝 4.5 克，片姜黄 6 克，秦艽 4.5 克，地龙 10 克，漂全蝎 3 克，炮川乌 3 克，制乳香、制没药各 4.5 克，宣木瓜 6 克，蜈蚣 2 条。

［王宏毅，王运长．王任之医案 [M]. 合肥：安徽科学技术出版社，1998.］

【评析】 患者气虚不能运血，气不能行，血不能荣，气血瘀滞，中气不足，脾失运化，故湿痰中生，痰瘀交阻，脉络不畅，脉络痹阻，筋骨失于濡养，故肢体废用而发为半身不遂；痰浊上泛，堵塞舌窍，而致舌体僵硬，不能言语。治疗当以益气活血，加以涤痰开窍，舒筋通络。全方以黄芪益气健中；当归、地龙、红花、川芎、桃仁、鸡血藤养血活血；葛根升阳；远志、石菖蒲、陈胆南星、制白附子祛痰开窍；蜈蚣虫类搜剔之品祛风活血，通络止痛。二诊后言语较前转利，故减祛痰之品，防过用耗气，加活血通络止痛药物，加减调理。四诊更予桂枝、川乌等药温经通络，温阳益气，以鼓动气血运行，使筋络通畅。

案三

谭某，男，57 岁。1980 年 8 月 11 日初诊。

病史：5 月到上海出差时，突患脑血栓，左侧肢体仍感乏力，左臂虽能上举过头，然腕关节却不能活动，手指活动亦甚不灵便，左下肢可以行走，口仍微㖞，脉弦。姑以益气活血为治。

处方：绵黄芪10克，全当归10克，地龙9克，红花4克，秦艽4.5克，制豨莶草10克，葛根30克，鸡血藤15克，羌活3克，威灵仙9克，川桂枝4.5克，天仙藤6克，蜈蚣2条。

8月11日二诊：进剂后左侧上、下肢活动较利，近来夜寐弗安。前法中参以宁神。处方：绵黄芪10克，全当归10克，地龙9克，红花4克，制豨莶草10克，葛根30克，鸡血藤15克，炙远志6克，石菖蒲3克，首乌藤30克，合欢花15克，蜈蚣2条。

［王宏毅，王运长．王任之医案[M]．合肥：安徽科学技术出版社，1998.］

【评析】　该病例为中风恢复期患者，中风日久，正气已虚，而瘀瘀之邪未去。证属气虚血瘀，治疗以益气活血通络为主。方中以黄芪补气行血为主药，辅以当归、红花、鸡血藤、豨莶草、地龙、秦艽等活血通络，“气血得温则行，遇寒则凝”，故以桂枝尖、威灵仙、羌活、蜈蚣等温通经络。天仙藤临床多用于祛风胜湿止痛，还具有较好的行气活血作用，《本草求真》谓其“性温得以通活，故能活血通道而使血无不利，风无不除”。二诊眠差，考虑温燥扰心，去桂枝尖、威灵仙、羌活、天仙藤等温燥之品，加首乌藤、远志、合欢花安神。

案四

樊某，男，73岁。1979年11月1日初诊。

病史：因拟诊脑血管意外恢复期、高血压、脑动脉硬化、冠心病等，于昨日住院治疗。刻下症见：头脑昏痛，右侧上、下肢虽能活动，但上举不能过头，行动须人搀扶，肢体活动时且觉疼痛，并感发木乏力，笑时口微右㖞，脉细弦。且以益气、活血、通络为治，用补阳还五汤化裁。

处方：生黄芪10克，全当归10克，干地龙10克，红花4克，炒川芎3克，桃仁（去皮尖、杵）6克，葛根30克，鸡血藤15克，秦艽4.5克，制豨莶草10克，鹿衔草10克，炒怀牛膝10克，双钩藤（后下）10克。

11月15日二诊：药后诸症均有减轻，唯行动仍须搀扶，脉濡弦。药证既合，仍守原意加减。处方：炙龟甲（先煎）24克，龙骨（先煎）12克，炙远志6克，石菖蒲3克，生黄芪10克，全当归10克，地龙9克，红花4克，葛根30克，鸡血藤15克，鹿衔草10克，制豨莶草10克，炒怀牛膝10克。

11月22日三诊：口㖞渐正，不细察则不易发现，左手能端碗进食，而左下肢迈步仍较费力，肢端且觉麻木，脉濡弦。再守原意加减为治。处方：生黄芪12克，全当归10克，地龙9克，红花4克，葛根30克，鸡血藤15克，鹿衔草10克，制豨莶草10克，桑寄生10克，锁阳10克，淫羊藿10克，炒续断6克，炒怀牛膝10克。

［王宏毅，王运长．王任之医案[M]．合肥：安徽科学技术出版社，1998.］

【评析】 本案患者系老年患者，体弱多病，为脑血管意外恢复期，其基本病机为气虚血瘀，脉络不通，筋脉失养而引起肢体活动不能，故王任之用益气活血通络之补阳还五汤加减。方中黄芪以补气行血；桃仁、红花、川芎以活血化瘀；当归养血；地龙、鸡血藤、豨莶草、鹿衔草以活血通络；秦艽、钩藤以祛风通络；牛膝补肝肾，强筋骨，活血通络；葛根升举清阳以荣脑窍。二诊时诸症减轻，脉仍濡弦，证未变药亦不变，继守前方加减，方中加炙龟甲、龙骨以滋阴平肝息风。三诊时症状明显好转，但脉仍濡弦，在一诊方中加补肾助阳之品锁阳、淫羊藿。《黄帝内经》云："阳化气，阴成形。"故补阳之品能助补气活血通络，加川续断、桑寄生能补肝肾，强筋骨。本案证治以补气、活血、通络为中心，中间予滋阴潜阳平肝之味，最后以振奋肾阳善后。

【案例】张沛虬益气活血法治疗中风恢复期案

冯某，男，67岁。

病史：4个月前，右侧肢体瘫痪，现仍不能动。患者形体素来丰盛，自汗，说话不清，口角㖞斜，面色灰黯，神清，口角流涎，舌质紫苔腻，血压165/92 mmHg，心律齐，心率85次/分，肝脾未触及。证属中风后气虚血瘀，络脉痹阻。用益气活血汤加味。

处方：黄芪30克，丹参30克，当归10克，桃仁10克，赤芍10克，姜半夏10克，陈胆南星10克，川牛膝15克，地龙15克，制全蝎（研吞）3克，蜈蚣（研吞）3克。

以上方加减连续服用七十余剂，能下床步履，口眼基本转正，语言渐清。

［史宇广，单书健．当代名医临证精华：中风专辑[M]．北京：中医古籍出版社，1992.］

【评析】 本例患者中风4个月，仍属恢复期，此时病机由实转虚，虚则气

滞，气滞则血瘀，故症见半身不遂、口角㖞斜、自汗、面色灰黯、舌质紫等气虚血瘀之象，言语謇涩系痰阻舌本，苔腻系痰湿壅盛，证属气虚血瘀，痰瘀阻络，张沛虬给予自拟益气活血汤加减。方中以大剂黄芪益气为主，使气旺血行，辅以当归、桃仁、赤芍、丹参、牛膝行血活血；地龙、全蝎、蜈蚣镇肝搜风，佐以姜半夏、胆南星祛痰通络。全方以益气活血为主，兼以息风化痰通络，紧扣“气行则血行”之宗旨，药进七十余剂，终使瘀阻得通，偏瘫恢复。

【案例】祝谌予治疗脑软化案

靳某，男，52岁。1981年10月30日初诊。

主诉：意识障碍，言语不清1月半。护送者代诉，患者今年9月初突然头晕，右侧头部麻木，言语不清，不识书字，不认亲人。经张家口某医院及北京某医院等检查诊断为脑血管病，因来求治。刻下症见：神志尚清，反应迟钝，面色无华，精神倦怠，言语不清，书字不识。舌质黯、苔白腻，脉弦。辨证：气虚血瘀，痰蒙清窍。治宜益气活血，祛痰开窍，方用补阳还五汤加味。

处方：生黄芪30克，地龙10克，桃仁10克，红花10克，当归10克，川芎10克，赤芍15克，石菖蒲10克，远志10克，广木香10克，佩兰10克，细辛3克，生地黄10克，丹参30克，水煎服。

患者10月31日在北京某医院做脑血流图回报：血管阻力增强，血管弹性减退。11月13日在北京某医院头部CT扫描示：多发性脑软化。左颞顶叶软化灶（大脑中动脉区），右枕部软化灶（大脑后动脉区）。病症诊断明确，服药后自觉症状亦有减轻，即以前方加减带处方回张家口服用。

1982年2月20日二诊：服药百余剂后诸症均有好转，记忆恢复，已能识人识字。现感腰痛、耳鸣、烦燥，舌淡，苔白厚，脉弦。血压190/100 mmHg。由于气虚血瘀，痰蒙清窍之证改善，再辨证为肾阴不足，肝阳上亢。易以滋肾平肝，养血活血为治。处方：夏枯草15克，苦丁茶10克，槐花10克，黄芩10克，杭菊花10克，石菖蒲10克，当归10克，川芎10克，赤芍15克，鸡血藤30克，桑寄生20克，狗脊15克，牛膝10克，枸杞子10克，女贞子10克，白芷10克，葛根15克，水煎服。

以后即在此方基础之上随证加减，如眠差加酸枣仁、白薇、生牡蛎；肢麻加刺蒺藜、地龙、钩藤、丹参、蜈蚣；血压高加紫石英、珍珠母、灵磁石；头晕加水牛角、明天麻；心悸加沙参、麦冬、五味子。病情日减，于 1982 年 3 月 24 日将汤药改制丸剂，嘱其常服。

1982 年 11 月 17 日三诊： 服丸药半年，病情稳定，能正常记忆和处理日常工作，已恢复上班 2 个月，嘱仍配丸剂常服。

1987 年 2 月通信随访，述 5 年来坚持工作，未再反复。1986 年 12 月曾在外院头部 CT 扫描复查示：左颞顶部软化灶；局限性脑萎缩（左半球）。仍在服用上方。

［董振华 . 祝谌予临证验案精选 [M]. 北京：学苑出版社，1996.］

【评析】 初诊反应迟钝，面色无华，精神倦怠，言语不清，书字不识，舌质黯、苔白腻，脉弦，均为气虚血瘀之象，以王清任补阳还五汤益气活血，重用黄芪使气旺血行。二诊病情好转，气虚血瘀证已不明显，然腰痛，耳鸣，烦躁，舌淡，苔白厚，脉弦，血压升高，为肝肾亏虚、虚阳上亢之证，以滋肾平肝治疗而收功，取枸杞子、女贞子、桑寄生、狗脊配当归、赤芍、川芎、牛膝、鸡血藤、地龙等补肾通督，化瘀活血；夏枯草、苦丁茶、槐花、黄芩、菊花等平肝清热降压，治之而愈。可见在疾病的不同阶段证候已有所不同，方药随之而变，同病异治而收功。

四、气（逆）证中风

1. 肝郁气逆

【案例】刘春圃清抑降逆，止血化瘀法治疗蛛网膜下腔出血恢复期案

王某，男，37 岁。1974 年 8 月 21 日初诊。

病史： 述于 4 月 13 日乘车时突然头痛，呕吐，昏厥而被送往某医院急诊。经该医院查脑脊液呈血性。白细胞数 $65 \times 10^9/L$，白细胞 $5 \times 10^9/L$。住院治疗 2 周后出院，因头痛仍作，于 7 月 26 日又去某医院复查。神经系统检查无异常，脑电图检查为广泛中度异常，双侧颈动脉造影大脑前、中、后动脉显影未见异常，诊断为自发性蛛网膜下腔出血。于 8 月 21 日前来我院就诊。临床症状为两太阳穴处疼痛，按之更甚，后脑部胀疼，胸闷烦躁，纳呆，四肢有时麻木作痛，舌苔黄略厚，质紫黯，脉弦关实。血压正常。辨证：肝郁胃实，气逆上冲。治法：清

抑降逆，止血化瘀。

处方：杭白芍 12 克，郁金 12 克，青皮 10 克，知母 10 克，黄柏 10 克，广木香 10 克，钩藤（后下）31 克，牛膝 12 克，藕节 15 克，大蓟 15 克，花蕊石（先煎）10 克，决明子 31 克，桑寄生 15 克，丝瓜络 12 克，槟榔 12 克，生地黄 15 克。

经治疗 1 个月后，诸症悉轻，后脑胀痛已基本消失，两太阳穴处偶有阵发跳痛，尤在气郁之后明显，苔薄黄舌红，脉弦，故在上方中加重楼 31 克、知母、黄柏各 18 克、羚羊角粉 0.46 克，清泄肝热，因四肢功能恢复正常，而去桑寄生、丝瓜络。

前后共服药 3 个月，临床治愈。经某医院神经科复查，认为蛛网膜下腔出血已吸收。

［《北京市老中医医案选编》编委会．北京市老中医医案选编 [M]. 北京：北京出版社，1980.］

【评析】 该案患者为肝郁胃实、气逆上冲之证，以钩藤、决明子平逆降冲；知母、黄柏伍用，名曰滋肾丸，清下焦湿热；花蕊石味酸、涩，性平，入肝经，本品酸涩收敛，既能止血，又能化瘀，它的药性平和，止血而不使血瘀，化瘀而不伤新血，为治血病之要药，与大蓟、藕节合用清热止血化瘀；牛膝引血下行；青皮行气消胀，宽胸快膈；郁金行气解郁，祛瘀止痛，合用行气解郁，凉血散瘀；木香、槟榔均为理气药，木香偏于温中助运，兼能燥湿，槟榔偏于消积导滞，二者常配伍应用，相辅而行，不仅可增强行气止痛之力，而且善导滞消胀。生地黄、杭白芍养阴敛肝，育阴潜阳；桑寄生、丝瓜络补肾通络。二诊诸症减轻，羚羊角粉清余热，祛内风；知柏养阴退热，连服数剂而愈。

2. 气逆痰壅

【案例】路志正平肝息风，涤痰开窍法治疗气逆痰壅之薄厥案

张某，男，54 岁。2002 年 6 月 16 日初诊。

病史：患者平素嗜酒，近期心情不畅。5 月 22 日夜间小解，突然昏仆，不省人事，急送北京某医院救治，2 小时后开始复苏，诊为脑出血。当即住院治疗。后在路志正处求治于中医。刻下症见：右侧半身不遂，下肢肌力Ⅰ级，上肢肌力Ⅱ级，语言謇涩，喉间痰鸣，咯痰不爽，睡眠不安，心烦自汗，小便黄，大便 3 ～ 4 日一行，右脉弦，左脉弦大而滑。舌淡苔黄腻，血压 170/100 mmHg。辨证：肝风

夹痰热上蒙清窍，阻滞经络。治法：平肝息风，涤痰开窍以治其标。

处方：导痰汤合黄连温胆汤化裁。黄连 4 克，陈皮 10 克，法半夏 10 克，胆南星 6 克，枳实 9 克，钩藤（后下）15 克，生龙牡（先煎）30 克，石决明（先煎）15 克，石菖蒲 10 克，远志 10 克，僵蚕 10 克，酒大黄 4 克，竹沥水（分 3 次冲服）60 mL。

二诊：进药 7 剂，舌能伸出口外，肢体强直、语謇、自汗减轻，睡眠稍安，大便仍干，苔仍厚腻，血压 160/96 mmHg。药中病机，上方去生龙牡、僵蚕，酒大黄改为生大黄 5 克，加瓜蒌子 12 克，刺蒺藜 15 克，天竺黄 8 克，共进 7 剂。

三诊：大便得畅，右侧肢瘫好转，喉中有痰减，仍咯痰不爽，血压 140/90 mmHg，脉弦小滑，黄腻苔渐退，又进药十余剂。言语单词清楚，右手足已无僵硬感，转为软弱无力，常口角流涎不能自控，舌淡质黯苔薄白，脉细涩，为气虚血瘀之候。处方：补阳还五汤加减。黄芪 40 克，太子参 10 克，当归 15 克，川芎 10 克，赤白芍各 10 克，地龙 12 克，桑枝 20 克，法半夏 10 克，胆南星 6 克，天麻 10 克，鸡血藤 15 克，五味子 6 克，牛膝 12 克。

上方进退 20 剂。血压 130/80 mmHg，言语清晰，汗出正常，睡眠安，上肢肌力Ⅳ级，下肢Ⅲ级，口角偶有流涎，可缓步而行。经补肝肾、健脾胃进一步调理，加强肢体锻炼。3 个月后已能工作。

［张云鹏．中风病 [M]. 北京：科学技术文献出版社，2002.］

【评析】 本案患者平素嗜食酒甘，脾胃受损，运化失司，水湿不化，痰湿内生，郁而化热，痰热壅盛；又遇情志不遂，肝气郁滞，阳亢化风，怒则气上，引动痰湿上蒙清窍，而致机体气机逆乱，升降失调发为中风。《丹溪心法·中风》云：“湿土生痰，痰生热，热生风也。”痰湿黏腻胶结，壅滞为患，横窜经隧，则半身不遂，肌力下降；痰湿上泛，堵塞舌窍，而致语言謇涩，喉间痰鸣，咯痰不爽；肝郁气滞、痰热扰心则见睡眠不安，心烦自汗；小便黄，大便 3～4 日一行，右脉弦，左脉弦大而滑，舌淡苔黄腻，均为湿热壅盛之象。因此，本案肝郁化风上逆，夹痰热上蒙清窍，阻滞经络。予导痰汤合黄连温胆汤加减以平肝息风，涤痰开窍以治其标。祛痰应根据痰证的不同性质选配相应的药物。如湿痰、寒痰、风痰多以温燥化痰药半夏、天南星、紫苏等为主组方。若为湿痰则酌情配伍健脾利湿之品，如白术、云茯苓等；寒痰常与温阳散寒药细辛、干姜等同用；风痰为内风夹痰者，则适当配伍息风之品，如天麻、钩藤、磁石等；对于热痰、燥痰则

配以寒润化痰药瓜蒌、贝母、竹茹等。三诊后痰热渐清，腑气得通，气机调畅，此时病机由实转虚，虚则气滞，气滞则血瘀，予以补阳还五汤加减益气活血通络为主，随证加入祛痰通络、活血之品调理。临证治疗应根据疾病缓急变化，采用相应治疗策略，断不可祛邪治标以求速效，当扶正祛邪、标本兼顾以图全效。

五、虚证中风

1. 气虚证

【案例】张子琳补气活血，祛风化痰法治疗中经络案

田某，男，49岁。1971年6月1日初诊。

病史：素有头痛，头目眩晕等病情。半个月前，突然发作半身不遂，未曾昏迷。现在左半身不遂，头痛，口眼向右㖞斜，目不能闭，口涎常流，言语謇涩，口鼻干燥，苔厚腻，脉沉弦。此为元气亏虚，风痰瘀阻经络所致。治以补气活血，祛风化痰，逐瘀通络。方用补阳还五汤加减。

处方：黄芪15克，当归10克，赤芍10克，地龙10克，川芎8克，桃仁5克，红花5克，白芷6克，天麻6克，钩藤（后下）6克，菊花10克，僵蚕6克，麦冬10克，水煎服。

6月5日二诊：上方3剂后，患者口眼㖞斜好转，语言清利。左半身不遂，口鼻干同前。眼珠赤，小便不利，小便时鼠蹊部肿痛。药已对症，上方加刺蒺藜12克、玉竹10克、石菖蒲6克、车前子（包煎）10克，继服。

7月2日三诊：服上药加减10剂，左腿已能活动，头不痛，言语清晰，眼赤痛好转，小便频，大便正常。脉沉。继用原方加减。处方：黄芪45克，当归尾12克，川芎6克，地龙10克，桃仁5克，红花5克，钩藤（后下）6克，僵蚕5克，菟丝子10克，台参12克，水煎服。

7月27日四诊：上方加减再服10剂，半身不遂显著好转，已能扶杖在室外行步，余症均安。只觉下肢较僵。效不更方，原方加桑枝15克、桂枝5克，继服。

9月21日五诊：上方加减服6剂后，半身不遂基本治愈。左大腿、右胳膊灵活自如，小腿及手腕等小关节尚有僵硬感觉。原方丝瓜络加至15克，桑枝加至21克，黄芪加至75克，继续服用。嘱患者加强功能锻炼，以期痊愈。

【按】 中风一证，大体相当于现代医学的脑血管意外及颜面神经麻痹等证。

关于中风的病因，自古争论颇多：唐、宋以前多以外因立论，认为“内虚邪中”；宋、元以后偏重内因为主，但各持己见者居多。刘完素认为以火为主，曰“心火暴盛”；李杲认为气虚为主，提出“正气自虚”；朱丹溪认为以痰为主，主张“湿热生痰”所致；张景岳认为多属气脱，本非风证，以“非风”立论。清代叶天士认为多是“肝阳偏亢”而成。王清任认为“亏损元气，是其本源”。张子琳认为中风半身不遂，由元气亏损所致者十之七八。经络为风痰阻滞引起者十之二三。本例脉沉者，里虚也。弦者，风也。故用王清任的补阳还五汤加减，黄芪由每剂15克，逐渐增至每剂75克。加天麻、钩藤、僵蚕祛风化痰镇痉。配合当归、赤芍、川芎、地龙等，共成补气活血、逐瘀通络之剂。白芷、菊花散风止痛，麦冬以防温燥伤津。由于药证相符，遂收显效。

［张子琳，赵尚华，赵俊卿．张子琳医疗经验选辑[M]. 太源：山西科学技术出版社，1999.］

【评析】 舌苔，指舌面上的一层苔状物，由脾胃之气蒸化胃中食浊而产生。正常的舌苔，一般是薄白均匀，干湿适中，舌面的中部和根部稍厚。由于患者的胃气有强弱，病邪有寒热，故可形成各种不同的病理性舌苔。腻苔多由湿浊内蕴，阳气被遏，湿浊痰饮停聚舌面所致。舌苔薄腻，或腻而不板滞者，多为食积，或脾虚湿困，阻滞气机；舌苔白腻而滑者，为痰浊、寒湿内阻、阳气被逼，气机阻滞；舌苔厚腻而厚，口中发甜，是脾胃湿热，邪聚上泛；舌苔黄腻而厚，为痰热、湿热、暑湿等邪内蕴，腑气不畅。该案患者苔厚腻，为气虚痰聚而致，以补阳还五汤加减治疗，配合化痰通络之品。二诊时加刺蒺藜、玉竹、石菖蒲、车前子祛风化痰利湿。三诊时未提及舌苔情况，想必脾胃之气旺盛，痰浊自然而化。关于黄芪的用量，王清任主张重用，补阳还五汤原方中黄芪四两，甚至用到八两。该案中用到75克。可见重用黄芪是补阳还五汤取效的关键之一。

【案例】张天文益气活血通络法治疗中风恢复期案

徐某，女，93岁。2009年8月3日初诊。

病史：患者1个月前清晨起床时突感左半身麻木无力，尚可活动，伴头晕，急送我市某医院，行脑CT未见异常，以脑梗死诊断住院治疗。病情逐渐加重，左半身瘫痪，不能行走。2天后查头磁共振示右基底节区梗死，治疗半个月后，

病情稳定出院，经介绍来中医院门诊求治。刻下症见：左半身不遂，左口角㖞斜，时有头晕、头痛，语声低微，纳食欠佳，夜寐不佳，溲调便秘。面黄形瘦，精神不振，舌质偏红少津，舌苔薄白，脉沉弦。血压：160/90 mmHg，神经系统查体：神清，语利，左中枢性面舌瘫，左侧上肢肌力Ⅳ－级，左侧下肢肌力Ⅲ＋级，左巴宾斯基征阳性。诊断：脑梗死（中风）。证属气虚血瘀。治宜益气活血通络。

处方：补阳还五汤化裁。黄芪 50 克，当归 15 克，赤芍 15 克，桃仁 15 克，红花 15 克，葛根 15 克，川芎 15 克，怀牛膝 15 克，天麻 15 克，桑枝 15 克，地龙 15 克，生地黄 20 克，生甘草 5 克。每日 1 剂，水煎，早晚分服。嘱其家人平素适当搀扶患者行走，坚持站立。

二诊：服药 2 周，患者仍左半身不遂，左口角轻度㖞斜，但较前逐渐好转，无头晕及头痛，语声可，纳食转好，夜寐欠宁，夜寐 4～5 小时，二便调，舌偏红，苔薄白，脉沉弦。上方有效，续服 1 周。

三诊：左半身不遂及左口角㖞斜显著好转，可自行行走，无头晕及头痛，语声可，纳食可，夜寐欠宁，夜寐 5 小时左右，睡眠浅，易醒，二便调。舌淡红，苔白，脉沉弦。左侧上肢肌力Ⅴ－级，左侧下肢肌力Ⅴ级，左巴宾斯基征阳性。于上方加鸡血藤 20 克，7 剂，巩固治疗。

四诊：左半身不遂基本痊愈，行走自如，口角已正，家人及患者欣喜不已。

【按】 脑梗死属缺血性脑血管病，恢复期主要以康复治疗为主，中医属中风范畴，历代医家均有精辟论述。《诸病源候论》提出：“半身不遂，脾胃虚弱，血气偏虚，为风邪所乘。”气虚为中风之本，风、火、痰浊、瘀血为其标，瘀血为标中之重。气虚、血瘀为本病的基本病机。气能生血、行血、摄血，故称“气为血之帅”；血为气的活动提供场所，血能载气，故称“血为气之母”。气虚可导致血行缓慢而瘀滞不畅，血行不畅，瘀阻脑络，元神损伤而发为中风，表现为半身不遂、口眼㖞斜等症。治疗当补其虚、泻其实。清代王清任《医林改错》所创补阳还五汤是补气活血的代表方。结合临床经验，以其加味治疗，常可获满意疗效。重用黄芪，大补脾胃气血生化之源，补益元气，意在气旺则血行，瘀去则络通，为君药。当归活血通络而不伤血，用为臣药。葛根、赤芍、川芎、桃仁、红花协同当归以活血祛瘀；地龙通经活络，力专善走，周行全身，以行药力；天麻“通血脉”（《日华子诸家本草》），治“瘫痪不遂”（《药性论》）；怀牛膝强腰膝、补肝肾；生地黄养阴生津，共为佐药。甘草调药和中。

［张天文．张天文临证经验集 [M]. 北京：中国中医药出版社，2017.］

【评析】 患者中风恢复期之左半身不遂，伴有左口角㖞斜等症状。叶天士《临证指南医案·中风门》载有六例中风左侧半身不遂的医案，其中就多以养肝息风法治之。患者老年女性，面黄形瘦、精神不振、语声低微，此乃气虚之表象；脾胃乃后天之本，气血生化之源，患者纳食欠佳，故气血生化乏源；《素问·至真要大论》："诸风掉眩，皆属于肝。"患者时有头晕、头痛，为肝风内动所致，又"治风先治血，血行风自灭"。本方为王清任所创的瘫痿证专设方，重用黄芪补益元气；桑枝横行四肢，行津液，利关节，清热祛风，除湿消肿，通络止痛；天麻味辛、微温，入厥阴肝经，通关透节，泄湿除风，善治中风痿痹瘫痪（《玉楸药解》），配合葛根辛甘和散，气血活，诸痹自愈（《本草经解》），兼能降压定眩，治疗头晕、头痛；当归、赤芍、川芎、桃仁、红花入肝，活血祛瘀，疏肝祛风；牛膝补益肝肾配合地龙，通经活络、引血下行；三诊时左半身不遂及左口角㖞斜显著好转，肌力明显改善，加入鸡血藤补血活血、舒筋活络，共奏补气活血通络之功。

【案例】乔保钧治疗脑血栓形成案

雷某，男，49岁。1988年5月20日初诊。

病史：半年来因会议较多，睡眠欠佳，先觉头晕乏力，渐而肢体麻木，近月来舌强言謇、右肢体僵硬不遂，当时血压180/125 mmHg。某院诊为脑血栓形成，经西药治疗，血压有降，但诸症不减。刻下症见：神疲乏力，头昏闷不清，舌强言謇，肢体麻木，活动不遂，食欲减，二便调。检查：舌质黯红、苔白；六脉沉弱，兼涩；血压145/190 mmHg。证因气虚血亏，风邪入中，经脉瘀阻，脑失荣养所致。治宜益气固本，活血逐瘀，通经活络，通督荣脑。予"脑栓通"方加减。

处方：生黄芪30克，葛根30克，当归15克，川芎10克，粉牡丹皮10克，石菖蒲10克，地龙10克，红花9克，全蝎9克，水蛭（冲服）1克，三七（研末冲服）3克，山楂15克，桑寄生15克，通草0.5克，葱白（后下）1根，7剂，水煎服，每日早晚各服1次。

二诊：服上药后语言较前流利清晰，肢麻明显减轻，举臂过头，依杖可行，

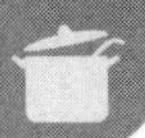

但仍神疲乏力，头昏不清；舌质红略黯，苔薄白，六脉沉缓。上药既效，仍予“脑栓通”方，生黄芪加至45克，取10剂量，共为细末装胶囊，每服7粒，每日3次，连服2个月，诸症悉除，恢复正常工作。

【按】 “脑栓通”方系乔保钧自拟经验方，方中生黄芪甘温补气，使气盛血行，改善血液循环；当归配红花、桃仁、川芎以活血；配水蛭、三七、山楂以逐瘀；配地龙、通草以活络；配葱白以通阳；葛根辛甘，升清通督以荣脑，据现代药理学研究所含黄酮苷能扩张脑血管，改善脑循环；桑寄生补益肝肾，强筋壮骨以振痿。全方具益气固本，除风活血，通经活络，通阳逐瘀之功。笔者常用本方为主治疗气虚血亏、风中经络引起的半身不遂，每获良效。

［乔振纲．乔保钧医案 [M]. 北京：北京科学技术出版社，1998.］

【评析】 该案为过劳所致，劳则伤气，为气不行血，气虚血瘀之证。当益气活血，通经活络。脑栓通取补阳还五汤益气活血之意，在补阳还五汤基础上去赤芍加水蛭、三七、山楂、通草、葱白、葛根、桑寄生而成。仍以重用黄芪为君，取其大补脾胃元气，使气旺以促血行，祛邪而不伤正之意。加入水蛭、三七、山楂以加强活血通络之力，葛根味甘、辛，性平，入胃、脾经。本品轻扬升发，能疏通足太阳膀胱经的经气，改善脑血循环及外周血液循环，还可升发清阳，鼓舞脾胃阳气。桑寄生补肝肾强筋骨，舒经络。较之补阳还五汤其通经活络之力更强。

2. 气阴两虚证

【案例】来春茂益气滋阴法治疗中风恢复期案

李某，男，52岁。

病史：患者平素嗜酒吸烟，少有病痛，于1973年1月左右，突然跌倒，不省人事，言语謇涩，请西医抢救复苏后，血压仍高达190/120 mmHg，遗留后遗症，右侧上下肢瘫痪。2月4日邀我会诊，患者在座椅上由旁人扶着，因右侧不仁恐跌仆，察其形色，精神十分委顿，不言不语，询之仅能回答简单词句，右上下肢均水肿，口角不断流涎，食少便溏，舌白体胖，脉虚大，病由长期饮酒湿积伤脾，中土统摄失权，经络痹阻，故肢体失灵。脾气不升所以食少便溏。参合脉证，选用补中益气汤加附子，选七味丸。以附子能行参芪之力，而阳和自转；肉桂能通血脉而筋节自荣。二方合用，既培补气血调和阴阳，又能滋阴降火。方拟补中益气汤。

处方：①黄芪15克，党参15克，当归12克，白术9克，升麻3克，柴胡6克，陈皮9克，生姜3片，黑附片15克，炙甘草3克，大枣12克。②七味丸：熟地黄240克，山茱萸120克，山药120克，泽泻90克，牡丹皮90克，茯苓90克，肉桂（后下）30克，蜂蜜合丸每丸重9克，早晚各1丸，补中益气汤送下。

共服21剂，水肿渐消，并能散步于庭院，饮食二便均正常，血压在150/（95～100）mmHg。在服上药的基础上，随证选加过补骨脂、怀牛膝、巴戟天、枸杞子、杜仲、泽泻、猪苓、怀山药、紫丹参、白扁豆、淫羊藿等。在休养中仍贪酒吸烟，经劝说不听，于1977年2月，因气候严寒，北风砭骨，大雪飘飞，又复中风，不救身亡，相隔4年，时56岁。

［史宇广，单书健. 当代名医临证精华：中风专辑[M]. 北京：中医古籍出版社，1992.］

【评析】 患者长期饮酒，湿积伤脾，脾失健运，聚湿生痰，痰郁化热，痰热阻滞经络，蒙蔽清窍而发中风。正和朱丹溪之“湿痰生热”病机吻合，《丹溪心法·中风》云：“湿土生痰，痰生热，热生风也。”故来春茂给予补中益气汤加附子合七味丸同服，二方合用，既能益气健脾、温中化湿，又能滋阴降火，调和阴阳，收效甚著。然患者不听劝告，仍贪酒吸烟，终至复中风而亡。因此，临床若遇中风先兆或已中风者，切记戒烟酒、节饮食、调情志，以防中风或复中风。

【案例】张琪治疗缺血性中风恢复期案

金某，男，85岁。1977年7月4日初诊。

病史： 罹病1个月。在睡眠醒后，口角流涎，颜面向左㖞斜，左半身不遂，血压不高，意识清，语言正常，舌光红无苔，脉弦滑。西医诊断为脑血栓形成。中医诊断为风中经络。属气阴两虚，络脉瘀阻，以益气滋阴，活血通络法治之。

处方： 黄芪50克，赤芍15克，川芎15克，当归20克，地龙15克，桃仁15克，红花15克，石斛20克，生地黄20克，麦冬15克，火麻仁20克，肉苁蓉15克。

8月18日复诊： 服上方20剂，已能下地走路，上肢能抬，口角恢复正常，大便通，意识清，舌红苔薄，脉弦滑，继用前方以巩固之。

［史宇广，单书健. 当代名医临证精华：中风专辑[M]. 北京：中医古籍出版社，1992.］

【评析】　本例属缺血性中风（脑血栓形成）案。由年老体衰，气阴两虚，血瘀阻络所致。由于病机非风、痰、火，故不用祛风豁痰及清火之品，而以补气益阴为主，辅以活血通络。方中重用黄芪 50 克以补气，石斛、生地黄、麦冬滋阴为主，又能防黄芪温燥伤阴；辅以赤芍、川芎、当归、地龙、桃仁、红花活血化瘀通络，佐以肉苁蓉、火麻仁润肠通便，肉苁蓉更能温肾壮阳，以取“阳中求阴”之意，合之则气旺阴足，血行通畅，瘀去络通而诸症自愈。本方重用黄芪为主，甚者可用至 100 克，但黄芪量大，且又须连续使用，易出现胸脘痞满之症，可稍佐陈皮、枳壳、佛手、香橼等理气之品；又黄芪性温，用量多时，易出现口干、咽干之症，可加石斛、天花粉、麦冬、生地黄等滋阴清热之品。

【案例】朱进忠治疗脑血栓形成恢复期案

岳某，男，71 岁。

病史：脑血栓形成 2 个多月，中西药治疗后不见好转，近十几天来频繁呃逆。审其除上症外，并见偏瘫，昏昏欲睡，喂其饮食从不拒食，至吐出饮食后还张嘴饮食，舌苔黄白厚腻、脉虚大滑数。综合脉证，诊为气阴两虚，痰热蒙蔽。治用加减十味温胆汤。

处方：黄芪 15 克，当归 6 克，人参 10 克，麦冬 10 克，五味子 10 克，枳壳 10 克，半夏 10 克，茯苓 10 克，甘草 10 克，石菖蒲 10 克，远志 10 克，知母 4 克。

服药 1 个月后，神志清，呃逆止，并知饥饱。某医于上方加安宫牛黄丸、至宝丹，每日各 2 丸，服药半个月后，痴呆，不知亲疏、饥饱之状又复如初。又邀余诊，复予加减十味温胆汤 3 个月，神志正常，瘫痪则愈。

［史宇广，单书健．当代名医临证精华：中风专辑 [M]．北京：中医古籍出版社，1992.］

【评析】　本例患者中风（脑血栓形成）后遗症期。症见半身不遂、嗜睡、呃逆、舌苔黄白厚腻、脉虚大滑数等，属气阴两虚、痰浊内扰、心神不宁之证。朱进忠给予补气养阴、化痰开窍之十味温胆汤化裁颇合机宜，故药后症减。然某医又加服安宫牛黄丸、至宝丹，殊不知安宫、至宝之类过于寒凉，重伤阳气，又加重患者气阴两虚之势，致使病情再次加重。幸蒙朱进忠再予十味温胆汤加减调治，方得痊愈。临证见本虚标实之证，断不可祛邪治标以求速效，当扶正祛邪、标本兼顾以图全效。

3. 阴虚风动证

【案例】张伯臾治疗中脏腑案

黄某，女，54岁。1976年10月14日初诊。

病史：素有高血压病史，旬日前突然类中风，经中西医结合抢救好转。刻下症见：神志时清时昧，右半身不遂，言语謇涩，便秘，脉弦小，舌质红少津。肾阴不足，水不涵木，风阳陡动，夹痰热内阻，上蒙心窍，仿地黄饮子之意。

处方：生地黄18克，北沙参18克，麦冬15克，川石斛（先煎）18克，甜苁蓉12克，朱远志6克，丹参12克，炒槐花12克，天竺黄9克，广郁金9克，石菖蒲9克，6剂。

10月20日二诊：神志已清，右半身稍能活动，略能进食，但言语尚謇涩，舌红脉细。风阳渐平，肾阴损伤未复，痰热已有化机，再守原意增损。前方去广郁金、天竺黄，加地龙6克，12剂。

11月6日三诊：右半身活动日见好转，言语謇涩亦渐清晰，纳增，二便正常，舌红已润，脉细。肾阴损伤渐复，风阳痰热亦得平化，续予调补心肾。处方：生地黄12克，北沙参18克，麦冬15克，川石斛（先煎）18克，甜苁蓉12克，制何首乌15克，朱茯苓9克，朱远志6克，丹参12克，炒酸枣仁9克，淮小麦30克，怀牛膝9克，14剂。

11月27日四诊：言语已清，右半肢体已能活动且可扶杖行走，舌红润脉细小。类中风在恢复之中，仍应前法调理以善后。原方，7剂。

［郑平东．张伯臾医案[M]．上海：上海科学技术出版社，1979.］

【评析】　该案患者肾阴不足，水不涵木，内风夹痰热上扰，蒙蔽清窍，以致神志昏蒙；痰热阻于廉泉而言语謇；横窜经脉则半身不遂。患者发病已旬日，经中西医结合抢救已经好转，现为虚实夹杂之证，宜标本兼治，滋阴息风，化痰开。以生地黄、沙参、麦冬、石斛育阴潜阳；肉苁蓉温阳，取“善补阴者必于阳中求阴，阴得阳助则生化无穷”之意，并有通便作用，治其便秘；槐花、天竺黄、郁金清化痰热；远志、石菖蒲化浊开窍；丹参活血化瘀。二诊时风阳渐平，痰热渐消，阴损未复，故去郁金、天竺黄，加地龙以通络。三诊时阴损渐复，风阳痰热亦得平化，继以调补心肾之阴善后。

【案例】陆芷青养阴息风，通络豁痰法治疗中经络恢复期案

翁某，女，53岁。1983年10月4日初诊。

病史：宿病风心二狭二闭，8月18日中风，右上肢瘫痪，言謇，舌红绛，脉沉细尺部独弱，左关略弦。肝肾阴虚，风邪内动，络脉瘀阻，拟养阴息风，通络化瘀豁痰。

处方：生地黄18克，生白芍15克，龟甲（先煎）30克，鳖甲（先煎）30克，牡蛎（先煎）30克，郁金12克，麦冬15克，土鳖虫9克，竹沥（冲服）1支，天竺黄9克，僵蚕9克，地龙9克，赤芍9克，全蝎3只，桃仁9克，7剂。

10月11日二诊：药后右上肢稍感有力，右下肢在搀扶下也能开步，舌转淡红光剥，脉沉细尺部独弱。拟益气养阴，息风通络化瘀。

处方：生黄芪24克，生地黄18克，生白芍15克，竹沥（冲服）1支，天竺黄9克，僵蚕9克，桃仁9克，生牡蛎（先煎）30克，珍珠母（先煎）30克，地龙9克，土鳖虫9克，郁金12克，赤芍9克，全蝎3只，10剂。

10月22日三诊：右上肢略能抬举，右下肢活动较前大为便利，已能出声，舌淡红光剥，脉沉细结代尺部独弱，以原方加法半夏9克，7剂。

10月29日四诊：药后右下肢活动基本恢复正常，已能发双音节词句，右上肢抬举较前提高，舌淡红苔薄，脉细结代。继服原方7剂。

11月5日五诊：已能开步行走，右上肢能举过头，可以讲简单语言，舌淡红苔薄，脉细结代。原方加丝瓜络12克，7剂。

11月12日六诊：右下肢瘫痪进药后已见恢复，唯右手指活动尚差，舌謇转能言语，舌红稍退，脉细结代。再拟益气养阴通络化瘀。处方：生黄芪40克，生地黄18克，赤芍9克，白芍9克，淡竹沥（冲服）1克，天竺黄9克，僵蚕9克，桃仁9克，地龙12克，土鳖虫9克，竹茹12克，郁金12克，全蝎3只，法半夏9克，丝瓜络12克，7剂。

11月19日七诊：再拟益气养阴活血通络豁痰，上方减地龙、郁金、丝瓜络，加醋炒鳖甲（先煎）30克，醋炒炮山甲5克，7剂。

11 月 26 日八诊：右手抬举较前有力，语言比较通利，舌红脉促，自感心悸。再拟养阴通络，活血豁痰。处方：炙甘草 9 克，生地黄 18 克，麦冬 9 克，桂枝 3 克，阿胶（烊化兑服）9 克，茯苓 10 克，土鳖虫 9 克，僵蚕 9 克，淡菜 12 克，淡竹沥（冲服）1 支，红花 5 克，生黄芪 18 克，7 剂。

［史宇广，单书健．当代名医临证精华：中风专辑 [M]．北京：中医古籍出版社，1992.］

【评析】 本例患者素体心液不足，肝肾阴虚，阴不敛阳，肝阳偏亢，日久则阳亢风动，夹痰闭阻经络，发为中风，无神志改变，仅有半身不遂、言语不利等症，当属中风之中经络，又见舌红绛、脉沉细尺部独弱、左关略弦，可辨证为阴虚阳亢、痰瘀阻络。陆芷青急予滋阴息风，豁痰通络为治。方拟三甲复脉汤加减，三甲复脉汤以滋阴潜阳、息风通络，原方去阿胶、炙甘草恐其甘腻滞中，影响化痰，配伍竹沥、天竺黄、僵蚕清热化痰通络，桃仁、郁金、地龙、土鳖虫、赤芍、全蝎行气活血通络。服药 7 剂后，病有转机，随即加入黄芪等益气之品，使气旺血行，以合“补养还五汤”之义而收功。

【案例】奚凤霖滋阴填精，搜风通络法治疗中脏腑恢复期案

张某，男，65 岁。

病史：春初，中风中脏证，抢救治愈，偏瘫仍在。3 个月来，血压反而偏低（106 ～ 130）/（60 ～ 92） mmHg。10 天前复中风昏迷，急诊处理苏醒。仍然右肢半身不遂，口㖞语謇，面赤升火，头目昏眩，活动气短心悸，头额多汗，口燥咽干，舌光红，脉细数。此肝肾两虚，髓海不足，精血不能上达于巅，脑失所营，因虚致瘀。治以滋阴填精，配合搜风通络。

处方：熟地黄 30 克，怀山药 15 克，枸杞子 15 克，川牛膝 10 克，山茱萸 10 克，生龟甲（先煎）30 克，生石决明（先煎）30 克，远志 10 克，全蝎 3 克，肉桂（分 2 次后下）3 克，鹿角胶（烊化兑服）10 克。

始服 7 剂，症有减轻，偏瘫未效，舌深红，津少，照方去全蝎、肉桂，加丹参 15 克、川芎 6 克、玄参 15 克、麦冬 10 克、天冬 10 克，加强滋阴生津，活血化瘀，再服 14 剂，偏瘫明显好转。守方再服 14 剂，右肢知觉、运动功能恢复八九，诸症消退，血压维持在 120/90 mmHg 左右。后以左归丸日服 2 次，每次 6 克，健履片（本

院自制，方取虎潜丸化裁）每日服3次，每次4片，又服2个月，基本治愈。

［史宇广，单书健．当代名医临证精华：中风专辑[M]．北京：中医古籍出版社，1992.］

【评析】　本例患者属复中风之中脏腑证恢复期。患者自首次中风后，血压持续偏低，系肝肾亏虚，精髓津血不足以上承于脑，脑失所养，致使脑窍空虚，虚阳上浮，化风阻塞经络，而引起再次中风。病为因虚而发，故治疗当以滋阴填精以治本，息风通络以治标。奚凤霖给予《景岳全书》之左归丸滋阴补肾为主，辅以生石决明、远志、全蝎搜风通络。待症状稍有改善后，即加强滋阴生津、活血化瘀之力，随后始终围绕肾虚血瘀调治，终获显效。

【案例】朱进忠养阴柔肝息风法治疗蛛网膜下腔出血恢复期案

李某，男，79岁。

病史：在开会发言过程中，突然昏迷偏瘫高热，某院诊为蛛网膜下腔出血，治疗3个多月，除西药外，中药采用至宝丹、安宫牛黄丸、平肝息风汤剂不效。审其昏迷偏瘫，手足心热，时时瘛疭，舌质红绛无苔，脉虚大数。综合脉证，诊为阴精亏损，虚风内动，筋脉失养。治以养阴柔肝息风，方用大定风珠加减。

处方：龟甲（先煎）30克，鳖甲（先煎）15克，牡蛎（先煎）15克，炙甘草12克，麦冬10克，生地黄10克，白芍10克，阿胶（烊化兑服）10克，黑芝麻10克，五味子10克，鸡子黄3个。

服药7剂后，神志转清，瘛疭、瘫痪均减，继服药2个月，上肢能上抬至头，手指较能自由活动，下肢在别人搀扶下能走40步左右。

［史宇广，单书健．当代名医临证精华：中风专辑[M]．北京：中医古籍出版社，1992.］

【评析】　本例患者偏瘫已3月余，曾用至宝丹、安宫牛黄丸及平肝息风之剂，诊时但见昏迷偏瘫、手足心热、时时瘛疭、舌质红绛无苔、脉虚大数，此邪气已去八九，真阴仅存一二，阴精亏耗，虚风内动，有时时欲脱之势。若继用安宫、至宝之类以辛凉透窍、平肝息风，恐真阴欲竭，风动更甚，故朱进忠果断给予大定风珠以填补欲竭之真阴、平息内动之虚风。方中用鸡子黄、阿胶滋阴养液以息内风，为君药；配入生地黄、麦冬、白芍滋阴补肾柔肝；

龟甲、鳖甲滋阴潜阳，牡蛎重镇潜阳，均为臣药；加入五味子、炙甘草酸甘化阴，黑芝麻滋肾填精润燥，为佐使。诸药相合，共奏滋阴养液、柔肝息风之功。服药 7 剂，即病症大减，守方继续调治而获愈。朱进忠深领吴瑭之意，辨证准确，用药精妙，故收效迅速，但临证应用本方时当慎重，以真阴大亏、虚风内动，症见神昏瘛疭、脉气虚弱、舌绛少苔为辨证药点，若阴液虽亏。而邪气犹盛者，非本方所宜。

【案例】屠金城平肝息风，养阴益血法治疗脑血栓形成恢复期案

陈某，男，54 岁。

病史：脑血栓形成月余。右半身瘫痪，语音不清，胸闷心烦，咽干思饮，小便短赤，舌红苔薄少津，脉沉细而涩。证属阴虚阳亢，内风暗动，血滞经脉。治法：平肝息风，养阴益血，活血通脉。

处方：枸杞子 9 克，炒赤芍 12 克，制龟甲（先煎）9 克，牛膝 9 克，豨莶草 30 克，生地黄 9 克，盐知母 12 克，当归 9 克，广郁金 9 克，紫丹参 9 克，焦栀子 9 克，木通 6 克，天花粉 9 克，4 剂。

二诊：药后，语言清，烦热退，诸症同前。上方加橘络 6 克，广地龙 6 克，再进 7 剂。

三诊：药后患侧肢体自感轻松，搀扶已能缓步而行，胸部快然，咽干好转，上方再进 14 剂，并配六味地黄丸，每日 2 次，每次 1 丸。

四诊：药后肢体基本恢复正常，别无任何不适，按上方加丸药服十余天而愈。

［金宇安．屠金城临床经验集粹萃 [M]. 北京：中国中医药出版社，1994.］

【评析】　该案为肝肾不足，气血衰少，风火相煽，痰湿壅盛之本虚标实之证。在治疗时要根据具体病情，参合四诊，详审病因，抓住主要病灶，急则治其标，缓则治其本。急性期宜镇肝息风，豁痰开窍。而在恢复期则宜温通经络，不可过用寒凉以免造成寒滞经脉，而影响功能恢复。该病例初诊平肝息风，养阴益血，活血通络，标本兼治；二诊语言清晰，烦热消退，以橘络、地龙通经活络；三诊病情明显好转，以六味地黄丸养阴治本。

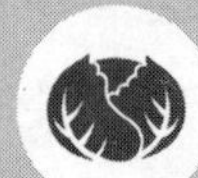
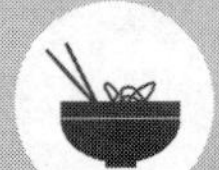

第五章 中风后遗症期

一、半身不遂

1. 血瘀阻络

【案例】张锡纯通经活络法治疗脑充血案

孙某，46 岁。

病史： 禀性偏急，又兼处境不顺，触动肝火致脑充血遂至偏枯，未病先觉头痛，时常眩晕。一日又遇事有拂意，遂忽然昏倒，移时醒后，左手足皆不能动，并其半身皆麻木，言语謇涩。延医服药十余月，手略能动，其五指则握而不伸，足可任地而不能行步，言语仍然謇涩，又服药数月病仍如故。脉左右皆弦硬，右部似尤甚，知虽服药年余，脑充血之病犹未除也。问其心中发热乎？脑中有时觉痛乎？答曰：心中有时觉有热上冲胃口，其热再上升则脑中可作痛，然不若病初得时脑痛之剧。大便两三日一行，证脉相参，其脑中犹病充血无疑。

此证初得，不但脑充血实兼脑出血。出血着于左边司运动神经，则右半身痿废，着于右边司运动之神经，则左半身痿废，乃交叉神经以互司其身之左右也。想其得病之初，脉象之弦硬，此时尤剧，是以头痛眩晕由充血之极而至于出血，因出血而至于残废。即现时之证脉详参，其脑中出血之病想早就愈，而脑充血之病根确未除也。宜注意治其脑充血，而以通活经络之药辅之。

处方： 生怀山药一两，生怀地黄一两，生代赭石（轧细）八钱，怀牛膝八钱，生杭白芍六钱，柏子仁（炒捣）四钱，炒白术三钱，乳香三钱，没药三钱，土鳖虫四个，捣生鸡内金钱半，捣茵陈一钱。共煎汤一大盅，温服。

二诊： 连服药 7 剂，脑中已不作痛，心中间有微热之时，其左半身自觉肌肉松活，不若从前之麻木，言语謇涩稍愈。大便较前通顺，脉弦硬已愈十之七八，拟再注意治其左手足痿废。处方：生黄芪五钱，天花粉八钱，生代赭石（轧细）六钱，怀牛膝五钱，乳香四钱，没药四钱，当归三钱，丝瓜络三钱，土鳖虫四个，捣地龙（去土）二钱。共煎汤一大盅，温服。

三诊：连服药三十余剂（随时略有加减），左手之不伸者已能伸。左足之不能迈步者今已举足能行。患者间从此再多多服药可能复原否？答曰：此病若初得即治，服药四十余剂即能脱然，今已迟延年余，虽服数百剂亦不能保痊愈，因关节经络之间瘀滞已久。然而多服数十剂，仍可见愈，遂即原方略为加减，再设法以瞬动其神经，补助其神经当更有效。处方：生黄芪六钱，天花粉八钱，生代赭石（轧细）六钱，怀牛膝五钱，乳香四钱，没药四钱，当归三钱，土鳖虫四个，捣地龙（去土）二钱，鹿角胶（轧细）二钱，广三七（轧细）二钱，制马钱子末三分。药共十二味，先将前九味共煎汤一大盅，送服后三味各一半，至煎渣再服时，仍送服其余一半。

【按】 鹿角胶，可为左半身引经，角为督脉所生，其性善补益脑髓以滋养脑髓神经。用三七，关节经络间积久之瘀滞，三七能融化之。用制马钱子，以其能瞬动神经使灵活。

连服药三十余剂，手足之举动皆较前便利，言语謇涩亦大愈，可勉强出门做事。遂停服汤药，日用生怀山药细末煮作茶汤，调以白糖令适口，送服生鸡内金细末三分许，当点心用之，以善其后。此欲用山药以补益气血，少加鸡内金以化瘀滞。

脑充血证，最忌用黄芪，因黄芪之性补而兼升，气升则血必随之上升，致脑中之血充而益充，排挤脑中血管可致溢血，甚或至破裂而出血，不可救药者多。至将其脑充血之病治愈，而肢体之痿废仍不愈者，皆因其经络瘀塞血脉不能流通。此时欲化其瘀塞，通其血脉，正不妨以黄芪辅之，特是其脑中素有充血之病，终嫌黄芪升补之性能助血上升，故方中仍加生代赭石、牛膝，以防血之上升，即所以监制黄芪也。又虑黄芪性温，温而且补即能生热，故又重用天花粉以调剂之。

［刘越. 张锡纯医案 [M]. 北京：学苑出版社，1999.］

【评析】 张锡纯著《医学衷中参西录》，开中西医结合之先河，该案中也体现了其中西医结合的思想。患者肝气郁结，久郁化火，遇情志刺激，怒则气上，肝火上炎，血菀于上，使人薄厥。延医治疗数月，仍脉左右皆弦硬，右部似尤甚，

可见肝经实火未消。张锡纯认为脑充血未除，以补肾潜阳、活血通络并用牛膝引血下行。肝火渐平之后，始加入益气活血通络之品。患者病程已久，经络关节凝滞，虽然症状有所改善，但难于治愈。马钱子为双刃剑，具有良好的通络止痛的作用，然而服用过量，引起肢体颤动，惊厥呼吸困难，甚则昏迷等中毒症状，临床应用时须严格控制用量，注意炮制，以防中毒。

2. 气虚血瘀，脉络瘀阻

【案例】万友生治疗中风后遗症案 3 例

案一

陈某，男，48 岁。1988 年 7 月 4 日初诊。

病史：患脑血栓病右半身不遂已 1 年多，现渐好转，但右手足仍欠灵活，感觉迟钝，右脚行走时内旋，伸舌喎斜，舌紫黯有瘀斑，脉细涩。投以补阳还五汤方加味。

处方：黄芪 50 克，当归 10 克，茯苓 5 克，白芍 50 克，甘草 10 克，生地黄 15 克，地龙 15 克，桃仁 5 克，红花 10 克，葛根 50 克，桂枝 10 克，生姜 5 片，大枣 10 枚，3 剂。

7 月 7 日二诊：右脚行走时内旋稍见好转，自觉轻松，精神见好，寐安，大便硬结成条，守上方再进 3 剂。

7 月 9 日三诊：大便呈泥糊状、金黄色，每日 2 ～ 3 次，其他情况尚好，守上方减白芍为 30 克，加白术 30 克，并嘱每日煮食莲子 200 克。

7 月 22 日四诊：服上方 10 剂，右脚行走时内旋明显好转，步履渐正。大便日行 2 次，软烂不成条。舌紫黯瘀斑明显减退，脉已不涩，脉力渐增。守上方减生地黄，加重黄芪和葛根各为 90 克，再加山药、莲子各 30 克，继进 5 剂。

7 月 26 日五诊：右脚行走基本正常，大便逐渐成条，守上方再进 5 剂。

7 月 31 日六诊：药效稳定，守上方加重黄芪、葛根各为 120 克，再进。

8 月 9 日七诊：服上方 8 剂，患者自云病已基本痊愈，因嘱坚持长服以竟全功（患者服至 8 月底，右手足开始有触电发麻感，自觉灵活舒适，但伸舌仍呈喎斜状。服至 9 月中旬，伸舌已不喎斜）。

［王鱼门 . 万友生医案选 [M]. 北京：中国中医药出版社，2016.］

【评析】　初诊以黄芪桂枝五物汤和补阳还五汤化裁，补阳还五汤主治中风后半身不遂，气虚血瘀。王清任认为人身之气有十分，少一分虚一分，少五分则偏瘫，治须还其五分之气。王清任在《医林改错·下卷》中云："元气既虚，必不能达于血管，血管无气，必停留而瘀。"由于正气虚亏，脉络瘀阻，经隧不通，气不能行，血不能荣，筋脉肌肉失养，故见半身不遂，口眼㖞斜。本症特点为因虚致瘀，气虚为本，血瘀为标，气虚血滞，脉络瘀阻。故立法以补气为主，活血为辅，佐以通络。方中重用生黄芪四两，大补元气，取其量大力专，使气旺而行血，有助于瘀血的消散，祛邪而不伤正；当归尾活血散瘀通络；地龙长于通经活络，配合生黄芪周行全身；桃仁、红花活血行瘀；川芎行气活血。诸药合用，使气旺血行，瘀消脉通。黄芪桂枝五物汤益气温经，和营通痹，配合葛根升发清阳，鼓舞脾胃清阳之气，加强黄芪补气之力，生地黄养阴。由于补阳还五汤的本意在于通过益气而达到活血的目的，因此治疗过程中逐渐加强葛根、黄芪用量而获效。

案二

黄某，男，46岁。1991年6月8日初诊。

病史：1991年1月21日在某医院检查确诊为脑血栓，右半身不遂经治好转。现右手肩肘酸软无力，提不起来，右手前臂呈强直性内屈，肌肉萎缩，右足虽能行走，但亦无力，下楼时发抖，右手指抓不拢，无握力，有时震颤，每天上午10时至下午5时右手指及背肿胀，指节僵硬至傍晚始渐消退平复，舌红苔薄白黄，脉细弦。眠食二便尚正常。投以补阳还五汤合止痉散加味。

处方：①黄芪60克，当归30克，川芎10克，赤白芍各15克，地龙15克，桃仁5克，红花5克，桂枝10克，炙甘草5克，生姜3片，大枣5枚，山药30克，石斛30克，7剂。②散方：蜈蚣7条，全蝎7克，共研细末，分7包，每天1包，分3次随药送吞。

6月19日二诊：右足力量增强，下楼已不发抖，但右手仍无力，手背到时仍会肿胀，右手指苍白，拇指不能上抬外展，脉左弦右缓弱，舌淡红苔白润。守上汤方加重黄芪为90克，再进7剂。散方照原再进。

6月29日三诊：右足行走已正常，右手力量亦增强，活动范围扩大，唯右手指及背仍会肿胀，舌苔淡白。脉弦缓。守上汤方加重黄芪为120克，再进7剂。散方照原方再进。

7月10日四诊：右手从肩至腕关节、肌肉恢复较好，唯腕以下到时仍会肿胀，

活动不利，但双手指颜色已渐接近（过去右手指苍白）。守上汤方（黄芪120克，当归30克，川芎10克，赤白芍各30克，地龙15克，桃仁5克，红花5克，桂枝10克，炙甘草5克，山药30克，石斛30克，桑枝30克）及散方（照原方）再进7剂。

7月20日五诊：右手示指、中指、环指三指已能弯曲活动，唯拇指、小指仍不能活动，每天定时手指肿胀已不明显，外观双手皮色及抚之温度一样，自云下午右手冷，睡时发抖（白天右手腕不会发抖），须用左手抓住。守上汤方去山药、石斛，加炮甲珠10克、鸡血藤30克、伸筋草30克，再进7剂，散方照原方再进。

7月27日六诊：右小指已能活动。守上汤、散方再进7剂。

8月17日七诊：右拇指稍能下屈。近日睡时头昏眼花，守上汤方加天麻、钩藤（后下）、菊花各15克，枸杞子30克，山药、石斛各50克，再进7剂，散方照原方再进。

9月4日八诊：头昏眼花消失。守上汤方（黄芪120克，当归15克，川芎10克，赤白芍各15克，地龙15克，生地黄15克，桃仁10克，红花10克，桑枝、鸡血藤、伸筋草各30克，丝瓜络10克）及散方（照原方）再进7剂。

9月11日九诊：药后诸症减轻。唯近周曾有2天腹泻每天4～5次。守上汤方加党参30克，白术30克，云茯苓30克，炙甘草10克，莲子30克，再进7剂，散方照原方。并嘱此后守上汤方坚持长服，以期竟其全功。

［王鱼门．万友生医案选[M]．北京：中国中医药出版社，2016.］

【评析】　本案因患者有肢体震颤症状，故在补阳还五汤的基础上加止痉散以息风止痉。止痉散由全蝎、蜈蚣组成，二药同为平肝息风要药，均有较强的解痉作用。全蝎息风力强，对于抽搐频作、手足颤抖、舌强言謇、头摇不止等疗效较好；蜈蚣搜风力胜，对于四肢痉挛、颈项强直、角弓反张等疗效较好。二者相须配对，同入肝经，可起协同作用，增强息风止痉之药力，是临床极为常用的息风药对。该案在治疗过程中，立法以补气为主，活血为辅，佐以通络。益气活血贯穿始终，虽有时根据病情进行部分调整，但一直坚持益气活血的治则，使气旺血行。《本经逢原》言黄芪“性虽温补，而能通调血脉，流行经络，而无碍于壅滞也”，这就是王清任创立补阳还五汤方特重黄芪的原因所在。

案三

郑某，男，71 岁。1992 年 11 月 24 日初诊。

病史：患中风后遗症半年多，右半身轻瘫，行动不便需人扶持。近 5 个月来，咳嗽胸痛咯灰黑脓痰，有时咳血色鲜红，时有低热，不恶寒，舌红绛，舌前部有裂纹，右侧有瘀斑，脉浮弦数。投以补阳还五汤加味。

处方：黄芪 60 克，当归 15 克，川芎 10 克，赤芍 30 克，地龙 30 克，桃仁 10 克，红花 10 克，川贝母 30 克，法半夏 15 克，陈皮 15 克，云茯苓 30 克，橘络 10 克，丝瓜络 10 克，柴胡 10 克，前胡 15 克，桔梗 15 克，杏仁 15 克，枳壳 10 克，秦艽 10 克，防风 30 克，桑寄生 50 克，杜仲 30 克，另用仙鹤草 500 克，大枣 500 克，水煎代茶。

12 月 22 日二诊：服上方 15 剂，咳血停止，痰由灰黑转黄，近时可以在室内弃杖而行，外出扶杖行走已不需人扶持。患者已出院回铅山家中，特托人前来转方，嘱守上方再进 15 剂。

［王鱼门 . 万友生医案选 [M]. 北京：中国中医药出版社，2016.］

【评析】 患者中风后遗症半年，气血亏虚，气不行血，同时患者咳血鲜红，时有低热，咳灰黑脓痰，为痰热蕴肺，灼伤肺络。以补阳还五汤合二陈汤加减以益气活血通络，兼以宣肺化痰。方中黄芪既能补气又能活血化瘀，配合当归、川芎、赤芍、地龙、桃仁、红花活血通络；半夏、陈皮、云茯苓、川贝母健脾化痰；橘络、丝瓜络行气止痛，化痰止咳，去痰滞经络之胸痛咳嗽；柴胡香气馥郁，体质轻清，其性主升主散，可泄热疏表，前胡苦辛微寒，长于降气祛痰，兼能散风解热，二药相伍，则柴胡疏邪开郁主升，前胡下气平逆主降，一升一降，最善宣通气机，能调顺肺气之宣肃，又可疏散风热，二者相济，调畅肺气；桔梗、杏仁一升一降升清降浊，清上安下，宣通肺气；桔梗又与枳壳相伍，一升一降，一宣一散，桔梗开肺气之郁，并可引苦泄降下之枳壳上行入肺，枳壳降肺气之逆，又能助桔梗利气宽胸，具有升降肺气、宣郁下痰、宽胸利膈作用；秦艽辛苦微寒，辛能散，苦能泄，能入肝经，以祛风胜湿、舒筋止痛；防风辛甘微温，升发而能散，为治风通用之品，兼能胜湿止痛；二药功效相仿，配对应用，成为祛风除湿剂中的必用之品，另此二者均为“风药中之润剂”，一微寒，一微温，寒温相宜，无论证之虚实、病之新久，但见风湿痹痛、筋脉挛急及肢体麻木者，均可应用；杜仲、桑寄生补肝肾，壮筋骨，通血脉。诸药合用，可谓标本兼治，益气通络，

去痰止咳，面面俱到，缓图而收功。

【案例】奚凤霖益气养血，祛瘀通络法治疗中风后遗症案

陈某，女，64岁。

病史：8个月前，夜半睡眠，先感右肢不灵活，继而偏枯不用，迄今知觉、运动功能极差，患肢酸痛，肌肉萎缩，言语不清，口㖞流涎，面色苍白，舌质淡紫，苔白而腻，脉沉迟涩，乃阳气不足，气虚不能助血上升，瘀阻脑络，横淫肢体。治以益气养血，祛瘀通络。

处方：生黄芪60克，当归尾6克，桃仁6克，红花6克，赤芍6克，川芎6克，地龙6克，乳香6克，没药6克，干地黄15克，桑麻丸15克，石菖蒲3克。

初服5剂未效，续用10剂，瘫痪知觉，运动稍好，疼痛减轻。守方黄芪30克，又服20剂，右手已能握筷自食，右足亦可拄杖慢步，舌强口㖞诸症复常。继服原方隔日1剂，间隙期中每日服“补阳还五冲剂”2次，每次1包，连治月余，基本治愈。

［史宇广，单书健.当代名医临证精华：中风专辑[M].北京：中医古籍出版社，1992.］

【评析】 本例患者属中经络后遗症期，病始发时即由气虚不能运血，血行迟缓成瘀而得，病久耗气，致使气虚更甚，“元气既虚，必不能达于血管，血管无气，必停留而瘀”（《医林改错》），遂致血瘀不但未除，更有加重之趋势。奚凤霖及时给予补阳还五汤化裁以补气活血、化瘀通络，方中重用黄芪以取其大补脾胃之元气，使气旺以促血行，祛瘀而不伤正之力。此后始终守方以黄芪为主加减治疗，终得满意疗效。

【案例】李斯炽治疗脑血管瘤破裂并蛛网膜下腔出血案

许某，女，32岁。1976年5月14日初诊。

病史：患者于1968年12月13日突然言语謇涩，左手颤抖，口角流涎，口眼向右㖞斜，头部剧痛如针刺，继则口吐黄水，小便失禁，左手握固，呈半昏迷状态，左侧上下肢偏瘫，立即送某医院抢救，诊断为脑血管瘤破裂并蛛网膜下腔出血。因颅内压过高，曾做腰椎穿刺，抽出粉红色液体，并用降压、镇静、脱水、止血等药物治疗，病情得以控制。后遗左半身不灵活，感觉迟钝、肌肉疼痛，温度明显低于右侧。走路时左足甩动，口角向左㖞斜，口角流涎，言语不清，头部定处刺痛。经用针灸治疗，达 3 年之久。左足甩动有所改善，但左足仍内翻，走路颠跛，余症仍存。诊得脉象弱涩，舌质黯淡。因其脉弱舌淡，气虚固属无疑，但患者头痛定处刺痛，脉涩舌黯，再结合脑部有出血史，其中夹瘀可知。证属气虚夹瘀，补阳还五汤颇为对症，故试服以观后效。

处方：黄芪 12 克，赤芍 9 克，川芎 6 克，当归尾 9 克，地龙 9 克，红花 6 克，桃仁 6 克。

服 2 剂后，自觉手足稍转灵活。舌质仍淡，脉象细涩，原方加桑枝 30 克，牛膝 9 克。续服 11 剂，手足更加灵活，已能从事针线缝补，口角已不流涎，语言较前清楚，左脸感觉亦稍转灵敏。头部和左侧肌肉均不痛，患侧温度仍明显低于健侧。自觉疲倦，舌淡净，脉细涩。此为瘀积稍减，正气不足之象。前方中加重补气药物。处方：太子参 12 克，黄芪 18 克，白术 9 克，茯苓 9 克，当归尾 9 克，香附 9 克，赤芍 9 克，川芎 6 克，桃仁 6 克，鸡血藤 12 克，红花 6 克，甘草 3 克。

共服 14 剂。服至 6 剂时，自觉四肢关节疼痛，患侧指尖发胀，继服至 14 剂时疼痛消失，手足更觉灵活，左足内翻现象较前改善，精神转佳，舌质淡红，脉象稍转有力。用补正逐瘀通利三法并进。处方：当归尾 9 克，赤芍 9 克，川芎 6 克，桃仁 6 克，红花 6 克，地龙 6 克，黄芪 15 克，太子参 12 克，牛膝 9 克，桑枝 30 克，姜黄 9 克，威灵仙 9 克。

上方加减共服十余剂，并每日早晚加服大活络丸 1 粒，诸症基本消失。《医林改错》在补阳还五汤后有脚孤拐向外倒是不能治愈之症的说法，观此例则不尽然。只要准确掌握辨证施治，亦间有治愈者。

［史宇广，单书健．当代名医临证精华：中风专辑 [M]. 北京：中医古籍出版社，1992.］

【评析】 患者头部刺痛、脉象弱涩、舌质黯淡均为血瘀之象，脉弱舌淡气虚血瘀无疑，故以王清任补阳还五汤益气活血通脉治疗，2 剂而见效，可见只要辨证准确，则有立竿见影之效。二诊瘀血之象减轻，气虚之象更见明显，故加重补气之力，使气旺血行。三诊补气逐瘀通利三法并进，攻补兼施，以大活络丸以增强通络之力而愈。

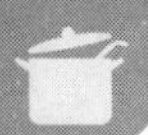

【案例】王占玺益气活血法治疗脑血栓形成后遗偏瘫案

陈某，男，53岁。

病史：自1971年春节时患半身不遂经天津某医院诊为脑血栓形成，住院治疗后已恢复正常讲话与扶持双拐走路，两腿颤抖不能离杖行走，扶双杖走路亦感十分困难，右腿无力为甚，于1972年7月12日来京。患者语言清楚，体胖，舌苔薄白，舌质黯紫，脉象弦滑有力，血压160/110 mmHg，右腿扶杖走路亦拉地不稳，心脏主动脉第2音大于肺动脉第2音，右侧膝腱反射亢进，巴宾斯基征阳性，无其他阳性体征。此脑血栓形成后遗偏瘫，并高血压，病程已达半年以上，舌质黯紫者，乃气虚血瘀为患。拟用补阳还五汤加味。

处方：川芎10克，当归12克，生黄芪60克，白芍10克，生桃仁10克，红花6克，地龙10克，钩藤（后下）25克，桑寄生25克，汉防己10克，草豆蔻10克，藿香10克，佩兰10克，全瓜蒌10克，半夏12克，生姜10克，全蝎（研冲）3克，每日煎服1剂。

服10剂后两腿颤抖明显好转，又服10剂后两腿颤抖基本消失，且可用手杖自己走路，右膝腱反射亢进及巴宾斯基征均消失，随将前方5剂量共为细末，炼蜜为丸，每重10克，早晚各服1丸为之善后返河北调养。

1973年4月26日信访云：除下午自觉有些头晕、右半身不如左半身灵活之外，无其他不适，自已可连续走两三里路时右手腿有轻度哆嗦。嘱将初诊汤剂方中加钩藤（后下）18克，再服30剂。于1977年8月25日信访云：治疗后6年来一直病情稳定未发。

【按】 用补阳还五汤加减治疗脑血管意外时，在疾病初期，余验之不及两续命汤加减效果快，故多用于病程3个月以上偏瘫症状未恢复者，特别是上肢恢复较慢者。余治疗本病时，一般多酌情加用风药如：全蝎、蜈蚣、僵蚕、蝉蜕等，则可促进神经功能早日恢复；兼见肢麻、血压高者，可酌加桑寄生、钩藤、刺蒺藜、夏枯草等；气虚甚者，加用生黄芪、党参，或原方即有此二味时则加大其用量；痰邪偏盛、痰多流涎，苔腻或黄腻者，酌加胆南星、半夏、石菖蒲、全瓜蒌、薤白或二陈汤、涤痰汤等以涤痰导浊；脾湿偏盛、舌苔白腻、脉弦滑者，酌加草豆蔻、白豆蔻仁、砂仁、藿香、佩兰等，以芳香化浊；血虚者，可加当归或当归补血汤以补其血；阴虚舌红脉细者，酌加生地黄、龟甲、鳖甲以滋阴治本；经络郁热、筋脉热痛、舌苔薄黄者，酌加青风藤、海风藤、威灵仙，兼清其络；胃热便秘苔黄者，酌加大黄、芒硝等，以清下大肠之热；若其他兼症不多者，则可使用原方治疗。已故黄竹斋老医师，均用小续命汤、古今录验续命汤原方治疗脑出血、脑血栓形成，脑栓塞及蛛网膜下腔出血等中医所谓之中风证。

［王占玺．临床验集 [M]. 北京：科学技术文献出版社，1980.］

【评析】 该案为补阳还五汤证，原按中阐述了对该方的应用体会，详细阐明了兼症的加减治疗，对后学者具有指导意义。

【案例】孙允中补益气血，通脉活络法治疗中经络后遗半身不遂案

单某，男，68 岁。1977 年 8 月 4 日初诊。

病史：半年以前，因劳碌过度，突然昏仆，右半身不遂，肌肤不仁，手足麻木，眩晕头痛，血压一直较低（90/60 mmHg），神疲乏力，胸闷气短，吸气易，呼气难，舌淡，边有齿痕，苔薄白，右脉沉细，左脉浮虚。此如《金匮要略》所谓“络脉空虚，贼邪不泻”。治宜补益气血，通脉活络。

处方：黄芪 35 克，当归 20 克，赤芍 15 克，川芎 15 克，桃仁 10 克，红花 10 克，地龙 15 克，鸡血藤 20 克。6 剂，水煎服。

8 月 13 日二诊：已不眩晕，亦无头痛，右下肢活动进步，右上肢抬举稍强，麻木略轻，余症如前，原方加桂枝 15 克，更进 10 剂。

8 月 22 日三诊：精力旺盛，胸闷气短消失，手足活动灵活，握力尚差，手背微肿。上方加姜黄 15 克，10 剂。

9 月 6 日四诊：生活可以自理，患肢功能接近正常，右手肿消，握力达 24 kg，唯远涉之时，右腿稍嫌力欠，原方调整剂量，续服 5 剂，身体康复，现已恢复工作。

【按】 治疗中风一证，俗用补阳还五汤。然此汤治卒中者庸，疗久病者善，治邪实者乖，疗气虚者验。本案属久属虚，药证相符。

［张英远，孙继先．孙允中临证实践录 [M]. 沈阳：辽宁人民出版社，1981.］

【评析】 该案患者患中风中经络半年有余，初诊时一派气血亏虚、血不荣筋之象，故宜补阳还五汤益气活血，6 剂而见效，然上肢恢复稍缓，故二、三诊

连续加桂枝、片姜黄以加强温通经络之力，再进10剂而生活自理。可见补阳还五汤治疗气虚血瘀之中风，只要药证相符可收桴鼓之效。

【案例】王立忠益气活血，化瘀消痰，舒筋通络法治疗中风后遗症案

张某，男，48岁。2015年1月27日初诊。

病史：患者于2014年6月突发脑中风，住院微创开颅术后，至今一直左侧肢体半身不遂，沉重无力，言语不利，多虚汗，动则加重，易激动，感情脆弱，舌质红，苔薄少，舌边尖红甚，脉沉缓，曾有高血压病史10年。诊断：中风后遗症。证属气虚血瘀，痰浊内阻。治宜益气活血，化瘀消痰，舒筋通络。

处方：补阳还五汤加减。太子参12克，黄芪30克，丹参20克，当归12克，川芎15克，赤芍12克，桂枝10克，土鳖虫8克，胆南星9克，桑寄生20克，川牛膝10克，地龙12克，鸡血藤30克，伸筋草20克，焦山楂10克，忍冬藤30克，甘草8克。15剂，水煎服，每日1剂，早晚分两次温服。

2015年2月12日二诊：患者诉服上药后身体较前灵活，言语不利好转，汗出症状显著好转，但诉夜尿多，舌质红，少苔，脉沉滑。守上方加黄芪至40克，桑螵蛸12克，山茱萸20克，益智仁12克，覆盆子12克，五味子10克，苍术10克，黄柏6克，生薏苡仁30克，防风10克。15剂，每日1剂，水煎汁400 mL，早晚分两次温服。

2015年4月9日三诊：患者诉药后尿频好转，尿量减少，但午后困倦乏力加重，舌质红，苔薄，脉沉，上方去苍术、黄柏，加黄芪至50克，升麻10克，菟丝子30克，木瓜15克。15剂，水煎服，每日1剂，早晚分2次温服。

【按】　患者颅脑术后，左侧肢体半身不遂，沉重无力，言语不利，多虚汗，动则加重，知其气虚为本，气血鼓动无力，致使血瘀脑络，痰湿阻窍，半身不遂，肢体沉重，言语不利。王清任在《医林改错》中说："此方治半身不遂，口眼㖞斜，言语謇涩，口角流涎，下肢痿废，小便频数，遗尿不尽。"方中太子参、黄芪、丹参、当归、川芎、赤芍，益气养血活血，大量补气药与活血祛瘀药共伍，使气旺而血行，活血不伤正，共奏益气活血通络之功。方中桂枝、鸡血藤、胆南星、忍冬藤、土鳖虫、地龙、伸筋草、山楂祛风舒筋，活血通络，治风散血为治标之法。桑寄生、牛膝、桑螵蛸、益智仁、覆盆子补益肝肾，缩尿固涎；苍术、

黄柏、薏苡仁健脾去湿。全方补肝肾，强筋骨，健脾祛痰通络，益气养血为一体，标本兼顾，效如桴鼓。

［王立忠．王立忠临证方药心悟 [M]. 北京：中国中医药出版社，2018.］

【评析】 中风后遗症多留有半身不遂、口眼㖞斜、语言不利等后遗症。本案患者中风后遗症，表现左侧肢体半身不遂，沉重无力，言语不利，多虚汗，动则加重，此乃气虚之表象。气为血之帅，血为气之母，气虚则无以化生血液，不能荣养四肢百骸、筋脉骨肉故沉重无力；气虚运血无力，血行迟缓，血液阻塞脉络，故见肢体半身不遂；气虚不能固摄津液，出现多虚汗；气化不利，聚集成痰，痰湿阻于舌络，出现言语不利。李时珍提出："脑为元神之府。"《灵枢·本藏》曰："人之血气精神者，所以奉生而周于性命者也。"形为神之宅，神为形之主，形损则神伤，中风病位在脑，表现为易激动，感情脆弱等。补阳还五汤方出自清代王清任所著的《医林改错》，为治疗气虚血瘀的代表方，王清任认为半身不遂为"元气亏五成，下剩五成，周流一身，必见气亏诸态……发为痿证"，故以此方补其亏损阳气，名为补阳还五汤。中风病的发生，以元气亏虚为根本，鼓动无力，温运无权，致血瘀脉中而半身不遂，祛瘀通络是关键，补气运血是根本。以大量补气药与少量活血药相配，其目的不在祛瘀而在于补气，气旺血行，瘀去络通。方中重用黄芪为君，大补脾胃之元气，取其力专性走，周行全身气行则血行，经络得通，营血则可荣养四肢，肢体功能改善；当归活血兼能养血，化瘀不伤血。佐以赤芍、川芎、桃仁、红花助当归活血祛瘀；地龙为使，通经活络，引血下行，通行全身。初诊黄芪用量 30 克，症状较前改善，二、三诊黄芪最终加至 60 克，患者乏力、四肢无力症状改善，临床亦有用至 90 ～ 120 克。方中加入太子参助黄芪益气固表止汗；桂枝、鸡血藤、忍冬藤、土鳖虫、地龙、伸筋草活血舒筋通络；天南星息风豁痰；桑寄生、牛膝、桑螵蛸、益智仁、覆盆子补肝肾强筋骨，固精缩尿；苍术、黄柏、薏苡仁健脾祛湿。诸药共奏益气活血，化瘀消痰，舒筋通络之功。

【案例】畅达益气活血通络法治疗中风后遗症案

李某，男，63 岁。2014 年 11 月 20 日初诊。

病史：患者于 2014 年 1 月 20 日因突发脑出血在急救中心住院治疗，给予对症治疗后病情好转出院，遗留右下肢活动障碍、饮水呛咳、言语欠流利。后多次

西医治疗效不佳。刻下症见：精神一般，言语欠流利，右侧肢体活动不灵活，口中流涎，时饮水呛咳，睡眠可，大便干，日一次，量少，小便正常，舌淡，苔白、水滑，脉沉涩。血压 130/80 mmHg。头颅 CT：右侧基底节区、双侧侧脑室体旁多发腔隙性脑梗死，老年性脑改变。证属气虚血瘀。治宜益气活血通络。

处方：补阳还五汤化裁。生黄芪 45 克，当归 15 克，川芎 12 克，桃仁 15 克，红花 6 克，石菖蒲 15 克，郁金 15 克，远志 9 克，桂枝 12 克，白芍 15 克，赤芍 15 克，龙骨（先煎）30 克，牡蛎（先煎）30 克，鸡内金 10 克，神曲 10 克，合欢皮 30 克，炙甘草 10 克，丹参 30 克，生姜 15 克，大枣 6 克，10 剂，每日 1 剂，水煎，早晚分服。并配合针刺治疗。

二诊：服用 9 剂后症状逐渐好转，言语较前流利，饮水呛咳改善，但口中流涎改善不明显。加针刺：金津、玉液点刺出血，取廉泉、上廉泉，左足三里、左三阴交、太冲、阳陵泉、解溪、昆仑、普通针刺，每日一次，留针 30 分钟。

【按】 补阳还五汤是体现王清任所创气虚血瘀理论的代表方剂。常用于中风后遗症的治疗，以半身不遂，口眼㖞斜，苔白脉缓为辨证要点。王清任认为元气不足后就会导致半身不遂。《医林改错·下卷·半身不遂论述·半身不遂本源》："夫元气藏于气管之内，分布周身，左右各得其半。人行坐动转，全仗元气""若亏五成剩五成，每半身只剩二成半，此时虽未病半身不遂，已有气亏之症，因不疼不痒，人自不觉。若元气一亏，经络自然空虚，有空虚之隙，难免其气向一边归并，如右半身二成半，归并于左，则右半身无气；左半身二成半，归并于右，则左半身无气。无气则不能动，不能动，名曰半身不遂"。气为血之帅，气虚血行不畅而致瘀，故半身不遂由气虚血瘀所致。因此治宜补气活血，重用黄芪补益元气为主；"诸风掉眩，皆属于肝"，又"治风先治血"，故配伍当归尾、川芎、桃仁、赤芍、红花入肝，行瘀活血，疏肝祛风；加入地龙活血而通经络，共成补气活血通络之剂。

［李祥林．名中医畅达医论医案 [M]. 北京：中国中医药出版社，2016.］

【评析】 本案患者为中风后遗症之半身不遂。《素问·灵兰秘典论》："左右者，阴阳之通路。因肝藏血，肺藏气。"《四圣心源》："三阴右降，则为肺金。三阳左升，则为肝木。所以血行肝木而走左升，气行肺金而走右降。"尤在泾则更明确指出"左瘫属血虚，右痪属气虚"（《柳选医案·评选香楼医案·卷上·类中门》）。中风所致半身不遂，左侧肢体偏废不用者，多属血虚为患；右侧肢体偏废不用者，多属气虚作祟。古代医家遵《黄帝内经》“肝生于左，肺藏于右”之旨意，依“左血右气”立论治疗中风半身不遂。患者起因突发脑出血入院，多见于肝阳亢盛，阳亢风动而引动肝风，夹痰瘀致气血上逆于脑而发为中风。右侧肢体活动不灵活，便干，量少，推动无力，此乃气虚之象；气虚不能布化津液，聚湿成痰；气虚不能行血，瘀血阻络，痰瘀流注关节及诸窍，故见言语欠流利，右侧肢体活动不灵活，口中流涎，时饮水呛咳，舌淡，苔白、水滑，脉沉涩。考虑患者为气虚作祟兼有痰瘀阻络之中风后遗症，应用王清任之补阳还五汤治之。方中大量黄芪补益脾胃元气，血为气之母，故当归、赤芍、川芎、桃仁、红花行瘀活血，疏肝祛风；丹参、郁金、合欢皮入肝、活血养血、解郁安神；白芍养血柔肝、平抑肝阳；龙骨、牡蛎平肝潜阳、安神；石菖蒲、远志豁痰开窍；桂枝入肝经而行血分，走经络而达营郁，善解风邪，最调木气，舒筋利关节（《长沙药解》）；鸡内金、生姜、大枣、神曲、炙甘草，固护后天之本，补益元气，调和诸药。同时配合针灸治疗，疗效尤甚。

3. 血虚痰阻

【案例】陆观虎治疗血虚痰阻案

孙某，男，26 岁。

病史：右上、下肢不遂已 8 个月，口㖞语謇较初发好转。脉细弦，舌质红，苔浮黄。诊断：中风。辨证：血虚有痰，气血不周。治法：养血豁痰，通经活络。

处方：石菖蒲 9 克，炙僵蚕 9 克，天竺黄 6 克，羌独活各 9 克，地龙 9 克，嫩桑枝 30 克，大小蓟各 9 克，天仙藤 9 克，宣木瓜（酒洗）9 克，当归尾（酒炒）9 克，苏合香丸（冲服）1 丸。

方解：石菖蒲、炙僵蚕、天竺黄、苏合香丸解郁开窍，豁痰宁心，止其口㖞语謇；大小蓟、当归尾养血活血；地龙、嫩桑枝、天仙藤、宣木瓜舒筋活络，通利关节；羌独活搜风胜湿。

二诊：右上、下肢不遂 9 个月，手凉语謇见顺。脉细数，舌红，苔浮黄。处方：大小蓟各 9 克，天仙藤 9 克，嫩桑枝 30 克，当归尾（酒洗）9 克，海风藤 9 克，宣木瓜 9 克，忍冬藤 9 克，鸡血藤 9 克，指迷茯苓丸（包煎）9 克，羌独活各 3 克，小活络丹（包煎）1 丸。

方解：当归尾、大小蓟、鸡血藤养血活血；天仙藤、海风藤、忍冬藤通经活

络；嫩桑枝、宣木瓜利节关；羌独活入足少阴、足太阳经搜伏风、游风；指迷茯苓丸豁痰；小活络丹通络。

［陆观虎．陆观虎医案 [M]．天津：天津科学技术出版社，1986.］

【评析】 从治疗过程可以看出，该案患者为血虚而痰瘀阻络证，治疗以化痰通络为主，初诊以炙僵蚕既能息风止痉又有化痰之效；石菖蒲、天竺黄功专逐痰利窍，清热去风，凉心定惊；地龙、嫩桑枝、天仙藤、宣木瓜、当归尾活血通络；羌独活去风湿，利关节；大小蓟凉血散瘀。苏合香丸方中苏合香、麝香、冰片、安息香等辛香走窜，宣通气血，开窍搜邪；配木香、香附、沉香、丁香、乳香、白檀香以行气解郁，辟秽化浊，活血化瘀；更以辛热之荜茇温中散寒。白术补气健脾，诃子收敛肺气，与诸香配伍，不仅温中气。使散寒止痛力增强，且可防诸香辛散走窜太过，耗伤正气，是祛邪开泄之中寓有护正之意。二诊以养血通络为主，伍以指迷茯苓丸、小活络丹以加强豁痰通络之力。

4. 肝阳上亢，风痰阻络

【案例】穆怀思潜镇息风法治疗后遗症案

赵某，女，56 岁。

主诉：左侧肢体活动不利 10 个月。因近日头晕头痛发作 2 天就诊。脑梗死近 1 年。自述发病时伴有耳鸣目眩，腰膝无力，平日手足重滞不利，情绪急躁易怒。查患侧肢体肌力Ⅲ级，纳寐稍差，二便调。舌质黯有瘀点，苔黄腻，脉弦滑，辨证属风阳上扰夹湿证。自拟平肝活血方加减。

处方：天麻 10 克，钩藤（后下）30 克，石决明（先煎）30 克，菊花 10 克，川芎 15 克，牛膝 15 克，地龙 10 克，全蝎 6 克，丹参 15 克，红花 10 克，桑枝 15 克，豨莶草 10 克，络石藤 10 克，桑寄生 15 克。水煎服，每日 1 剂。

二诊：1 周后复诊诸症平稳，未诉加重。效不更方，继服半月。

三诊：患者自述纳差明显，故于前方中加以健脾益气药物茯苓 15 克，炒白术 10 克，再服用该方剂半月。

四诊：诉头晕头痛未再发作，纳食尚可，自述肢体重滞感较前有所减轻。嘱患者定期来诊，平时注意患侧肢体的康复性锻炼。守方随访观察 1 年，肌力恢复比较明显，已达Ⅳ级，头晕头痛未再复发。

【按】 该患者初诊时头晕头痛、耳鸣目眩、急躁易怒诸症为风阳上扰的典型表现，脑梗死病史，手足重滞不利，舌质黯有瘀点，苔腻脉滑为体内有痰湿之证，年过五十，腰膝无力说明肾气已虚。方中天麻、钩藤、石决明、菊花平肝潜阳息风；地龙、全蝎、丹参、红花、川芎、牛膝活血化瘀，引气血下行；牛膝、桑寄生补肾强腰；上述药物加上桑枝、豨莶草、络石藤等祛风湿类药祛风除湿，引诸药入脑，行肢体，养腰膝，利手足，使补而不滞。诸药合用，共奏平肝潜阳，活血祛湿之效。三周后患者自述纳差明显，于上方加入茯苓、白术健脾助运，补后天以养先天，促进疾病康复，效果显著。

［穆怀思．祛风湿药物治疗中风后遗症验案2则[J]. 河南中医，2013，33（8）：1355.］

【评析】 此案患者系中风后遗症之肝阳上亢，风痰阻络。患者虽病逾1年余，近2日出现头晕头痛，伴有耳鸣目眩，腰膝无力，平日手足重滞不利，情绪急躁易怒，舌质黯有瘀点，苔腻脉滑，乃肝阳上亢，阳亢化风，风痰阻络，肝风夹痰瘀致气血并逆于上逆于脑而发为中风。平肝活血方中天麻、钩藤、石决明、菊花平肝潜阳息风；地龙、全蝎、丹参、红花、川芎活血化瘀；牛膝引气血下行；牛膝、桑寄生补肝肾、强筋骨；桑枝、豨莶草、络石藤等祛风除湿通络，诸药合用，共奏平肝潜阳，祛风除湿通络之效。三诊时患者自述纳差明显，予以茯苓、白术益气健脾，脾胃为后天之本，气血生化之源；脾为生痰之源，同时以防脾胃虚弱，痰湿内生。患者病程缠绵难愈，病情极易反复，切不可操之过急，须长期服药调理，故守方1年，效果显著。

5. **痰浊壅盛，脉络瘀阻**

【案例】焦树德活瘀通络，化痰开窍法治疗中风中经证后遗症案

曹某，男，59岁。

主诉：中风半身不遂已半年多。初发病时曾出现蒙眬急躁，右手足不会活动，经医院抢救治疗后，病情已经稳定，西医诊断为脑血栓形成。目前患者神志清楚，右侧半身不遂，不会翻身，不能坐起，不会说话，喝水急时或喝大口水时，则发呛，食纳一般，二便尚可。舌苔白厚，脉象滑略弦，右手脉大于左手脉。四诊合参，诊为中风之中经证恢复期。乃痰浊壅盛，痰阻舌本，气血瘀结，阻滞经络，血脉不通而致半身不遂之证。治宜活瘀通络，化痰开窍。以活瘀复遂汤加减。

处方：桑枝30克，红花10克，桃仁10克，土鳖虫9克，皂角刺6克，全蝎9克，

羌活 6 克，钩藤（后下）30 克，半夏 10 克，化橘红 12 克，茯苓 15 克，石菖蒲 12 克，远志 12 克，地龙 9 克，川续断 18 克，炙山甲 9 克，怀牛膝 12 克，竹沥汁（兑入生姜汁两三滴分冲）60 mL，7 剂。另用十香返生丹 14 丸，每日 2 次，每次 1 丸，温开水送服。

二诊：诸症减轻，已能在床上自己翻身。舌苔同前，再投上方加水蛭 3 克，7 剂。

三诊：家人说现在有人稍加扶助，即可坐起。吃饭时（用左手）也可以坐在床上吃，病情大有好转，喝水已不呛。舌苔较前化薄，脉象沉滑有力。再投上方，桑枝改为 40 克，羌活改为 9 克，去皂角刺，加片姜黄 12 克，另加七厘散 1 克，每日 2 次，温开水送服，7 剂，丸药同前。

四诊：患者已能由人扶到沙发上坐，精神较前活泼，并且能说“我”“好”等单字，全家高兴，主管此床的西医住院医师也感到惊奇，向我询问了中医学关于此病的治疗原理……观其舌苔已化为薄白，脉沉滑，略见缓和之象，但右手脉仍大于左手脉。再投上方，去竹沥汁，加天竺黄 10 克，川续断改为 20 克，七厘散同前，停丸药，7 剂。

五诊：患者已能由人扶着在室内行走，并能说“你好”“吃饭”等简单语言。根据中医“效不更方”的原则，再投上方 7 剂。

六诊：已能由人稍加扶助，送我到电梯口，说话也较前又有好转，舌苔正常，脉滑，两手脉象大小差不多。上方去钩藤，加鸡血藤 18 克、伸筋草 30 克，7 剂。

七诊：患者每天到楼道行走锻炼，也能说简单的句子，并且能跟人学唱《东方红》第 1 句。仍守上方 7 剂。

八诊：已出院回家休息，并且能不用人扶自己拄手杖行走，又投上方 14 剂，停七厘散，改用血竭粉 1 克、三七粉 2 克，分 2 次随汤药冲服。此后停服汤药，改服散风活络丸，到疗养院休息疗养，不用家人陪住，生活能够自理。

［焦树德．焦树德临床经验辑要 [M]. 北京：中国医药科技出版社，1998.］

【评析】 该案患者系中风之中经证的恢复期。以半身不遂为主，其他症状不明显，中风后已半年之久，症见半身不遂，语言障碍。以桑枝通利四肢关节，祛风活络；土鳖虫破血逐瘀，搜剔血积，通经活络；红花、桃仁破瘀通经，行血润燥；皂角刺搜风通络，溃散壅结；全蝎入肝既平肝息风，又搜风通络；钩藤除风舒筋；半夏、化橘红、茯苓化痰祛湿，和胃健脾；地龙性寒，祛湿清热，以防瘀血久郁化热，并善通下肢经络；川续断补肾肝，壮筋骨，起足痿；炙山甲活血通络，引药直达病所；石菖蒲、远志豁痰宁神；羌活祛风湿，利关节；竹沥味甘微苦辛，性寒，为祛痰的重要药物，能祛经络四肢、皮里膜外之痰浊，兑入生姜汁既能免除其寒滑之性，又能助其宣行通畅而更好地祛除经络之痰；十香返生丹可镇静安神，豁痰开窍。本方用多种破瘀、行血、活络、祛风之品作为主要成分，又配以化痰祛湿、健脾胃、补肝肾之品，使之祛风不燥血，破瘀不伤正，标本同治，疗效提高。最终在此方基础上随证加减治疗而痊愈。

【案例】李今庸利窍祛壅，化解风痰法治疗中风后遗偏枯案

患者，女，55 岁。1977 年 10 月就诊。

病史：数月前突然中风猝倒，昏不知人，移时苏醒后，即见右半身活动失灵，不能运动，口部向左㖞斜，言语不清晰，苔白腻，脉沉弦。乃风痰壅阻于身半，气血不养，为偏枯之病，治宜利窍祛壅，化解风痰。拟导痰汤加味。

处方：胆南星 10 克，防风 10 克，茯苓 10 克，法半夏 10 克，炙甘草 10 克，陈皮 10 克，炒枳实 10 克，石菖蒲 10 克，白附子 10 克，僵蚕 10 克，远志（去骨）8 克，上 11 味，以适量水煎药，汤成去渣取汁温服，每日 2 次。

［李今庸．李今庸临床经验辑要 [M]. 北京：中国医药科技出版社，1998.］

【评析】 导痰汤为治疗中风之常用方剂，由二陈汤加胆南星、枳实组成，长于祛痰行气。“胆南星祛风痰，合半夏有助燥湿之效，枳实能降泄，合二陈有推墙倒壁之功，故痰中症用之宜焉”（《中国医药汇海》）。王昂曾说：“导痰汤治顽痰胶固，非二陈所能除者。”本案为风痰壅阻经络，气血逆乱，神识昏蒙，不能自持，则见突然中风昏倒，不省人事，是乃古之所谓“痰中”也。以导痰汤方加味治疗，以天南星、半夏、白附子、僵蚕、防风化痰祛风；石菖蒲、远志开窍祛痰；甘草、茯苓健脾渗湿，培土健脾，以制生痰之源；枳实、陈皮行气，以佐天南星、半夏等药之化痰，以求标本兼治，邪祛正复。

6. 风阳夹痰，血瘀阻络

【案例】黄文东平肝化痰，活血通络法治疗中风后遗症案

赵某，男，50 岁。1975 年 1 月 23 日初诊。

病史：中风已2年余，遗留口眼㖞斜，右半身不遂，手指踡曲，足趾难伸等症。兼有痰多，心悸少寐，血压偏高170/120 mmHg。舌偏淡、边瘀紫，苔薄腻，脉细弦。风阳夹痰上升，走窜经络，脉络瘀阻，气血循行不畅。治拟平肝化痰，活血通络。

处方：豨莶草五钱，山羊角四钱，生槐米五钱，当归四钱，赤芍四钱，桃仁三钱，红花一钱，牛膝三钱，木瓜三钱，桑寄生五钱，指迷茯苓丸（包煎）四钱，7剂。

二、三、四诊：略。

2月27日五诊：前几诊病情无变化，方药未更动。服药以后血压渐趋稳定160/100 mmHg。心悸多梦，大便不畅，自觉内热颇盛。舌质淡紫，苔薄白，脉细弦。再予活血通络，清热安神之法。处方：当归四钱，赤芍四钱，桂枝一钱半，木瓜一钱半，鸡血藤一两，桃仁三钱，黄芩三钱，合欢皮四钱，首乌藤一两，炒六神曲三钱，地龙片（地龙制成片剂，每片一分，每次5片，每日3服，如无片剂，即用地龙一钱半入煎亦可）一钱半。

六、七诊：仍守原方。

3月20日八诊：近来右手指踡曲略见松动，喉中有痰，咯吐不爽，心悸多梦。苔、脉如前。再守原意。处方：磁石（先煎）一两，当归四钱，赤芍四钱，桂枝一钱半，木瓜一钱半，鸡血藤一两，桃仁三钱，合欢皮五钱，姜半夏三钱，地龙片（分吞）一钱半，6剂。

九、十、十一诊：略。

4月24日十二诊：经过前几次复诊，右臂已能举动，手指距平伸已不远，睡眠进步，心悸亦减，但觉神疲乏力。苔、脉如前。再予原方去磁石，加黄芪（每片一分，每次吞5片）一钱。

5月22日十三诊：前方又服30剂，右半身不遂接近恢复。手指平伸已无困难，唯握物不若左手有力，持杖步行亦较前为稳。头昏，夜梦又多。再予前法。处方：珍珠母（先煎）一两，钩藤（后下）四钱，当归三钱，赤芍四钱，丹参三钱，红花一钱半，木瓜三钱，首乌藤一两，地龙片（分吞）一钱半，7剂。

［上海中医药大学附属龙华医院. 黄文东医案[M]. 上海：上海人民出版社，1977.］

【评析】 久病多痰多瘀，该案患者中风而见口眼㖞斜、半身不遂2年有余，加之舌边瘀紫，脉细弦为肝风夹痰上扰、经脉瘀阻之象，故以平肝化痰、活血通络为治。豨莶草辛苦微寒，既能祛风湿、通经络、活血脉、止痹痛，用于治疗中风口眼㖞斜、语言不利、半身不遂等症；又能清热、镇静、降压，用于治疗高血压。该案中用之即取其活血通脉及镇静降压作用；山羊角、生槐米味苦性凉，有清热凉血作用，研究表明还能够降压强心；当归、赤芍、桃仁、红花活血通络；牛膝引气血及浮越之火下行；桑寄生性平入肝肾经，补肝肾而降血压，舒筋络利关节；木瓜舒筋活络，兼以醒脾化湿；指迷茯苓丸善除流注经络之痰湿。可见初诊以活血通络去痰为主，然所用药物之中多有降压作用。至五诊血压渐降，改以活血通络为主治之，因心悸多梦故加入养血安神之品调理。十二诊起病情显著好转，再加黄芪益气以助血液的运行。纵观整个治疗过程，以活血通瘀贯穿始终，并以兼症进退加以化痰、安神等治疗，始终抓住痰瘀痹阻之主要病机，使两年痼疾得以痊愈。

7. 阳虚血亏，瘀阻脉络

【案例】李士懋肾虚血亏，脉络瘀阻法治疗中风后遗半身不遂案

赵某，男，61岁。2002年7月30日初诊。

病史：患者于1980年以来，已3次脑梗死。3个月前又再次脑梗死。现唯腰酸肢软，站立不稳，腰偻，行走蹒跚，神志尚可。血压110/80 mmHg。脉沉涩无力，舌淡黯，苔白。证属气虚肾亏。法宜益气壮腰肾。

处方：健步虎潜丸合补阳还五汤。怀牛膝9克，熟地黄15克，锁阳12克，肉苁蓉12克，龟甲（先煎）18克，白芍15克，肉桂（后下）6克，炮附子12克，狗脊18克，鹿茸（分冲）2克，生黄芪150克，赤芍12克，川芎8克，当归12克，地龙15克，桃仁、红花各12克。

2022年9月27日二诊：上方加减，共服56剂，基本恢复正常，可慢行1000米，脚力尚软。脉缓、尺略差。上方继服30剂。

【按语】 肾主骨，肾虚骨痿不立，腰偻不能直，行走蹒跚，故予健步虎潜丸补肾壮骨。脉涩无力，气亦虚耗，故合以补阳还五汤补气活血。此人中风后，非半身不遂，而是腰膝痿软，视同风痱。

［田淑雷，李士懋．中医临证一得集[M]．北京：人民卫生出版社，2008.］

【评析】 此案患者系中风后遗症之肾虚血亏，脉络瘀阻。患者既往多次中

风，且病程日久二十余年，肾精不足，阴损及阳，阴阳两虚，气血亏虚，肝肾阴虚，致水不涵木，肝阳偏亢，阳亢风动而引动肝风，夹痰瘀致气血上逆于脑而发为中风。中风病位虽在脑，与心肝脾肾关于密切。脑为髓海，肾精不足致髓海空虚，易受邪侵，瘀阻脑络，病情反复。王又原曰："肾为作强之官，有精血以为之强也。若肾虚精枯，而血必随之，精血交败，湿热风毒遂乘而袭焉。此不能步履、腰酸筋缩之证作矣。且肾兼水火，火胜烁阴，湿热相搏，筋骨不用宜也。"《灵枢·本神》曰："精伤则骨酸痿厥。"明代龚廷贤《寿世保元·补益》曰："肾主督脉……故令腰脊不举。骨枯髓减者，枯涸之极也。肾主骨，故曰骨痿。"肾精亏虚则不能营养骨髓，骨髓生化乏源，骨骼失养，精血津液同源，失养筋脉肌肉而弛纵，不能束骨而利关节，而致腰酸肢软，站立不稳，腰偻，行走蹒跚。虎潜丸出自《丹溪心法》，善治肝肾亏虚，阴精不足，筋脉失养之证。方中熟地黄、龟甲填精补髓，滋阴补肾；锁阳、肉苁蓉补水之品，温肾益精，使精血交补；牛膝补肝肾、壮筋骨而利关节；白芍养血柔肝。由于病程日久病情反复，阴损及阳，阴阳两虚，故见脉沉涩无力，舌淡黯，苔白，不可过用寒凉以伐寒气，原方祛黄柏、知母，加肉桂、炮附子入肝肾以温其阳，填精通络；更以鹿茸为血肉有情之品，补肾阳、益精血、强筋骨，峻补肝肾精血，贯督脉生脑髓，阴中求阳，阳生阴长，恢复脑髓之损伤；同时配合补阳还五汤之补气活血通络；诸药合用共奏补益肝肾、滋阴补阳、活血通络之效。患者病程缠绵难愈，病情极易反复，肾精亏损甚重，切不可操之过急，须长期服药调理。

8. 肝肾阴虚，痰瘀阻络

【案例】胡翘武治疗中风后遗偏瘫案

朱某，男，52岁。1979年11月初诊。

病史：患者于1979年5月上旬突然昏倒，数小时后方恢复常态。数日后又突然昏厥，1个月之中昏厥5次。在本县未能查出病因而转某军医院治疗。住院期间出现头目昏糊、左手足麻木不仁，伴全身轻度水肿。该院确诊为脑血栓形成。住院治疗两个半月，未见效果，因床位紧张，患者带药回家治疗。朱某在家治疗不唯无效，且上述症状加剧，于11月求余医治。刻下症见：左手足顽麻不仁，已成偏瘫。自称头昏重沉如棉帛缠裹，两目昏花，神情抑郁，反应呆滞。舌质嫩红少苔，六脉沉涩不畅。良由肾阴亏于下，肝阳夹痰瘀暴张于上，今风阳虽暂靖，然痰浊瘀血已窜入经脉灵窍，胶结固着。治宜滋养肝肾以安抚内脏，调燮气血阴阳；消痰化瘀以拨动顽废之机窍。须知通必藉润，此善用通法之秘诀也。

处方：丹参20克，红花6克，胆南星8克，黑芝麻20克，桑叶10克，鳖甲（先煎）12克，土鳖虫7个，鸡血藤20克，海风藤20克，丝瓜络10克。

患者服上方15剂，瘫痪不仁、头目昏糊等症已大见好转；又以前方稍事变通，继续治疗1个月，基本恢复健康。

［史宇广，单书健.当代名医临证精华：中风专辑[M].北京：中医古籍出版社，1992.］

【评析】　本例患者就诊时中风已逾6个月，属中风后遗症期。症见左手足顽麻不仁、头昏重沉如棉帛缠裹、两目昏花、神情抑郁、反应呆滞、舌质嫩红少苔，六脉沉涩不畅，属肝肾阴虚、痰瘀阻络之证。胡翘武认为此时患者风阳已息，痰浊瘀血窜入经脉灵窍，已成胶结固着之势，若一味猛用攻通之剂，不仅攻之不破，通之不畅，还能徒伤气血，愈通愈塞；如能在通药中加以柔润之品，使其易于流动而被吸收或排出，则可收事半功倍之效。故胡翘武恪守“刚中寓柔，通必藉润”之旨，给予滋养肝肾、消痰化瘀之剂。方中胆南星、桑叶、海风藤化痰息风祛湿属“刚”；鳖甲滋补肝肾、安抚内脏属“柔”；丹参、红花、土鳖虫、鸡血藤、丝瓜络活血化瘀通络属“通”；黑芝麻滋阴生津、润滑流动属“润”，如此刚、柔、通、润巧妙结合，刚中寓柔，通必藉润，则收效甚著。

【案例】乔保钧治疗脑血栓形成案

杨某，女，63岁。1979年8月10日初诊。

病史：20年前曾患慢性肾炎，继患高血压，屡治不愈。1年前右半身不遂，医专附院诊为脑血栓形成，经用低分子右旋糖酐、曲克芦丁治疗日久欠效，特转求中医诊治。刻下症见：右半身偏瘫不遂，右上肢抬举受限，右手持物无力，右下肢僵硬不遂，步履艰难，头晕项强，心烦急躁，舌强言謇，口和、食可，大便略干。检查：舌体肥胖，边红紫而不整，苔白有津，脉沉弦有力；尿蛋白（+）、上皮细胞（+）；血压210/100 mmHg。证属水不涵木，肝阳上亢，痰热上蒙心窍，瘀血阻滞经络。治以滋水涵木、平抑肝阳、清热化痰为主，兼活瘀通经。

处方：玄参15克，麦冬13克，生龟甲（先煎）30克，白芍30克，葛根30

克，丹参 15 克，生地黄 13 克，明天麻 15 克，胆南星 9 克，桑寄生 15 克，水蛭（研末冲服）5 克，川牛膝 13 克，泽泻 20 克，石菖蒲 10 克，鸡血藤 30 克。7 剂，水煎服。

8 月 18 日二诊：头晕、项强、烦躁均明显好转；语言清晰，但舌根仍僵；右半身较前轻快，但肢体功能仍差；大便溏泄，每日 3 次；腰部略痛，全身乏力；舌质边红不整，苔白，脉弦细；血压 150/80 mmHg。治宗上方加炒山药 30 克，7 剂，续服。

8 月 26 日三诊：舌僵、腰痛消失，精神恢复，尿检正常，血压 150/80 mmHg，脉弦细，舌同上。处方：生黄芪 15 克，当归尾 13 克，赤芍 10 克，地龙 10 克，山楂 13 克，泽泻 15 克，川芎 10 克，全蝎 10 克，桑寄生 15 克，水蛭（研末冲服）3 克，杜仲 15 克，鸡血藤 30 克。

续服三十余剂，血压稳定，症状消失，肢体功能明显恢复。

［乔振纲．乔保钧医案 [M]. 北京：北京科学技术出版社，1998.］

【评析】 该案属“本虚标实”之证，正如《灵枢·刺节真邪》所言：“虚邪偏客于身半，其入深，内居营卫，营卫稍衰，则真邪去，邪气独留，发为偏枯。”《东垣十书》亦云：“凡年逾四旬气衰之际，或因忧喜忿怒伤其气者，多有此疾。”其发病机制初起多责之肝肾阴虚，水不涵木，肝阳上亢，痰热内蒙，日久多见气虚血瘀，络脉不通。初诊肝阳上亢、痰热内蒙，以平肝潜阳、清热化痰治之。后期肝风渐息，气不行血，气滞血瘀，以王清任补阳还五汤益气活血，使气旺血行，调理三十余日而愈。

9. 气滞血瘀

【案例】朱进忠疏肝理气，活血通络法治疗中风后遗偏瘫案

高某，女，60 岁。

主诉：右侧偏瘫 3 年余。前医以补阳还五汤、天麻钩藤饮及针灸、西药治疗，不但不效，反而日渐疼痛拘挛，难于伸展，头晕头痛，心烦失眠。转邀朱进忠诊治。云：两脉沉弦而涩，舌质稍黯，此肝郁气滞，血络瘀滞之证耳，治宜逍遥散加减。

处方：柴胡 10 克，当归 10 克，赤芍 10 克，郁金 10 克，青皮 10 克，桃仁 10 克，红花 10 克，丝瓜络 10 克，连翘 10 克，木瓜 10 克。

服药 10 剂后，疼痛、拘挛果减，继服上方 1 个月，疼痛、拘挛消失大半。

共服药3个月，痊愈。

[史宇广，单书健.当代名医临证精华：中风专辑[M].北京：中医古籍出版社，1992.]

【评析】 “气为血帅”，气能生血，又能行血，气旺则血足，气行则血畅。气虚则无力推动血液循行，可使血液循行迟缓；气滞则气机郁滞不通，可使血液流通不畅，均可致血液凝结停滞而成瘀血。《医林改错》之补阳还五汤专为气虚血瘀而设，但本例患者为气滞血瘀，气机郁滞而成瘀，反不予理气之品以疏导气机，致使因滞而生之瘀血，反过来又加剧了气机的阻滞，从而形成了气滞导致血瘀，血瘀加重气滞的恶性循环，经络不通则痛，故给予补阳还五汤后不但不效，反出现肢体疼痛拘挛的症状。朱进忠辨证准确，给予疏肝理气、活血通络之逍遥散加减后，收效迅速。临证中风，尤其是缺血性中风以及各种中风的后遗症期，大多可见气虚血瘀之证，故补阳还五汤应用极为普遍，且疗效可靠，但气滞而致瘀者，切不可妄投。

10. 肾虚肝旺

【案例】刘春圃平肝育阴法治疗中风后遗半身不遂案

孙某，女，44岁。1974年9月26日初诊。

病史：述1973年3月突然剧烈头痛，即出现恶心、呕吐、昏迷。后被送某医院急诊。检查脑脊液血性：红细胞$420\times10^9/L$，压力360 mmH_2O，经住院治疗急性期症状缓解而出院。现仍觉右侧头痛，头晕，恶心，胸闷，左半身不利，手指蠕动，低热37.2 ℃左右，血压160/100 mmHg，舌尖红，脉弦略数。西医诊断为蛛网膜下腔出血。辨证：阴虚肝旺，筋脉失濡。治法：平肝育阴。

处方：杭白芍12克，广木香10克，郁金12克，青皮12克，藕节15克，花蕊石（先煎）12克，知母10克，黄柏10克，钩藤（后下）31克，全蝎4克，决明子31克，生茜草10克，牛膝12克，生地黄15克。

服药数剂之后，头痛头晕消失，胸闷已去，热亦退，此肝郁已平，气阴尚未恢复，左半身活动好转，偶尔手指颤抖，但在劳累后腰痛甚，苔薄黄，舌赤，脉细，故将平肝之品改为滋肝肾、养气血之剂。处方：党参25克，生山药31克，知母10克，黄柏10克，生地黄15克，狗脊31克，山茱萸10克，枸杞子12克，川续断12克，玄参15克，地骨皮15克，杭白芍12克，生牡蛎（先煎）25克。

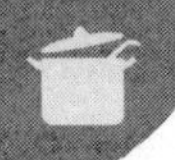

患者连续治疗半年之久，气力已增，精神佳，左半身活动自如，血压正常，恢复工作。

［《北京市老中医医案选编》编委会 . 北京市老中医医案选编 [M]. 北京：北京出版社，1980.］

【评析】 蛛网膜下腔出血一病，与中医学之中风相类似。《素问・厥论》曾记载："厥或令人腹满，或令人暴不知人，或至半日，远至一日乃知人者，何也？岐伯曰：阴气盛于上，则下虚，下虚则腹胀满，阳气盛于上则下气重上，而邪气逆，逆则阳气乱，阳气乱则不知人也。"本案属于阴虚肝旺、筋脉失濡，临证有低热、手指抽动、肢体不灵等特点，这时在治疗中经用钩藤、全蝎息风镇惊之后，改用大剂量玄参、地骨皮、生地黄、牡蛎等，滋补肝肾、育阴潜阳而获效。

二、口眼㖞斜

1. 风痰阻络

【案例】赵金铎治疗中风后遗症案

孙某，男，56岁。

病史：其家人代诉患者生闷气后，于1982年5月3日在井下工作时，猝然昏仆，不省人事，继而口眼㖞斜，经当地医院抢救3天后神志渐甦，转另一医院才确诊为脑血栓形成，住院五十余天，用低分子右旋糖酐、吡硫醇、氯苯那敏、地巴唑、维生素B_1等药物治疗，遗留右半身及右颜面麻木，活动障碍，语言謇涩，口眼㖞斜等症。出院后肌内注射曲克芦丁配合理疗，效不显，于1982年11月22日入我院治疗。视患者神情苦闷，面色晦滞；咯白黏痰，量多，可闻喉间痰声辘辘，舌质黯红苔黄厚腻，脉细弦而滑。诊断：中医属中风后遗症；西医属脑血栓形成后遗症。辨为风痰内阻、脉络不通、舌窍不开之证，拟化痰开窍、佐以息风法为治，用桑钩温胆汤加减。

处方：法半夏10克，茯苓15克，橘红10克，白附子6克，炒僵蚕10克，石菖蒲9克，桑寄生15克，钩藤（后下）12克，全瓜蒌12克，天竺黄6克，炒枳壳9克，竹沥水（兑服）40 mL。

服上方药1个月，口眼㖞斜、颜面及肢体麻木、痰声辘辘均消失，舌苔变为薄白，原方增损出入。处方：法半夏10克，茯苓15克，橘红10克，石菖蒲9克，桑寄生15克，钩藤（后下）12克，郁金9克，全瓜蒌12克，天竺黄6克，炒枳壳9克，竹沥水（兑服）20 mL。

服上方药2个月，患者肢体活动自如，上下肢均有力，能握笔书写，并可回答“对”“一、二、三”等简单的语言，取得了较好的疗效。

［赵金铎．赵金铎医学经验集[M]. 北京：北京出版社，1986.］

【评析】 该案患者口眼㖞斜，颜面及肢体麻木，痰声辘辘，舌质黯红，苔黄厚腻，为风痰内阻、脉络不通之证，以温胆汤化其痰浊，天麻、桑叶平肝息风。痰浊化则肝风息，疾病向愈。

【案例】周仲瑛祛风涤痰，化瘀通络法治疗中风后遗症

患者，男，62岁。2005年2月23日初诊。

病史：家属代诉，既往有心房颤动、期前收缩病史，2004年2月第1次脑梗死，经救治无后遗症。2004年3月第2次复发，病灶在右侧脑部。2005年1月第3次脑梗死。刻下症见：口角右偏，流涎，伸舌左偏，吞咽不能，饮水呛咳，构音障碍，舌强语謇，左侧半身不遂，下肢稍能活动，有痰不能咯吐，血压正常，烦躁，舌黯、苔薄，脉弦滑。西医诊断：脑梗死；中医诊断：中风中经络；证属风痰瘀阻。治以祛风涤痰、化瘀通络。

处方：牵正散加味。制白附子、炙僵蚕、桃仁、地龙、法半夏、石斛各10克，制天南星12克，炙全蝎、炮山甲各6克，钩藤（后下）、白薇、豨莶草各15克，制大黄5克，炙水蛭3克。7剂，水煎分服，每日1剂。

2005年3月1日二诊：家属代诉，药后诸症尚平，日来汗多，咳嗽转显，餐后尤剧，烦躁易怒，流涎较前减轻，吞咽尚顺利。效不更方，加知母10克，浮小麦30克，鲜竹沥水（兑入药汁）1支。7剂，如法煎服，每日1剂。

2005年3月8日三诊：家属代诉，诸症明显好转，未诉明显不适。再守方续服14剂以巩固疗效。

【按】 周仲瑛认为，缺血性中风风痰瘀阻证乃因平素肝肾阴亏于下，阳亢于上，引动肝风，痰随风动，痰浊阻碍经脉，气血运行不畅，气血瘀滞，脉络痹阻，而致肢体痿废不用，故见半身不遂；痰浊阻于面络，可见口角歪斜；痰浊阻于舌

络，可见舌强语謇，吞咽不能，饮水呛咳，咯痰不出。痰瘀闭阻脑络为主要病机，且贯穿本病始终。正如《丹溪治法心要》曰："半身不遂，大率多痰，痰壅盛者，口眼歪斜也，不能言也。"本例患者平素肝肾阴亏，虚阳偏亢，发病以来风痰上扰，致面舌络脉不和。故治以祛风涤痰，化瘀通络。本方以牵正散为主药，重在祛风涤痰通络；配以制南星、法半夏、炮山甲、豨莶草加强祛风、涤痰、通络利关节力度；以钩藤平肝息风通络；腑气不通，则痰浊、瘀血之邪无排泄之途，使实邪肆虐更甚，以制大黄通腑泄浊兼能化瘀使邪毒外排；患者病史1年余，久病多瘀，故佐用炙水蛭、桃仁活血化瘀，桃仁兼能通便；配地龙血肉有情之品，清热通络兼能化痰；知母、白薇清虚热；浮小麦、石斛益气养阴，合用获止汗之效。全方协同，共奏祛风涤痰通络，兼以通腑泄浊之效。方证合拍，自能收效快捷。

［丁彩霞，盛蕾，张兰坤，等.国医大师周仲瑛治疗中风后遗症验案赏析[J].中华中医药杂志，2016，31（4）：1267-1269.］

【评析】　本案患者为中风后遗症之口僻，患者既往有心悸病史，日久易出现心肾不交，心火不能下降于肾，肾水不能上济于心；《丹溪心法》认为心悸的发病责之于"虚"与"痰"。患者短期内多次中风病史，平素急躁，痰邪偏盛，考虑为肝肾阴虚，致水不涵木，肝阳偏亢，阳亢风动而引动肝风，夹痰瘀而上，阻滞脑络发为中风。风邪善行数变，痰瘀阻滞四肢脉络，故见肢体半身不遂；痰瘀阻滞面络，可见口角㖞斜；痰瘀阻滞舌络，可见舌强语謇，吞咽不能，饮水呛咳，咯痰不出。《金匮要略》所言："邪气反缓。正气即急。正气引邪，㖞辟不遂。"治宜祛风痰，通经络，止痉挛。牵正散出自《杨氏家藏方》。方中以白附子辛温燥烈，善走头面，长于祛头面风痰而止痉，为君药。僵蚕、全蝎善能祛风止痉，且全蝎长于通络，僵蚕长于化痰散结，共为臣药，配以胆南星豁痰开窍，引药入心，通舌窍；法半夏燥湿化痰；炮山甲、豨莶草加强祛风除湿、活血通络；钩藤善息风止痉，平肝潜阳；以制大黄，取其活血祛瘀之功，兼利关节，通腑泄浊，同时取其酒制之意，原方牵正散，须热酒调服，宜通血脉，以助药势，引药入络，直达病所；炙水蛭、桃仁、地龙活血化瘀通络；白薇清虚热；石斛益气养阴。二诊后日来汗多，咳嗽转显，餐后尤剧，烦躁易怒，流涎较前减轻，又加入知母清热泻火除烦；浮小麦清热除烦止汗；鲜竹沥水清热化痰止咳；诸药合用共奏祛风通络，化痰益气，活血化瘀之功。

2. 气血亏虚，脉络瘀阻

【案例】孙允中益气养血，通经活络法治疗中风后遗口眼㖞斜案

韩某，女，24岁。1965年3月22日初诊。

主诉：心悸气短约2年。于1963年8月仆倒后，右半身不遂，口眼㖞斜，至今未愈。形体消瘦，言謇舌强，头晕头痛，脉沉细，舌赤无苔。证属气血两亏，瘀阻脉络。以益气养血，通经活络为法。

处方：当归15克，川芎15克，赤芍15克，生地黄20克，桃仁10克，红花5克，桂枝7.5克，地龙15克，生黄芪25克，没药15克，橘络15克，甘草10克，6剂，水煎服。

4月1日二诊：服药后，头晕头痛略减，左侧肢体略温，上下肢稍灵活。脉舌同前，原方续进。

4月10日三诊：服药6剂后，半身麻木减轻，手足活动较灵活，唯咳嗽血痰。前方去桂枝辛温发散，加鸡血藤和血通络。2剂后咳血止，舌动灵活，言语清晰。方去橘络，加丝瓜络15克。并用五灵脂、生蒲黄各50克，研细末，匀20包，每日中午1包，以助化瘀之力。3年痼疾，竟告痊愈。

［张英远，孙继先．孙允中临证实践录[M]. 沈阳：辽宁人民出版社，1981.］

【评析】 黄芪桂枝五物汤及补阳还五汤均为治疗中风后遗症常用方剂，适用于气虚血瘀、阴虚致瘀者。补阳还五汤为王清任所创，可益气活血；黄芪桂枝五物汤由桂枝汤去甘草，倍生姜，加黄芪而成，主治“血痹阴阳俱微，寸口关上微，尺中小紧，外证身体不仁，如风痹状者”。适用于阳气不足，阴血液滞。改用黄芪和桂枝益气通阳，芍药养血和营，姜、枣调和营卫，共成益气温经、和营通痹之功。旨在温通阳气，调畅营血，故佐甘草之缓，倍生姜之散，使微邪去则血痹自通。以上二方，随证化裁，治疗中风后遗症气虚血瘀者，颇为灵验。

【案例】赵清理补益气血，祛瘀通痹法治疗脑栓塞案

杨某，女，40岁。

病史：患者罹风心病10年余。1981年2月2日，适值早餐，突然昏仆，不

省人事。继而出现口眼㖞斜，左半身瘫痪，失语。立即送当地县医院抢救治疗。查脑脊液：清澈透明，压力正常。诊为脑栓塞，遂住院治疗。经中西药配合治疗3个多月，患者神志虽已清楚，但仍口眼㖞斜，口角流涎，语言謇涩，左侧肢体不能活动，且皮肤干枯、发凉，疼痛时作。4月中旬转郑州市某医院，又经中西药治疗月余，收效甚微，延余诊治。刻下症见：除上述见症外，还伴有头晕心悸，气短乏力，左侧肢体时发剧烈疼痛，痛时如刀割锥刺。患侧肌肉痉挛，肢体强硬，甚则夜不能入睡，或痛作而梦中惊醒，口淡不渴。舌质有瘀点，脉沉而涩、时有一止。此属气血不足，筋脉失养所致，乃中风后遗症也。治宜补益气血，祛瘀通痹。方用炙甘草汤合黄芪桂枝五物汤加减。

处方：黄芪12克，白芍12克，桂枝9克，党参9克，生地黄12克，阿胶（烊化兑服）9克，当归9克，威灵仙9克，生姜9克，炙甘草9克，大枣5枚，3剂，水煎服。

二诊：服药后，肢体疼痛稍减，夜间已能入睡。照上方加桃仁、红花各9克，以增强化瘀通络之力。并嘱其对患侧肢体按摩，每次按摩至皮肤发红、变温为度。

三诊：服药6剂，患者言语清楚，然吐字仍较慢，患肢已不疼痛，且能慢慢做屈伸活动。仍以黄芪桂枝五物汤加味。处方：黄芪12克，桂枝9克，白芍12克，生姜6克，大枣4枚，党参9克，桃仁9克，红花9克，杜仲12克，川牛膝9克，何首乌12克，鸡血藤20克，炙甘草9克，6剂，水煎服。

四诊：服药后，诸症均逐渐好转，言语流利，吐字清楚，肢体活动较前自如，口眼㖞斜已恢复正常。嘱其注意加强锻炼，并继续服用大补气血之品促其恢复。以十全大补汤加减。处方：黄芪12克，党参9克，白术9克，桂枝9克，云茯苓12克，炙甘草6克，熟地黄9克，川芎9克，鸡血藤20克，白芍12克，桃仁9克，红花9克，川牛膝9克，地龙9克，水煎服。

以后照此方略有出入，连续服用月余而愈。

［赵清理，赵安业.临证心得选[M].郑州：河南科学技术出版社，1984.］

【评析】 该案患者除中风肢体功能障碍表现外，皮肤干枯、发凉，疼痛时作为其特点，证属气血亏虚，瘀血闭阻之象。以黄芪桂枝五物汤益气温经，和营通痹，旨在温通阳气，调畅营血。炙甘草汤滋阴养血，益气温阳，复脉定悸。方中重用生地黄，滋阴养血为君。《名医别录》谓地黄“补五脏内伤不足，通血脉，益气力”。配伍炙甘草、党参、大枣益心气，补脾气，以资气血生化之源；阿胶甘润滋阴以滋心阴，补心血，充血脉；以桂枝、生姜辛温走散，温心阳，通血脉，并宣养阴（血）药滋腻之滞；威灵仙温通经络。诸药配伍，阴血足而血脉充，阳气足而血脉通。服用月余，病情大有好转。后又以十全大补汤加味调理而善后，2 个月而病竟痊愈。

三、言语不利

1. 风痰蒙蔽心窍

【案例】朱进忠化痰开窍息风法治疗中风后遗症案

张某，男，53 岁。

病史：饮酒之后突然脑血栓形成 5 个多月，某院治疗后，虽然偏瘫明显改善，但仍痴呆不语，亲疏不知，不知饥饱，伸舌偏㖞。审之，除以上诸症外，舌苔白腻，脉弦。综合脉证，诊为痰蒙心窍。治以化痰开窍息风。

处方：竹沥 10 克，生姜 5 片，半夏 10 克，钩藤（后下）15 克，全蝎 6 克，附子 1 克，连翘 10 克。

服药 3 剂，痴呆之状稍有改善，有时能知饥饱。某医云：可否加竹沥 20 克？余云：痰为阴类，非温不化，竹沥大寒，故不可多用。继服 9 剂，记忆力明显恢复，并能说一些简单话语，又服 10 剂，愈。

［史宇广，单书健. 当代名医临证精华：中风专辑 [M]. 北京：中医古籍出版社，1992.］

【评析】 本例患者中风后遗留痴呆失语、不知亲疏等症，证属风痰蒙闭心窍，朱进忠给予化痰开窍息风之剂而取效。方用竹沥一味，颇为巧妙。竹沥系新鲜的淡竹和青秆竹等竹竿经火烤灼而流出的淡黄色澄清液汁，其性甘寒滑利，祛痰力强，尤入心肝经，善涤痰泄热而开窍定惊。正如《本草衍义》所言：“竹沥行痰，通达上下百骸毛窍诸处，如痰在巅顶可降，痰在胸膈可开，痰在四肢可散，痰在脏腑经络可利，痰在皮里膜外可行。又如癫痫狂乱，风热发痉者可定；痰厥失音，人事昏迷者可省，为痰家之圣剂也。”然竹沥性寒易伤脾胃，临证不可过用，故朱进忠守竹沥 10 克，加减调治，终获痊愈。

【案例】李学文化痰开窍息风法治疗中风后遗症案

朱某，男，60岁。2003年10月16日来诊。

病史：患者年前突然晕厥，苏醒后左侧手足废用，脑CT检查确诊脑血栓，经中西医综合治疗，病情渐稳定，但左侧肢体活动欠利，麻木酸楚，失语，兼有嗜卧，神萎，入夜难寐，头晕目眩，前来就诊。刻下症见：除上述症状外，左下肢步履失稳，语言謇涩，脉细弦，舌红苔白腻。平素肝火偏旺，气滞血瘀，脑络不通，脏气之精华不能上承清窍。治宜平肝化痰，活血化瘀，佐以通络。方用神仙解语丹加减。

处方：明天麻15克，钩藤（后下）15克，刺蒺藜10克，胆南星10克，蝉蜕6克，石菖蒲10克，白芷8克，川芎10克，全蝎5克，僵蚕10克，生蒲黄（包煎）8克。15剂，每日1剂，水煎2次，早晚分服。

二诊：上方服后，手足麻木已减，活动较前利落，唯口语不清，舌红苔薄白，脉细弦，重病在口而根在脑，上方加减继进。处方：通天草10克，石菖蒲10克，红花9克，川芎10克，牡丹皮10克，远志10克，茯苓12克，丹参15克，生蒲黄（包煎）9克，水蛭3克，川黄连4克，莲子心5克，取15剂，煎服法同上。

三诊：药后肢体活动逐渐自如，精神、纳谷、二便、睡眠渐佳，唯发音依旧，口涎较多，痰阻廉泉，瘀滞脑络，痰瘀交困。守上方加减治疗。处方：白附子10克，通天草10克，僵蚕10克，全蝎5克，石菖蒲10克，水蛭3克，川黄连4克，茯苓10克，远志10克，生蒲黄（包煎）9克。15剂。服药月余，显有转机，口语已能讲清，但语音不响。上方稍有加减，再进20剂，音色清朗，精神顿爽。

【按语】 中风失语为后遗症中比较常见的症状之一，临床所以经治不效者，原因是在不明“脑髓纯则灵，杂则钝”一语耳，杂者清空之区为痰瘀所踞，因历时已久，痰瘀交凝，结集难解，非得豁痰开窍与活血化瘀之悍历之品不能启其闭塞而获效。

［李学文．名老中医李学文临床经验实录[M]．南京：东南大学出版社，2016.］

【评析】 此案中风患者系中风后遗症之失语，平素肝火偏旺，气滞血瘀痰浊交杂阻滞，脑络不通，脏气之精华不能上承清窍。神仙解语丹具有祛风化痰活络之功效，善治风痰阻于廉泉，舌强不语等，首见于南宋·陈自明《妇人大全良方》卷三：“治心脾经受风，言语謇涩，舌强不转，涎唾溢盛及疗淫邪搏阴，神内郁塞，心脉闭滞，暴不能言。”心开窍于舌，脾脉络舌旁，心脾受邪，则言语謇涩，舌强不转而不能言。初诊肢体活动欠利，手足麻木酸楚，肝经热胜，予以天麻、钩藤息风止痉，平肝潜阳；胆南星味苦性凉，清热化痰息风；石菖蒲豁痰利窍；刺蒺藜、蝉蜕、僵蚕、全蝎善能祛风止痉；白芷、川芎行气止痛活血引药上行；全蝎味辛性平，息风止痉，通络止痛，善治内外之风。二诊时手足麻木已减，活动较前利落，唯口语不清，重病在口而根在脑。通天草现代药理学研究应用于局灶性脑缺血损伤及血脑屏障损伤等修复有很好的临床疗效，引药入脑治疗中风；水蛭善于破血逐瘀，通窍之力较强；言为心声，心开窍于舌，故药物多用心经引经药治疗，加入远志豁痰利窍，开通心气；莲子心清心养神、黄连清心泻火，牡丹皮、丹参清心凉血安神，均引药入心，直达清窍。三诊时唯发音依旧，口涎较多，痰阻廉泉，寓以神仙解语丹合牵正散之意，加入方中白附子辛甘而温，归脾胃经，燥湿化痰，祛风止痉，善治头面部风痰疾患；僵蚕、全蝎，二者皆可息风止痉，全蝎长于通络，僵蚕并可化痰，共助白附子祛风化痰止痉之力；诸药合用，共奏平肝化痰，息风止痉，活血化瘀通络之功。患者病情焦灼难治，痰瘀之邪互结日久，须长期服药调理，防止病情反复。

【案例】张玉莲教授治疗中风失语案

仝某，男，56 岁。2016 年 5 月 25 日初诊。

病史：家属代诉患者于 1 月余前，因头晕、言语不利入住我院脑内科，次日出现了患者说话费力、表达不清，但无偏瘫、偏身感觉障碍，结合脑部 CT 结果，诊断为脑梗死。经入院，症状稍有缓解。今来我院脑内科门诊继续治疗。刻下症见：言语不利，语量减少，说话费力，能书写、阅读，可以理解说话内容，但表达不出，精神淡漠，心烦，纳可，夜寐安，二便调。舌质黯，舌下有瘀斑，苔白腻，脉细涩。头颅 MRI 示：脑干、两基底节区、左颞顶枕、右额梗死及软化灶。中医诊断为中风失语（风痰瘀阻，神匿络阻）。治宜以祛风、化痰通络、醒神开窍利音为主。予以神仙解语丹加减。

处方：白附子 6 克，天麻 6 克，全蝎 5 克，胆南星 6 克，石菖蒲 9 克，远志 12 克，木香 6 克，炙甘草 6 克，栀子 12 克，百合 20 克。每日 1 剂。同时配合针刺：取百会、哑门、畅语（左）、聚泉、金津、玉液、内关（双）、通里（双）、合谷（双）。

畅语穴针刺时朝向悬厘穴方向平刺 15 ～ 20 mm。刺入后，边行针边与患者交流，以达到“动守神”，并附电针，连续波，小频率，强度以患者承受度为主。舌针直接刺络放血，不留针；其他穴均采用平补平泻手法。每日 1 次，1 周 3 次。

二诊：患者语量明显增多，说话较前流利，心烦较前好转，原方减去栀子与百合，其他不变。

三诊：症状均好转，同前治疗。

四诊：患者言语不利基本痊愈，继续治疗 1 个月以巩固疗效。

【按】 患者中年，病程日久，生痰浊和瘀血，痰瘀日久，化火生风，夹痰上逆，瘀阻脑络，蒙蔽清窍，扰乱神明，舌络瘀阻而失语。治疗应祛风化痰通络、醒神开窍利音。方药以解语丹为基础方加减。白附子、天麻、胆南星、全蝎祛风化痰以通络；石菖蒲、远志化痰醒神以开窍；栀子，百合清心除烦。同时结合针灸治疗，畅语穴在布罗卡区内，针刺该穴可激活该语言区内神经细胞活性，改善脑血液循环，促进语言功能的恢复；百会、哑门为督脉穴，具有振奋一身阳气、畅达经络气血、使元神明、窍清灵的作用；聚泉、金津、玉液属于局部取穴，直接刺激病变部位，醒心神、疏舌络，以利音；内关、通里和合谷属于远端取穴，具有宣通心气、振奋心神、醒神开窍的功效。针药结合，调和气血，经络通畅，脑窍清灵，神明所主，舌络通利，则失语可治愈。

［毕聪聪，张玉莲．张玉莲教授治疗中风失语经验 [J]. 针灸临床杂志，2017，33（6）：50-53.］

【评析】 此案患者系中风后遗症之失语，中风后遗症多留有半身不遂、口眼㖞斜、语言不利等后遗症，本案患者无偏瘫、偏身感觉障碍，仅表现为失语。多因素体痰多，风动痰窜，阻于心脾两经络脉所致。程国彭《医学心悟·中风门》用于中风属痰迷心窍或风痰聚于脾经所致不语。“心开窍于舌，其别络于舌本；脾脉挟咽喉，连舌本，散舌下。”若风痰逆乱，客于心脾，阻塞脉络，则猝然舌喑不语，或语言謇涩。其舌质黯，舌下有瘀斑，苔白腻，脉细涩，多为痰瘀壅盛之象。脑为元神之府，风痰夹瘀致气血上逆于脑而发为中风，故见精神淡漠，心烦。方以神仙解语丹为主方，开窍化痰，通络息风。方中白附子辛甘而温，归脾胃经，燥湿化痰，祛风止痉，善治头面部风痰疾患；全蝎味辛性平，息风止痉，通络止痛，善治内外之风，二者共为君药；天麻息风止痉，平肝潜阳，善治“风痰语言不遂”（《用药法象》）；胆南星味苦性凉，助君药清热化痰息风；石菖蒲、远志豁痰开窍，开通心气；木香行气和胃，使气顺痰消；栀子清三焦火热，除烦祛湿；百合清心除安神烦；炙甘草缓和附子之热，以防伤阴，同时补中益气。全方相合，使风痰祛，舌络通，失语愈。风痰黏滞而固着，不易速去，故配合针灸治疗，治以“调神通络”为法，病可治愈。

2. *阴虚阳亢*

【案例】邹云翔息风潜阳，滋阴活血法治疗喑痱案

高某，男，46岁。

病史：1953年发现高血压，1960年以后血压波动在（154～180）/（100～120）mmHg。1962年5月28日于开会时，突然晕倒，神志昏糊，经某医院抢救，神志清醒后，语言謇涩，咀嚼不利。经中西医诊治，遗有头昏头痛（痛在后脑部），头重足轻，行走不稳（需人搀扶），言语困难，两手颤抖，肌肉跳动，面部潮红，胸闷心慌，不咳痰多，便干结，尿频数，诊脉轻取浮大，重取沉细如无，苔色白，质微紫，唇向右侧偏斜，测血压140/100 mmHg。于1963年4月23日转入本院。过早完婚，戕伤肾气，革命辛劳，伤其形神，又嗜酒烟，肾阴亏于下，虚阳越于上，上盛下虚，病名喑痱。治拟益肾养肝，息风潜阳，活血和络。开郁豁痰，宗地黄饮子、雪羹汤之意立方。

处方：生地黄9克，熟地黄9克，鲜石斛30克，白芍9克，潞党参15克，制附子1.5克，炙远志6克，石菖蒲（后下）2.4克，南沙参12克，川贝母、浙贝母各9克，广郁金3克，陈皮、橘络各4.5克，法半夏9克，刺蒺藜15克，制豨莶草9克，羌活0.45克，旋覆花（包煎）9克，海蛤粉（包煎）9克，石决明（先煎）30克，磁石（先煎）18克，黑芝麻9克，生冬瓜子15克，鲜荸荠（杵）5个，陈海蜇（切洗）30克。

本方连续服用3月许，血压稳定在130/90 mmHg，头昏头痛面赤基本消失，头重足轻，行走不稳明显好转，言语较为流利，肌肉作跳甚微，胸闷心慌和大便干结改善不明显。8月上旬改方如下。处方：制何首乌15克，生熟地黄各9克，肉苁蓉9克，潞党参18克，鲜石斛12克，黑芝麻9克，制豨莶草9克，刺蒺藜（去刺）9克，川贝母（杵）9克，合欢皮30克，炙远志6克，法半夏9克，南沙参12克，陈皮、橘络各4.5克，制附子9克，旋覆花（包煎）9克，海蛤粉（包煎）9克，紫丹参12克，焯桃仁6克。

本方服用3月余，言语流利，行走如常，大便通畅，唯夜寐多梦，胸部有时尚觉作闷，脉细弦，苔薄白，舌不偏，血压在（118～140）/（86～94）mmHg，于12月4日出院休养。

［邹云翔 . 邹云翔医案选 [M]. 南京：江苏科学技术出版社，1981.］

【评析】 该案患者过早完婚，房劳戗伤肾气在先，“劳则气耗”，劳力过度耗气在后，加之嗜酒烟，酒者痰热之源，助湿生痰且耗伤肾阴，终致阴虚阳亢，痰火扰动之上盛下虚之候。故须益肾养肝，息风潜阳，活血和络，尚须豁痰开窍。地黄饮子主治喑痱，适用于下元虚衰，虚阳上浮，痰浊上泛之证。该案以地黄饮子加减取其摄纳浮阳，开窍化痰之用。配伍重镇潜阳及化痰通瘀之品，滋肾阴，补肾阳，开窍化痰，使水火相济，痰浊得除，喑痱得愈。

【案例】高智大补肾阴，平息内风法治疗风痱证

王某，男，55岁。2007年6月7日初诊。

病史：患者患脑动脉硬化症多年，1周前觉左上肢麻木无力，不能持重，昨日夜间醒来自觉左侧上肢体偏瘫，口眼㖞斜，喝水呛，舌强，言语謇涩，舌质红，少苔，脉弦细无力，证属中风，心肾阴亏，肝风内动夹痰浊上犯，为肾虚内夺之风痱证。治法：大补肾阴，少佐温阳，使阴阳相济，水升火降，以平息内风。予以地黄饮子加减。

处方：熟地黄40克，石斛15克，麦冬15克，五味子15克，石菖蒲10克，远志15克，肉苁蓉20克，盐巴戟天15克，山茱萸15克，菟丝子15克，肉桂（后下）6克，制附子6克，砂仁（后下）10克，水煎服，每日1剂，10剂。

6月17日二诊：服上方中药10剂，左侧偏瘫明显好转，借助手杖能行走数步，上肢亦能屈伸，言语不清但有改善，仍舌强，舌质红，少苔，脉虚弦稍有力，效不更方，继服前方20剂。

7月8日三诊：连服上药后，扶杖可行百步，语言基本恢复正常，口眼稍㖞斜，时头昏头痛，健忘，舌淡苔白，脉弦滑，继服原方10剂。

7月29日四诊：病情继续好转，扶杖可在广场行数圈，舌灵活，口眼㖞斜消失，饮食自如，头痛止，以上药为蜜丸，以资巩固疗效，连服百日。半年后随访患者已能正常工作生活。

【按】 本例为肾虚内夺之风痱证，肾为水火之宅，肾元亏耗，阴不维阳，虚阳浮越，是以眩晕肢麻，足痿不用，水不归元，痰浊上壅，窍络阻塞，因而舌强为喑，宜用地黄饮子化载，以滋肾，温阳，息风。

［高思宇. 陕西省名老中医高智经验集 [M]. 西安：陕西科学技术出版社，2019.］

【评析】 本案患者既往脑动脉硬化多年，归于中医“眩晕”“头痛”等范畴，此乃肾精亏虚，髓海不足之表现。本案患者为中风后遗症之喑痱，病久肾精亏虚，肾虚水泛为痰，下元虚衰，虚阳上浮，痰浊随之上泛，堵塞窍道所致。肾精亏虚，肾水不能上济于心，水火失济，心主心脉，心病则不能下降于肾，结合舌脉之象，此乃心肾阴虚，肝风内动，痰瘀互结上逆，脑窍不清发为中风。王子接《绛雪园古方选注》：“饮，清水也。方名饮子者，言其煎有法也。喑痱之证，机窍不灵，升降失度，乃用一派重浊之药，务在药无过煎，数滚即服，取其轻清之气，易为升降，迅达经络，流走百骸，以交阴阳。附子、官桂开诸窍而祛浊阴，菖蒲、远志通心肾以返真阳，川石斛入肾以清虚热，白茯苓泄胃水以涤痰饮，熟地、山萸滋乙癸之源，巴戟、苁蓉温养先天之气，麦冬、五味入肺肾以都气。开之、通之、清之、泄之、补之，都之，不使浊阴之气横格于喉舌之间，则语自解，体自正矣。”配以砂仁行气化湿，醒脾和胃以祛痰浊，兼用菟丝子补阳益阴，诸药共用：上下兼治，标本共图，尤以治下治本为主，乃成平补肾阴肾阳之方。

【案例】张云鹏养阴平肝膏方治疗脑出血后遗症案

游某，男，36 岁。

病史：患者脑出血后遗留语言不利，发言迟缓，右侧肢体欠利，自觉气短不足以息，心情焦虑不安，舌质淡红，苔薄白，脉细弦。据四诊所得综合分析，应为阴虚阳亢在前，脑络不和居后，肝气郁结随之。治宜养阴平肝，从源头上着手；调和脑络，从病理上考虑；解郁宁神，从气机上调节。

处方：制何首乌 300 克，生熟地黄各 150 克，山茱萸 300 克，黑芝麻 300 克，女贞子 300 克，桑葚 300 克，生白芍 200 克，枸杞子 200 克，玄参 300 克，麦冬 15 克，鳖甲 36 克，天麻 300 克，珍珠母 360 克，赤芍 100 克，丹参 200 克，地龙 300 克，鸡血藤 200 克，茯苓 300 克，茯神 30 克，石菖蒲 100 克，郁金 100 克，天竺黄100克，伸筋草30克，橘络100克，葛根300克，生山楂300克，豨莶草300克，生黄芪300克，佛手200克，玫瑰花100克，炒酸枣仁300克。上药煎3次取汁。西洋参50克另煎，药汁冲入调和，枫斗30克另煎，药汁冲入调和，藏红花10克另煎，药汁冲入调和，龟甲胶400克烊化，冰糖500克收膏。服法：每日早晚空腹各1匙约30克，沸水冲服。医嘱：感冒、发热、泄泻停服，忌生冷、辛辣、油腻。

服膏方后3个月，语言较前流利，气不短促。

【按】 中风又名卒中，历代医家视为危候，多冠医书之首。《黄帝内经》言“虚邪入中”，张仲景有中脏、中腑、中经、中络之分，刘完素主火，朱丹溪论痰，张景岳谓本皆内伤积损颓败而然，王清任从气虚血瘀立论。

［杨悦娅．张云鹏论膏方与临床实践[M]．上海：上海交通大学出版社，2013.］

【评析】 本患者素体阴亏阳亢，其血压偏高，头晕、耳鸣、舌红、脉细弦；又曾突发脑出血，离经之血便成瘀血，辨证为阴虚阳亢，瘀血阻滞。治法为滋阴潜阳，活血通络，解郁安神。方中生熟地黄、制何首乌、玄参、女贞子、桑葚、山茱萸等滋补肝肾，鳖甲、天麻、珍珠母平肝潜阳；藏红花、鸡血藤、丹参、地龙活血和络，伸筋草、石菖蒲、葛根、茯苓、天竺黄、橘红等化痰湿、利关节；辅以郁金、玫瑰花、茯神、炒酸枣仁等解郁安神，从气机上调理；全方消补兼施，补中寓治。

3. 气虚血瘀

【案例】王任之益气活血法治疗脑血栓后遗症案

徐某，男，56岁。1981年9月17日初诊。

病史：患者因拟诊症状性癫痫、脑血栓后遗症于9月7日入院。刻下症见：癫痫未再发作，而仍舌謇语涩，右上肢及右手手指依然不能活动，右下肢虽略能抬举伸缩，然踝以下及足趾却仍不能动弹，脉濡弦。姑以益气活血为治。

处方：绵黄芪10克，全当归10克，地龙9克，红花4克，嫩桑枝10克，片姜黄6克，秦艽4.5克，制豨莶草10克，葛根30克，鸡血藤15克，炙远志6克，石菖蒲3克，陈胆南星4.5克，制白附子6克。

10月22日二诊：右肩关节略能活动，然肘、腕及手指仍不能动弹，右腿在搀扶下可以迈步，而踝部及足趾仍不能活动，言语謇涩如前，脉濡弦。证药尚合，守原方加减。处方：绵黄芪10克，全当归10克，地龙10克，红花4克，葛根30克，鸡血藤15克，秦艽4.5克，伸筋草10克，制白附子3克，石菖蒲3克，全蝎3克，蜈蚣2条。

11月12日三诊：病情渐见好转，舌伸已正，口㖞亦不明显，右腿在扶住床栏杆时可行走，右臂略可上下移动，唯手指和腕、踝关节仍不能动弹，语言謇涩未清，日来头脑右侧且觉昏痛。仍守原方加减。处方：绵黄芪20克，全当归10克，地龙10克，红花4克，葛根30克，鸡血藤15克，全蝎3克，钩藤（后下）10克，炙远志6克，石菖蒲3克，陈胆南星4.5克，制白附子3克，桂枝尖4.5克。

［王宏毅，王运长．王任之医案[M]. 合肥：安徽科学技术出版社，1998.］

【评析】《丹溪心法》云："中风大率主血虚，有痰。"本案患者年近六旬，肝肾精血虚亏，以致肝风内动，引痰涎阻塞经络，故有舌謇语涩、肢体偏废之症。所以治疗应当以补血、祛痰为重点。然病由已久，治亦非一日之功，故唯有缓补气血以实真阴，冀水足得以涵木，则其风自息。配以祛风通络化痰之品，意在祛除经络之邪实。方中以黄芪配当归、鸡血藤以益气养血活血，黄芪仅用10克，意在益气而非补阳还五之大补元气以盈脉络。白附子、地龙、胆南星通络化痰，远志、石菖蒲祛痰开窍。脉濡弦，乃外有风湿为患，以致右肩臂关节失用，故用桑枝、姜黄、秦艽、豨莶草、葛根祛风胜湿、温通经络。二诊，患者症状减轻，故守原方加减。因痰涎减轻，故去胆南星、远志，白附子减量，因关节活动好转，故去桑枝、姜黄、豨莶草，而加用全蝎、蜈蚣增强通络力量。三诊，肢体症状继续好转，然又感头昏且痛，乃邪实得减而正气未复之故，所以仍用上方加减。因肩臂关节大有好转，仅有手指和腕、踝关节活动不灵，此乃是经络之邪实虽去，但正气未复络脉仍然失养，故加黄芪之量，以补气养血，并去秦艽、伸筋草而配伍胆南星、远志、白附子、石菖蒲以继续化痰，加桂枝尖3克，借其辛温以通阳除痹。用祛风止痉、通络止痛之全蝎、钩藤，一则继续通经活络治本；二则兼顾头昏头痛之标。整个治疗思路非常明确，即是以补血虚、祛痰涎为主线，配合通经活络，兼以祛风胜湿利关节。有主有次，有急有缓，理法明确，故而奏效。

【案例】许玉山益气活血，通络祛痰法治疗中风后遗症

刘某，男，60岁。

主诉：眩晕一年余。去年夏天某夜，突然语言不清，舌根发硬，左半身不遂，喉间痰声辘辘，大便干结，舌质紫黯，脉弦虚。

分析：年老体虚，阴阳失调，肾精不足，水不涵木，肝阳上扰，故见头晕；气虚血阻，肝风夹痰，致风痰阻络，故发半身不遂诸症。辨证：气虚血瘀，风痰阻络。治法：益气活血，通络祛痰。

处方：黄芪90克，当归尾12克，赤芍10克，川芎9克，炒全蝎5克，红花10克，炒桃仁（去皮尖）10克，地龙12克，川牛膝10克，天竺黄10克，橘红12克，胆南星6克，菊花12克，半夏9克，火麻仁12克。

方解：方中重用黄芪性甘温以大补元气，固肌表为君药；臣以当归尾、赤芍、川芎活血止痛；佐桃仁、红花、地龙化瘀通络；天竺黄、胆南星、半夏、橘红豁痰开窍；用全蝎镇惊，乃搜剔之品，搜风通络；菊花清利头目；川牛膝引血下行，防黄芪之壅滞；火麻仁润肠通便。诸药为伍，气旺血行，瘀去络通。

二诊：服上方十余剂，患侧较前灵活，语言亦清。配合针灸，取穴：人中、地仓、合谷、太冲、环跳、肩髃、曲池、足三里，再服汤剂。处方：黄芪120克，当归尾15克，川芎9克，赤芍10克，红花10克，炒桃仁（去皮尖）8克，地龙12克，川牛膝10克，生杜仲10克，秦艽10克，炒全蝎5克，钩藤（后下）12克，橘红12克，天竺黄10克，菊花10克。

三诊：服药9剂，痰声消失，可慢步行走，脉较前有力，继服上方调理月余，已如常人。

［许玉山．许玉山医案[M]．太原：山西人民出版社，1983.］

【评析】　该案老年患者正气渐亏，气不行血，为气虚血瘀之证，兼有风痰阻络，以补阳还五汤加川牛膝引血下行，天竺黄、橘红、胆南星、菊花、火麻仁祛痰通络之品治之，重用黄芪令气鼓血行。病虽突然，但治疗及时，药证相符，收效甚速。

4. 痰热中阻

【案例】杨友鹤治疗中风后遗舌强言语不出案

赵某，男，50岁。1983年2月初诊。

病史：初患病时口眼㖞斜，手足不遂，舌强言语不出，纳差。经郑州多家医院检查，确诊为脑血管意外，用中西药及针灸治疗未见效，遂来求治。余诊其脉，弦滑无力；观其舌，舌质红，舌尖绛，舌苔白腻，体胖大。此为风邪入中，经络闭塞，痰湿内阻，脏腑不和，乃风、火、痰、湿所致，用自拟转舌丹为基础，根据辨证施治，有斯病用是药，随证加减，以轻剂多服，使其经络通畅。予以转舌丹。

处方：石菖蒲 10 克，郁金 10 克，连翘 10 克，炒栀子 10 克，姜半夏 10 克，茯苓 30 克，青皮 10 克，辽细辛 1.5 克，猪牙皂（微炒）1.5 克，胆南星 1.5 克，薄荷（后下）10 克，炒枳实 10 克，大黄 10 克。上药煎成去渣，用竹沥 20 mL，姜汁 10 mL，兑入煎液服之。

服药二十余剂之后，则舌由强转活，食入语出，头晕好转，四肢伸屈自如。后以此方为主，调入参、芪之类以扶正祛邪之法而告痊愈。随访几年，患者至今健在，无后遗症。

［史宇广，单书健．当代名医临证精华：中风专辑 [M]. 北京：中医古籍出版社，1992.］

【评析】 本例患者为中经络证。以舌强不语、半身不遂为主，属风痰火亢、经络闭阻证。杨友鹤认为中风之偏枯、语謇多为痰火闭阻经络所致，而痰火之形成又与心、肝、脾三经关系密切。故转舌丹从心、肝、脾三经立法用药。方中石菖蒲、胆南星、郁金、竹沥清热豁痰开窍；连翘、栀子清热泻火；姜半夏、茯苓除湿化痰；枳实、青皮行气祛痰；大黄泻热通腑；薄荷疏风散热；猪牙皂、细辛开窍。诸药合奏清热息风，涤痰开窍之功。药后则疗效满意。

5. 气虚痰阻

【案例】马培之治疗气虚中风案

马某，男。

病史：体质素丰，气虚痰盛，五年前舌本作强，语言不爽，渐至两手无力，不利把握。去夏跌仆昏厥，逾时苏醒；嗣后足膝软弱，不能自持，日渐形瘦，大便旬余一解，先结后溏；有时气升痰上，呕吐黏痰食物，即神昏耳鸣，四肢益复不收。今春以来，音低气弱，谷食颇减。脉象沉小而滑，两寸较浮，右尺不足，舌腻苔黄。肝脾肺肾四脏俱亏，阳明湿痰不化。经云：“心脾受风则舌强不语。”又云：“肾虚脉痿则舌喑难言。”二者虚实不同。刘完素认为内风招风令人昏厥；李杲认为元气不足则邪凑之如风状；朱丹溪认为湿热生痰生火生风，令人僵仆。三子之发挥，均以内虚立论。尊体气分素亏，加以操劳主事，内火招风，脾经之湿痰藉以上壅，厥中之后而成风痱。音低者肾气衰也；肉脱者脾土衰也；气馁者肺金之衰也；筋脉软弱者肝营虚也。虚中夹实，拟固本培元，兼清阳明痰湿。然病势深沉，恐难奏效，犹恐气升痰涌，昏厥再至，则患属非轻矣。

处方：台参须，菟丝子，怀牛膝，当归身，沙苑子，怀山药，桑寄生，陈皮，牡蛎（先煎），云茯苓，白芍，半夏，大枣。

二诊：昨进固本养营，正气稍复，虚热未清，谷食不思，脉细而数，舌苔腻黄，口干面色浮红，阴损阳浮，阳明湿蕴生热，当脐冲气筑筑跳动，语音不扬，肾阴益亏，中阳不摄，阴津不能上承，金无所润，肺气耗损，则音不宣。拟用养肺胃培肝肾，兼清痰热之治，俾胃开食进，阴气自复矣。处方：西洋参，麦冬，料豆，川贝母，谷芽，当归，怀山药，白芍，陈皮，茯神，牡蛎（先煎），毛燕，半夏，粳米。

【按】　胃气为本，有胃则生。

［吴中泰．孟河马培之医案论精要 [M]. 北京：人民卫生出版社，1985.］

【评析】　脑病之起因于痰者，为无形之痰。一般认为痰的生成，与肺、脾、肾、三焦关系极为密切，脾肺肾三焦气化功能失常，水液代谢障碍，水津停滞，聚湿生痰。气在痰的生成过程中起至关重要的作用，肺气虚则津液不能敷布，脾气虚则不能运化水湿，肾气虚水液气化不利，最终导致痰湿内停。该案为气虚生痰的较为典型的病例，为肝脾肺肾四脏俱虚之证，然本案实为虚实夹杂之证，该案医者采取了扶正祛邪、标本兼治的策略，固本培元，兼清阳明痰湿。二诊出现阴损阳浮之象，以养肺胃、培肝肾、兼清痰热，正气复则疾病自愈。

6. 阴阳俱虚

【案例】陈学忠滋肾壮阳，化痰开窍法治疗喑痱病

李某，男，65 岁。2013 年 8 月 11 日初诊。

病史：患者于 1 年前发生缺血性中风，导致左侧肢体乏力，偏瘫，伴不能言语，经过中西医治疗后，肢体乏力及舌强不能语症状无明显改善。刻下症见：形体瘦小，左侧肢体无力，行走不便，舌强不能语，口干不欲饮，足冷过膝，四肢厥冷，面部潮红，纳差，大便干结，小便不利。舌质淡紫，苔薄白略厚，脉沉细弱。诊断：喑痱。证属肾气亏虚，痰浊阻滞。治宜滋肾壮阳，化痰开窍。

处方：地黄饮子加减。白附子（先煎）15 克，生地黄 30 克，熟地黄 20 克，

山茱萸15克，石斛30克，肉桂（后下）5克，肉苁蓉30克，麦冬20克，五味子15克，远志15克，巴戟天15克，赤芍30克，土鳖虫30克，蒲公英30克，黄芪40克，白芍30克。上方3剂，每剂加水1000 mL，水煎取汁共600 mL，分3次空腹温服，每日1剂。

2013年8月15日二诊：患者自诉便秘好转，四肢略温，仍感舌头有些僵硬，可以言语，原方思路明确，治疗效佳，继续在原方上加减。处方：白附子（先煎）15克，生地黄30克，山茱萸15克，肉桂（后下）5克，肉苁蓉30克，麦冬20克，五味子10克，巴戟天15克，赤芍30克，土鳖虫30克，黄芪40克，白芍30克，石菖蒲15克，胆南星15克。上方3剂，每剂加水1000 mL，水煎取汁共600 mL，分3次空腹温服，每日1剂。

后随访，舌强症状较前明显好转。患者继续按此方服用。

【按】 此为老年男性，病程较长。以“舌强、肢体无力”为主症，相当于西医中风后遗症。喑痱是由于下元虚衰，阴阳两亏，虚阳上浮，痰浊随之上泛，堵塞窍道所致。喑是指舌强不能言语，痱是指足废不能行走。《素问·阴阳应象大论》曰：“形之不足，温之以气；精之不足，补之以味。”患者年事已高，肾中精气受损，故身体瘦小；下元虚衰，阴阳两亏，筋骨失养，故筋骨痿软无力，甚则足废不能用；虚阳上浮，痰浊随之上泛，堵塞窍道，故舌强不能言语，肾与膀胱相为表里，肾气受损，故膀胱固摄无权，津液日益煎熬，出现大便干结，口干不欲饮，足冷面赤，脉沉细弱均为阴阳两亏，虚阳上浮之象，故本病病位在肾，病机为肾气亏虚，痰浊阻滞，治以滋肾壮阳，化痰开窍，方选地黄饮子。方中熟地黄、山茱萸滋补肾阴；肉苁蓉、巴戟天温壮肾阳，四药合用以治下元虚衰，阴阳两亏；附子、肉桂辛热，温养下元，摄纳浮阳，引火归元；石斛、麦冬、五味子滋阴敛液，壮水以济火；远志交通心肾，养血安神；赤芍、土鳖虫活血化瘀，行气止痛；黄芪补益脾肺之气；白芍柔肝缓急；蒲公英清热解毒。诸药合用，共奏滋肾阴、补肾化痰开窍之功。

［罗兴民. 陈学忠临床医案[M]. 成都：四川科学技术出版社，2018.］

【评析】 此案中风患者系中风后遗症之喑痱，病机以年老体虚，肾精亏虚为主。《金匮要略·中风历节》曰：“邪在于络，肌肤不仁，邪在于经，即重不胜；邪入于腑，即不识人，邪入于脏，舌即难言，口吐涎。”中风病位虽在脑，与心肝脾肾关于密切。肾主骨生髓，老年患者中风日久，肾精亏虚则不能营养骨

髓，骨髓生化乏源，骨骼失养致腰痛、身体痿弱无力，足废不能用；肾脉与舌本相通，中风日久，肾精亏虚不能上荣于舌，舌体僵硬不能语，久病入络，痰瘀互结上逆，脑窍不清，喉窍壅塞故吞咽困难。地黄饮子出自《圣济总录》，金元四大家之刘完素用于治疗喑痱证的著名方剂，喑即“舌强不能言”，痱即“足废不能用”，主治下元虚衰，痰浊上泛之喑痱证，临床症见舌强不能言，足废不能用，口干不欲饮，足冷面赤，脉沉细弱。方中熟地黄、山茱萸滋肾水、益真阴，使心火得降、得敛；肉苁蓉、巴戟天温补肾阳，四药为君，阴阳并补；石斛、麦冬、枸杞子滋阴敛液，清虚火；远志、茯苓交通心肾；加入黄芪补脾肺气、土鳖虫破血逐瘀通络、蒲公英清热解毒。二诊后仍感舌头有些僵硬，可以言语，舌为心之苗，又加入石菖蒲、胆南星豁痰开窍，引药入心；诸药合用，培元固本，补益肝肾，阴平阳秘，痰浊得化，下元得固。老年患者，病程日久，且病情恢复欠佳，须长期服药调理，不宜峻补，标本兼顾，扶正祛邪，防止病情反复。

【案例】连建伟滋肾阴，补肾阳，开窍化痰法治疗喑痱病

患者，男，84岁。2015年12月12日初诊。

病史：患者脑梗死伴行走不利1年余，久病卧床不起，或暂坐轮椅之上，舌强不能言，足废不能行，耳聋不能听，大便干燥。舌苔薄白，脉有结代，右关脉大有力。西医诊断：中风后遗症；中医诊断：喑痱病。治宜滋肾阴，补肾阳，开窍化痰，佐以益心气，养心阴。予以地黄饮子合生脉散。

处方：生地黄20克，山茱萸12克，麦冬15克，五味子5克，远志6克，石菖蒲6克，西洋参6克，茯苓12克，巴戟天6克，肉苁蓉10克，肉桂（后下）2克，上等铁皮石斛6克。10剂，常规水煎2次共200 mL，分2次服用。

二诊：服药10剂后，即能在家里行走几步。继续上方。

服药60剂，能从家中此间房间行走到另外房间，能说两三字，耳能听音，自己摘了助听器。

【按】《素问·脉解》云：“内夺而厥，则为喑痱，此肾虚也。”盖足少阴肾脉挟舌本，肾虚内夺，精气不能上承，故舌强不能言，肾虚水泛为痰，痰浊堵塞窍道，亦令舌强不能言，此为喑。肾主骨，下元虚衰，筋骨痿软，故足废不能用，此为痱。肾开窍于耳，肾精不足，故耳聋不能听，肾又主水液，司二便，

故大便干燥。舌苔薄白，此阴阳俱虚之证也。脉结，乃心之气阴不足，右关脉大有力，主后天胃气壮实，可以弥补先天肾精之不足也。其饮食颇健，可见脉证相符。本案为喑痱证，由患者高年肾虚精亏所致，又有心病脉结，确属难治。然投以地黄饮子合生脉散，获效之速，又出人意料。

［陈建斌，连建伟．连建伟运用地黄饮子经验撷菁 [J]．中华中医药杂志，2017，32（12）：5407−5409.］

【评析】 此案中风患者系中风后遗症之喑痱。《素问·上古天真论》曰：“丈夫八岁，肾气实，发长齿更；二八，肾气盛，天癸至，精气溢泻，阴阳和，故能有子……八八，天癸竭，精少，肾脏衰，形体皆极，则齿发去。”老年高龄患者，肾精亏虚尤甚。肾为水脏，水不胜火，肾精耗竭，肾主骨，下元虚衰，出现骨枯髓空，筋骨痿软无力，致使两足痿废不能支持身体；足少阴肾脉挟舌本，肾精气不能上承，舌本失荣，加之虚阳上浮，浊痰随之上泛，阻塞心之窍道，故舌强不语；《灵枢·脉度》云：“肾气通于耳，肾和则耳能闻五音矣。”肾精虚衰，髓海失养，故见耳聋不能听；粪便之排泄虽与大肠相关，但亦有肾之气化有关，肾主水液，司二便，故见便秘；结合舌脉，乃心之气阴不足，胃气尚足。方中熟地黄改为生地黄，甘、苦、寒，归心、肝、肾经，养阴生津，同时配合麦冬、西洋参养阴生津，取增液汤之意，润肠通便；山茱萸补肾填精，肉苁蓉、巴戟天温补肾阳兼通便；肉桂助阳益火，协肉苁蓉、巴戟天温暖下元，补肾壮阳，并可摄纳浮阳，引火归元；上等铁皮石斛、麦冬滋阴益胃，补后天以充养先天；五味子酸涩收敛，合山茱萸可固肾涩精，伍肉桂可摄纳浮阳，纳气归肾；石菖蒲、远志、茯苓化痰开窍，交通心肾；诸药合用，补中有敛，开中有合，而成补通开合之剂，滋而不腻，温而不燥，平调肾之阴阳良方。考虑患者年过古稀，肾精虚损日久，故须长期服药调理，方能疗效显著。

7. 气阴两虚，脉络瘀阻

【案例】刘季文治疗脑血栓形成后遗症案

王某，女，65 岁。1974 年 12 月初诊。

病史：中风（脑血栓形成）后偏瘫已半年多，曾经中西药及针灸、理疗等法治疗数月无功。刻下症见：面色淡白无华，言语謇涩，吐字不清，表情呆滞，反应迟钝。左半身不遂，手足麻木，寒凉如冰，左手指蜷曲，握而不伸，上臂不能抬举，左腿痿软无力，不能迈步，只能扶杖拖地碎步移动。舌黯紫、苔白而润，脉象沉涩。证属肾元亏损，气虚血瘀，经隧不通。治宜温补下元，益气活血，化瘀通络。

处方：黄芪 30 克，附子 10 克，桂枝 9 克，赤芍 9 克，当归 12 克，细辛 4.5 克，全蝎 4.5 克，熟地黄 18 克，茯苓 12 克，石菖蒲 9 克，远志 9 克，通草 6 克，10 剂，每日 1 剂，煎服。

二诊：言语謇涩好转，讲话渐可听清，肌肉较前松活，麻木减轻，左手指蜷曲亦略见松动，左腿较前有力，已能扶杖缓行。原方加红花 6 克、地龙 9 克，续服 10 剂。

三诊：病情大有好转。患者表情较前活跃，言语转清，左半身渐温，患肢渐感力添，迈步增大，唯活动仍不灵活。舌淡红略黯，苔薄白，脉弦细濡。处方：黄芪 30 克，附子 9 克，桂枝 9 克，当归 12 克，赤芍 9 克，杜仲 12 克，巴戟天 9 克，熟地黄 24 克，全蝎 4.5 克，地龙 9 克，红花 6 克，桑寄生 15 克，通草 6 克，川芎 6 克，每日 1 剂，煎服。

四、五、六诊：上方连服 30 剂，病情日趋好转，下肢迈步逐渐平稳有力，能释杖步行 2 里路。左臂已能抬举，手指亦能平伸，唯握力不足。续以补阳还五汤加减调服二十余剂，肢体功能完全恢复正常。

［刘季文，刘珊之. 刘季文医论医案集 [M]. 长沙：湖南科学技术出版社，1993.］

【评析】 本例患者患病已久，肾阳虚衰，宗气不足。气虚则血滞经脉，阳虚经脉无以温煦，阳虚则寒，寒性凝滞，更加重了血瘀之势。宜温肾壮阳，益气活血，祛风通络。重用黄芪升补宗气，助血上行以灌注于脑；附子温肾壮阳，益火之源以消阴翳；熟地黄养血滋阴；桂枝、当归、细辛、赤芍、通草温经散寒，养血通脉；全蝎祛风活血通络；茯苓健脾化痰；石菖蒲、远志二药同入心经，均具祛痰开窍之功，但石菖蒲偏于辛散以宣痰湿，远志偏于苦降以定上逆之痰窒，二药配对同用，能相济奏效，使气自顺而壅自开，气血不复上菀，痰浊消散不蒙清窍，神志自可清明。诸药合用使阳复而阴生，气旺而血行，瘀去而络通。药后阳气渐复，再辅以活血化瘀、强筋壮骨之品，最后以补阳还五汤加减，以竟其功。